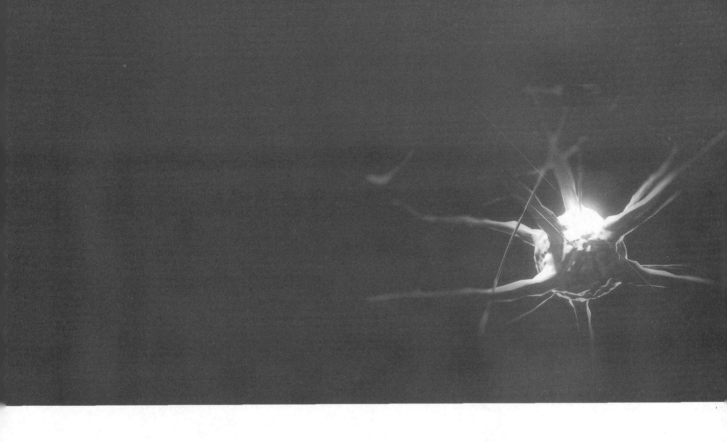

神经外科诊疗基础与手术实践

杨 军 主编

U0363451

中国纺织出版社有限公司

图书在版编目（CIP）数据

神经外科诊疗基础与手术实践 / 杨军主编. —— 北京:
中国纺织出版社有限公司, 2020.12

ISBN 978-7-5180-8236-0

Ⅰ.①神… Ⅱ.①杨… Ⅲ.①神经外科学—诊疗②神
经外科手术 Ⅳ.①R651

中国版本图书馆CIP数据核字（2020）第232408号

责任编辑：樊雅莉　　责任校对：高　涵　　责任印制：王艳丽

中国纺织出版社有限公司出版发行

地址：北京市朝阳区百子湾东里A407号楼　邮政编码：100124

销售电话：010 — 67004422　传真：010 — 87155801

http://www.c-textilep.com

中国纺织出版社天猫旗舰店

官方微博 http://weibo.com/2119887771

北京玺诚印务有限公司印刷　各地新华书店经销

2020年12月第1版第1次印刷

开本：889×1194　1/16　印张：10

字数：299千字　定价：88.00元

编 委 会

主 编 杨 军 王明鑫 王向辉 陈 磊

副主编 宋晓兰 王佳良 徐 颖 陈 彬

编 委 (按姓氏笔画排序)

王向辉 郑州大学第三附属医院

王明鑫 胜利油田中心医院

王佳良 河北大学附属医院

方水桥 湛江中心人民医院

李利博 湖南中医药大学第一附属医院

杨 军 佳木斯大学附属第一医院

宋晓兰 江西省中西医结合医院

陈 彬 湖北省文理学院附属医院 襄阳市中心医院

陈 磊 内蒙古包钢医院（内蒙古医科大学第三附属医院）

柳 荫 苏州市立医院

徐 颖 佳木斯大学附属第一医院

戚进聪 湛江中心人民医院

前　言

　　神经外科学是以手术为主要治疗手段，研究脑、脊髓和周围神经系统疾病发病机制，探索新的诊断和治疗方法的一门学科。随着科学技术的不断发展和人们对神经系统疾病的深入研究，神经外科的发展日新月异。新设备、新技术的应用，诊断水平的提高，使该学科许多疾病的治疗取得了令人瞩目的成就。临床医师必须不断学习，与时俱进，才能更好地为患者提供高质量的医疗服务。

　　本书内容翔实、突出临床实用性，先详细介绍神经外科基础知识，如神经外科疾病诊治基本原则、神经外科手术基础、微创神经外科技术，然后系统介绍神经外科常见疾病的手术治疗方法与步骤。该书博采众长，反映了现代神经外科疾病的诊治新观点，希望能满足各级医院诊疗之需。

　　在编写过程中，我们虽力求做到写作方式和文笔风格一致，但由于参编人员较多，而且编者时间和精力有限，书中难免有疏漏之处，希望广大读者提出宝贵意见和建议，以便再版时修订。

编　者
2020 年 11 月

目　录

第一章

神经外科疾病诊治基本原则

第一节　神经外科疾病诊断程序

神经外科疾病包括颅脑、脊髓和周围神经的损伤、感染、肿瘤、畸形、血管性疾病以及其他疾病（如需要外科治疗的功能性疾病等）6 大类。神经外科疾病临床表现总体上可归纳为共性症状和局灶性症状，前者有颅内高压、脑膜刺激征和脑与脊髓压迫症等，后者包括神经功能改变或缺失、癫痫等。但由于神经系统解剖和病理生理的复杂性，同病不同症、同症不同病的状况常见，准确诊断是疾病正确治疗的前提。只有明确了病变的部位、性质和原因，才能有的放矢地进行治疗，需要手术治疗者，方能选择恰当的手术入路。千万不能以症为病，轻易随症施治。

神经系统疾病的诊断要遵循一定的步骤：首先需询问、搜集病史，再行有重点的神经系统体格检查，理清患者的症状、体征和病程演变过程。继而"顺藤摸瓜"，进行定向、定位和定性 3 个方面的诊断分析。①定向诊断：判定患者是否为神经系统疾患，是不是神经外科疾病。②若属于神经外科范畴，则推导其症状、体征与神经系统解剖、生理有何关联，为神经系统哪个部位病变，即定位诊断。③分析病变是否存在前述共性症状和（或）局灶性症状。病灶考虑系统性病变还是弥散性抑或是局灶性病变，并结合辅助检查判断病变的可能性质，即定性诊断，见图 1-1。

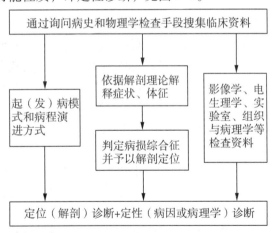

图 1-1　神经外科疾病诊断步骤

采集全面、详细、准确的病史资料是神经系统疾病诊断的第一步，其可靠性直接影响医师对疾病的判断。问诊时应以患者的主要病痛（主诉）作为线索，按各症状发生的时间顺序加以记录。例如症状何时开始，有无明确诱因？为阵发性还是持续性？逐渐加重抑或时有好转？何种情况下得以缓解，缓解程度如何？什么情况下会发作或加重？该主诉症状发展（发作）到高峰时有无其他伴发症状？何时何地做过何种治疗？这些治疗对病程有何种影响等。细致的病史采集可以获得更多的病情信息，对于临床分析助益良多。以颅脑损伤后出现局限性癫痫者为例：若右手先开始抽动，稍后才右下肢抽动，最后达到或未达到全身抽搐，提示损伤部位在左侧大脑半球中央前回中下部；若先有右手感觉异常发作而后才有抽搐，则病灶可能在大脑左半球中央后回中下部。又如一例因"幕下占位"入院的儿童，若主诉先为一段时间的共济失调症状，继而出现颅内压增高及脑干损害体征，表示病变自小脑向前生长，多考虑为小脑病变，如髓母细胞瘤等；反之，如先出现脑桥神经核症状（眩晕、眼震、面瘫及外展麻痹等），之后出现第四脑室阻塞症状及共济运动障碍，则表示病变起自脑干，向小脑方向发展。

神经系统疾病诊断的第二步是对患者进行包括神经系统检查在内的、有重点的体格检查。实际临床工作中，对所有患者均进行详尽的、包罗各项神经系统功能的全面检查是不现实的，实际上也没有这个必要。十分详细的专科检查只在当对患者可能存在某种神经系统疾病存有疑问时，才根据需要有选择地进行。但是，重点而全面的神经系统检查是医师获取病变信息的基本手段，也是定位诊断必不可少的环节。所以无论患者患有神经系统哪个部位和何种性质的疾病，都需要对患者中枢和周围神经系统有一个全面的了解，即进行所谓"常规的神经系统检查"。

常规的（或者说最低限度的）神经系统检查应包括如下项目：①一般观察。包括患者的意识、言语等高级智能活动情况，步态有无共济失调或偏瘫等。②脑神经检查。重点应检查瞳孔等眼征。③运动功能检查。包括四肢肌力、肌张力，共济和协调运动，指鼻试验，跟—膝—胫试验，轮替动作和反击征等。④神经反射检查。深浅反射检查应包括上肢肱二头肌腱反射，肱三头肌腱反射，桡腕反射，腹壁反射，下肢跟膝腱反射，足底反射等。病理反射检查包括霍夫曼综合征（Hoffmann 征），巴彬斯基征（Babinski 征）等。⑤感觉功能检查。可对比身体两侧的痛觉、触觉，音叉振动觉与关节肌肉觉。⑥脑膜刺激征：即检查项部有无强直或阻抗，有无克尼格征（Kerning 征）等。

神经系统疾病诊断的第三步是结合研究实验室、影像学、神经生理学、脑功能辅助性检查资料，最后确定病灶定位和定性诊断，根据可能性大小排序。需要指出的是，在神经影像学、神经电生理学等学科高度发展的今天，辅助检查确实为临床医师确定或排除疾病诊断提供了许多有益的帮助，但也必须知道：辅助检查和体格检查是"一鸟两翼"的关系。认真细致的问诊和查体，以及缜密的临床诊断思维，加强临床观察，及时捕捉病情变化，继而做出合理的判断是神经外科医师的基本功。无论何时何地、检查手段如何先进，辅助检查的选择终究是临床医师诊断思维的体现，下大包围、撒大网检查绝对不利于医师临床思维的提高，过度依赖某些价格比较昂贵或有创伤性的特殊检查，无形之中也加重了患者的经济负担、痛苦和风险。

掌握正确神经系统疾病的诊断程序是神经科医师的基本功。而熟练掌握、解释和鉴别各种神经体征的解剖定位和临床意义则需要反复的临床实践，不断积累。因此，对于收治的患者，医师不能简单依赖护理观察记录或者汇报。神经外科疾病患者病情时常瞬息改变，"时间就是大脑"，及时观察、对比不同时段的症状和体征改变对于及时诊断和鉴别诊断都相当重要。例如，在观测蝶鞍区病变患者的视野变化时，如先发现双颞侧上象限盲，而后变为双颞侧偏盲，提示病变由视交叉之下方向上生长，鞍内肿瘤的可能性大。反之，如先观察到双颞侧之下象限盲，而后变为双颞侧偏盲，则表示病变自上而下生长，应考虑鞍上病变、第三脑室附近病变如颅咽管瘤等，而鞍内肿瘤的可能较小。再例如，对于颅内肿瘤患者，起始症状多提示病灶的原发部位，后来的症状则说明病变扩展的方向。这些均容易理解和掌握，但实际上，除肿瘤本身引起的局部病灶性症状外，往往还有一些因脑组织移位和血液循环障碍所产生的远距离症状（远隔症状），即所谓假性定位征。这些就需要仔细分析加上经验积累，方能练就一双"火眼金睛"。

总之，神经外科疾病的临床表现纵有千变万化，但若能从疾病本质认识入手，广开思路，既抓住其共性，又重视个体易变性，通过综合分析、逻辑思维，自然会达到全面而精确的诊断目的。当然，诊治时更不能忽视治疗上的"整体观"：即患者是个完整个体，诊疗时不仅要能正确诊治患者所患的神经外科专科疾病，也不能忽视患者全身各系统功能评估。手术前、手术后，给予各种必要的药物和支持性治疗，纠正患者生理、代谢及营养失调，减轻患者术后各种不良反应，这才是"以人为本"的科学诊疗观。

第二节　神经外科疾病定位与定性诊断

神经外科临床诊治的首要问题是如何通过神经系统症状、体征对疾病做出正确的定位、定性诊断。

神经功能与解剖结构有一定对应关系，脑和脊髓、脑神经、感觉系统、运动系统、反射系统等特定结构或部位的损害病变会导致相应的结构功能的变化，而临床表现通常是神经系统结构或部位受损的反映。通过特定的功能损害与解剖部位在空间上的对应关系和在时间上的演变过程，结合其他相关临床表现可以逆推病变侵害的部位和扩展的范围，因而熟悉解剖生理及其相互联系，对解析神经外科疾病的症状、体征尤为重要。为了便于分析，将神经系统临床症状、体征总结归纳为临床综合征，熟悉这些综合征对定位诊断会有所帮助。限于篇幅，本节仅涉及临床常见的、基本的中枢神经系统损害定位表现和最基本的综合征供读者参考。

一、定位诊断

定位诊断为解剖诊断，即要理清病变是位于中枢神经（脑和脊髓）还是周围神经；判断病变是在颅内，还是椎管内，是局限性还是弥漫性。对于颅内病变，应分析病变在脑膜内、脑膜外，还是脑实质。如在脑内更要进一步判定在灰质还是白质，病变侧别是局限于某单一脑叶，还是波及多个脑叶，有无间脑、基底核或脑干受累的症状与体征。如考虑系颅底病变，应考虑定位于颅前窝、颅中窝还是颅后窝，或者跨界生长。幕下病变则要理清问题在小脑、中脑导水管、第四脑室、脑干还是寰枕区。椎管内病变则应行纵、横两方面定位，既要确定病灶的上界、下界，又要判定病变是在髓内、髓外、硬膜内、硬膜外。髓内病变还应准确推断所累及的结构与节段范围。

（一）大脑半球病变的定位诊断及相关综合征

总体上讲，大脑半球病变临床表现包括智能异常和行为异常两方面。

1. 额叶病变

可引起记忆障碍乃至不同程度的痴呆。额叶前部病变表现为情感、智能、精神、行为和人格障碍；额叶后部（中央前回）刺激性症状为癫痫发作，破坏性病变可致对侧肢体运动障碍。若病变累及中央前回之前的运动皮质区，会造成对侧强握反射和摸索反射；额叶底面病变早期引起以呼吸间歇、血压升高等自主功能紊乱为主的刺激性症状，破坏性病变可致愤怒、木僵等精神障碍；扣带回前部病变会引起瞳孔扩大、脉搏徐缓、呼吸减慢等。运动性语言中枢位于额下回后部，病变表现为运动性失语；书写中枢位于额中回后部，病变表现为失写症；眼球凝视中枢位于额中回后部书写中枢之前，刺激性病变引起双眼向健侧同向凝视，破坏性病变引起向患侧同向凝视；排尿中枢位于额中回，受损表现为尿失禁。额叶病变损害严重时除可表现为痴呆外，还可影响基底核和小脑引起假性帕金森病和假性小脑体征等。

2. 颞叶病变

会出现人格改变，可同时伴有记忆障碍、颞叶癫痫发作、听觉障碍、象限盲、内脏感觉异常等。颞上回前部病变会导致乐感丧失；听话中枢位于颞上回后部，病变引起感觉性失语；颞中回和颞下回病变表现为对侧躯干性共济失调，深部病变还可并发同向上 1/4 象限视野缺损；颞横回刺激性病变表现为耳鸣和幻听，破坏性病变为听力减退和对声音的定位障碍；颞叶内侧病变表现为颞叶癫痫、钩回发作，破坏性病变表现为记忆障碍；颞叶广泛损害表现为人格、行为、情绪及意识改变及复合性幻觉、幻视，逆行性遗忘等记忆障碍。

3. 顶叶病变

顶叶前部（中央后回）刺激性症状可致对侧感觉异常和局限性感觉性癫痫，破坏性病变致对侧偏身感觉障碍。缘上回、角回连同颞叶的上部与语言功能有关，损害可致失语。顶上小叶病变导致复杂的皮质觉障碍，如实体觉，两点辨别觉和立体觉丧失。主侧顶下小叶角回病变致失用、失写、失读、计算不能、手指失认、左右侧认识不能。累及顶叶的病变还可导致偏身感觉障碍、肌肉萎缩和发育障碍。

4. 枕叶病变

主要出现视觉障碍。因病变不同，可表现为视野缺损、象限盲和偏盲（可伴"黄斑回避"）。视中枢受刺激时，可发生幻视，在病变累及邻近的颞顶叶时更为明显。双侧枕叶视皮质受损可致皮质盲，但瞳孔对光反射存在，或虽已失明但患者否认。

5. 胼胝体病变

胼胝体膝部病变出现上肢失用，体部的前 1/3 病变表现为失语及面肌麻痹，中 1/3 病变表现为半身失用和（或）假性延髓性麻痹，胼胝体压部病变时出现下肢失用和（或）同向偏盲，胼胝体广泛损害时会出现嗜睡、淡漠、记忆障碍等。

6. 半卵圆区（白质）病变

半卵圆中心指大脑皮质与基底核、内囊之间的大块白质纤维。前分病变会出现对侧肢体单瘫和运动性失语；中部病变多会出现远端重于近端的对侧皮质感觉障碍；后部病变会出现对侧同向偏盲和听力障碍等。

7. 边缘系统病变

可导致自主神经紊乱（如内脏功能障碍）、情绪改变、记忆障碍和本能行为（饮食、睡眠、性本能及躲避危险行为等）异常。若病变同时累及额叶、颞叶和边缘系统，会造成近事遗忘和虚构症。若病变累及颞叶、海马、钩回和杏仁核，会表现为情绪、食欲、性欲亢奋。

8. 基底核区病变

纹状体（豆状核和尾状核）病变时出现手足徐动症（舞蹈病）、静止性震颤。内囊前肢因有额桥束通过，病变时出现双侧额叶性共济失调；膝部因有皮质脑干束通过，病变时出现对侧中枢性面、舌瘫；后肢由前向后依次通过皮质脊髓束、丘脑皮质束、视放射和听辐射等结构，病变时分别引起对侧肢体偏瘫、对侧半身深浅感觉障碍、偏盲和听觉障碍。内囊病变对侧的偏身感觉缺损、偏瘫、偏盲合称内囊综合征，多见于高血压脑出血、壳核—内囊出血等。

（二）间脑病变的定位诊断

间脑可分为背侧丘脑（丘脑）、后丘脑、上丘脑、底丘脑和下丘脑 5 个部分。是仅次于端脑的中枢高级部位。

1. 丘脑病变

为皮层下感觉中枢，刺激性症状引起对侧半身丘脑痛，呈弥散性，多伴有痛觉过敏和痛觉过度，难以准确定位；破坏性症状为对侧半身深浅感觉障碍，深感觉障碍重于浅感觉，远端重于近端，还可引起对侧半身共济失调、舞蹈病、多动症和丘脑手等。

丘脑综合征包括：①病变对侧肢体轻瘫。②病变对侧半身感觉障碍（以深感觉为主）。③病变对侧半身自发性疼痛。④同侧肢体共济运动失调。⑤病变同侧舞蹈样运动。多见于丘脑肿瘤，但完全典型者少见。当肿瘤向前内侧发展时精神障碍较明显；向下丘脑发展则内分泌障碍较为突出；向丘脑枕发展除出现病变对侧同向偏盲外，还因影响四叠体可能出现瞳孔不等大、眼球上视障碍、听力障碍等症状。

2. 后丘脑病变

病变累及外侧膝状体出现对侧同向偏盲，累及内侧膝状体出现听力减退；丘脑枕病变造成对侧同向注视麻痹和丘脑手。

3. 上丘脑病变

由松果体、后联合和缰三角组成，与生物昼夜节律调节有关。病变累及松果体出现性早熟及尿崩症。

4. 底丘脑病变

是丘脑与中脑被盖之间的过渡区，病变累及丘脑底核致偏侧投掷症，表现为对侧上、下肢（通常上肢症状重于下肢）剧烈而持续的舞动或投掷动作。

5. 下丘脑病变

与内脏和代谢活动有关，病变可引起水、电解质和渗透压调节紊乱，糖、脂与内分泌代谢紊乱，体温调节紊乱，觉醒和睡眠紊乱，自主神经功能紊乱以及感情、记忆、行为等障碍。

下丘脑网状结构损害会出现无语无动缄默症。颅脑损伤，第三脑室肿瘤和丘脑肿瘤均可引起间脑癫痫，表现为自主神经系统发作症状（如面部潮红、大汗淋漓、心悸、胃肠不适等），偶有尿意，但无抽搐。腹内侧核损害会引起肥胖，正中隆起损害影响青春期发育并致性功能障碍，称肥胖性生殖无能综合征。

（三）脑干损害的定位诊断

脑干自下而上由延髓、脑桥和中脑三部分组成，常见神经外科相关疾病为血管性病变、肿瘤等。这些病变累及相应平面的若干神经核和纤维束，导致相应的临床症状。脑干病变的表现主要包括：①脑神经损害，后组脑神经损害对应延髓平面，中组脑神经损害对应脑桥平面，第Ⅲ、第Ⅳ对脑神经损害对应中脑平面。②传导束损害，包括感觉、运动与平衡障碍。③意识—觉醒障碍。④自主神经功能紊乱，如高热、针尖样瞳孔、无汗等。⑤不同平面的脑干损害对应一些特征性呼吸节律改变，如周期性呼吸（间脑）、中枢性过度换气（中脑上端）、长吸气（脑桥上端）、共济失调性呼吸（延髓上端）等。部分典型的脑干损害综合征及其临床特点如下。

1. 延髓内侧综合征

如为单侧损伤，又称舌下神经交叉性偏瘫。通常由椎动脉的延髓支阻塞所致；主要受损结构及临床表现为：对侧上、下肢瘫痪（锥体束受损）；对侧上、下肢及躯干意识性本体感觉和精细触觉障碍（内侧丘系受损）；同侧半舌肌瘫痪（舌下神经根受损）。

2. 延髓外侧综合征

又称 Wallenberg 综合征。损害位于延髓上部侧方、椎动脉的延髓支或小脑下后动脉供血区。主要受损结构及临床表现为：同侧头面部痛、温觉障碍（三叉神经脊束受损）；对侧上、下肢及躯干痛，温觉障碍（脊髓丘脑束受损）；同侧软腭及咽喉肌麻痹，吞咽困难，声音嘶哑（疑核受损）；同侧霍纳综合征（Horner 综合征），表现为瞳孔缩小、上睑轻度下垂，面部皮肤干燥并潮红及汗腺分泌障碍（下丘脑至脊髓中间外侧核的交感下行通路受损）；同侧上、下肢共济失调（小脑下脚受损）；眩晕，眼球震颤（前庭神经核受损）。

3. 脑桥基底部综合征

如为单侧损伤，又称展神经交叉性偏瘫。由基底动脉的脑桥支阻塞所致。主要受损结构及临床表现为：对侧上、下肢瘫痪；同侧眼球外直肌麻痹（展神经根受损）。

4. 脑桥背侧部综合征

通常因小脑下前动脉或小脑上动脉的背外侧支阻塞，引起一侧脑桥尾侧或颅侧部的被盖梗死所致。以脑桥尾侧被盖损伤为例，主要受损结构及临床表现为：同侧眼球外直肌麻痹，双眼患侧凝视麻痹；同侧面肌麻痹（面神经核受损）；眩晕，眼球震颤；同侧头面部痛、温觉障碍；对侧上、下肢及躯干痛，温觉障碍；对侧上、下肢及躯干意识性本体觉和精细触觉障碍；同侧Horner综合征（下丘脑至颈段脊髓中间带外侧核的交感神经下行通路受损）；同侧上、下肢共济失调（小脑下脚和脊髓小脑前束受损）。

5. 大脑脚底综合征

如为单侧损伤，又称动眼神经交叉性偏瘫。由大脑后动脉的分支阻塞所致。主要受损结构及临床表现为：同侧除外直肌和上斜肌以外的所有眼球外肌麻痹，瞳孔散大（动眼神经根损伤）；对侧上、下肢瘫痪（皮质脊髓束受损）；对侧面神经和舌下神经核上瘫（皮质核束损伤）。

6. 本尼迪特综合征（Benedikt 综合征）

累及一侧中脑被盖部腹内侧。主要受损结构及临床表现为：对侧上、下肢及躯干意识性本体觉和精细触觉障碍；同侧除外直肌和上斜肌外的所有眼球外肌麻痹，瞳孔散大；对侧上、下肢意向性震颤，共济失调［小脑丘脑纤维（为已交叉的小脑上脚纤维）和红核受损伤］。

（四）颅底病变的定位诊断及相关综合征

1. 颅前窝病变

额叶底部肿瘤如局限性蝶骨嵴或嗅沟脑膜瘤时，因病变压迫同侧视神经，使之周围蛛网膜下隙闭塞，而引起福斯特—肯尼迪综合征（Forster-Kennedy 综合征）。表现为病变同侧视神经萎缩，对侧视神经盘水肿，可伴同侧嗅觉丧失。

2. 颅中窝病变

蝶鞍区病变可引起视交叉综合征，眶上裂、眶尖病变分别引起眶上裂综合征和眶尖综合征，海绵窦区病变可致海绵窦综合征，岩部病变引起岩尖综合征、三叉神经旁综合征、蝶—岩综合征等。

（1）视交叉综合征：表现为双颞侧偏盲，可伴视神经萎缩和蝶鞍改变，同时伴垂体内分泌紊乱。多见于垂体腺瘤向鞍上生长。

（2）眶上裂和眶尖综合征：眶后部及视神经管肿瘤等眶上裂和眶尖区域病变所致。

1）眶尖综合征：为第Ⅲ、第Ⅳ、第V_1、第V_2支和第Ⅵ对脑神经受累所致，表现为视神经盘萎缩或水肿，上睑下垂，眼球固定，角膜反射消失，眼神经和上颌神经分布区感觉障碍。

2）眶上裂综合征：除无视神经变化外，余同眶尖综合征。

（3）海绵窦综合征：病变累及第Ⅲ、第Ⅳ、第Ⅴ、第Ⅵ对脑神经，表现为眼球固定，瞳孔散大，角膜反射消失，可并发突眼及眼静脉回流障碍。常因血栓性静脉炎、鞍区动脉瘤和鞍内肿瘤累及海绵窦引起。

（4）颞骨岩部病变。

1）岩尖综合征：同侧第Ⅴ对脑神经受累致面部麻木或疼痛，第Ⅵ对脑神经受累致眼球内斜、复视。常因乳突炎症扩散、鼻咽部或鼻窦的恶性肿瘤沿颅底裂隙侵蚀所致。

2）三叉神经旁综合征：病变位于岩骨前段三叉神经半月节附近，三叉神经受累致面部疼痛，颈动脉交感丛受累致同侧 Horner 征。

3）蝶—岩综合征：蝶骨和岩骨交界处病变引起第Ⅲ、第Ⅳ、第Ⅴ、第Ⅵ对脑神经麻痹，表现为同侧眼肌麻痹和三叉神经感觉障碍，累及视神经可致视力障碍。

3. 颅后窝病变

内耳道病变可致内耳道综合征；脑桥小脑角病变可致脑桥小脑角综合征；颈静脉孔区病变可致颈静脉综合征等；枕骨大孔附近病变可致颅脊管综合征。

（1）内耳道综合征：内耳道病变时，同侧面神经受累出现外周性瘫痪，同侧前庭神经受累引起耳鸣、耳聋、眼球震颤和平衡障碍。

（2）脑桥小脑角综合征：脑桥小脑角位于小脑和脑桥的外侧（小脑—脑桥池）和岩骨嵴内1/3之间。该部位有耳蜗神经、前庭神经、面神经、三叉神经及前庭小脑束通过。耳蜗神经损害出现耳鸣、耳聋；前庭神经损害出现眩晕、恶心、呕吐；面神经损害出现同侧周围性面瘫；三叉神经感觉支损害出现同侧面部感觉减退；前庭小脑束损害出现同侧共济失调。常见于听神经瘤和该区域的脑膜瘤等。

（3）颈静脉孔综合征：第Ⅸ、第Ⅹ、第Ⅺ对脑神经通过颈静脉孔的内侧部，多由颅内原发病变引起此三根脑神经麻痹，此外还可见于颈静脉球瘤、颈动脉体瘤和多发性脑神经炎。

（4）颅脊管综合征：枕骨大孔区病变侵犯颅后窝和高位椎管，累及小脑、延髓、后组脑神经和上颈髓所致。表现为上部颈神经根症状，枕颈部疼痛（$C_2 \sim C_3$），强迫头位，后组脑神经损害，延髓综合征等。

（五）小脑病变的定位诊断

小脑的功能主要是调节下行运动通路的活动，保持平衡和控制肌张力，保证精细、技巧性动作协调完成，故小脑损害不会引起随意运动丧失（瘫痪），但对运动性学习和运动具有重要意义。另外，小脑虽接受多种感觉传入冲动，但对有意识的感觉和刺激辨别却无意义。

小脑损害的典型临床症状与体征有：眩晕，呕吐，共济失调，眼球震颤和意向性震颤。

1. 小脑半球病变

该区域病变有同侧肢体共济失调，粗大的水平眼震，辨距不良，轮替障碍，指鼻和跟—膝—胫试验阳性，同侧半身肌张力降低等。

2. 蚓部病变

小脑蚓部病变主要表现躯干性共济失调、平衡不稳，呈醉汉步态。而小脑半球病变则有患侧肢体共济失调、肌张力低、腱反射迟钝，走路向患侧偏斜，也易向患侧倾倒。

3. 齿状核病变

受损可出现运动过多和肌阵挛。

4. 小脑脚病变

小脑下脚（绳状体）病变出现同侧小脑性共济失调与平衡障碍，眼球震颤及书写障碍；小脑中脚（脑桥臂）病变出现同侧额叶性共济失调；小脑上脚（结合臂）病变出现同侧小脑性共济失调，对侧红核病变引起不自主运动，头偏向患侧。

5. 弥漫性小脑病变（小脑半球和蚓部同时受损）

慢性小脑弥漫性变性时，主要出现躯干和言语共济失调，而四肢共济失调不明显。这可能是由于新小脑功能有所代偿之故。急性弥漫性小脑病变时，除有严重的躯干和四肢共济失调以及言语障碍，还伴有肌力下降、肌张力降低、腱反射减弱。

（六）脊髓病变的定位诊断

脊髓病变的定位诊断分为"纵"定位与"横"定位两方面，前者是判断病变是存在于延髓颈髓移行直至马尾的某个平面；后者是判定病变在脊髓横断面上的白质、灰质等哪个具体部位。

脊髓病变的上界可根据根性症状、传导束性感觉缺失平面、腱反射变化、自主神经症等来确定；脊髓病变的下界可根据瘫痪及反射的变化、发汗试验、反射性皮肤划痕症、足部立毛反射等来判定；横定位主要需鉴别髓内病变、髓外硬膜下病变及硬膜外病变，可根据有无根痛、感觉运动障碍发展方向、有无肌肉萎缩、锥体束征及尿便障碍出现早晚顺序及病程发展快慢来鉴别。MRI等影像学检查可以提供脊髓病变横定位及纵定位的直接征象。

1. 脊髓病变的左右侧定位

早期多为脊髓半侧受累，晚期可能出现脊髓双侧损害表现。除了脊髓丘脑束在相应的节段交叉到对侧（上升两个平面左右后交叉）外，其余都在同侧。

2. 脊髓病变的腹背侧定位

腹侧病变以运动障碍为主，背侧病变以感觉（尤其是深感觉）受累为主。

3. 脊髓病变的内外定位

髓外病变多从一侧开始，伴有根痛、肌力减退或肌萎缩，早期出现锥体束征，尿便障碍和感觉缺失出现得晚。髓内病变早期就会出现尿便障碍、感觉缺失或感觉分离。髓外压迫性病变因很少侵入髓内，以横向发展为主并形成脊髓横断性损害，髓内压迫性病变纵向生长多见，故呈多节段受累。皮质脊髓束和脊髓丘脑束的内部排列顺序从外向内依次是骶、腰、胸和颈（下肢在外，颈胸在内）。脊髓后索的排列顺序从外向内依次是颈、胸、腰和骶（下肢在内，颈胸在外）。了解这些排列关系，可以根据肢体运动和深浅感觉受累的先后顺序，对髓内和髓外病变做出临床定位：髓外病变时下肢首先出现症状。颈膨大以上的髓内病变上肢先有症状。

4. 脊髓损伤的一些表现

（1）完全性脊髓横贯性损害：主要表现为截瘫、各种感觉丧失和尿便障碍三大症状。

（2）脊髓半侧损害：脊髓半侧损害综合征，即伤侧平面以下位置觉、振动觉和精细触觉丧失，同侧肢体痉挛性瘫痪，损伤平面（或低1~2个节段）以下的对侧身体痛、温觉丧失。临床所遇到之脊髓半切综合征多不典型，故当发现一侧肢体运动障碍和深感觉障碍，对侧浅感觉障碍明显时也应考虑本症。

（3）脊髓前角损害：主要伤及前角运动神经元，表现为这些细胞所支配的骨骼肌呈弛缓性瘫痪，肌张力低下，腱反射消失，肌萎缩，无病理反射，但感觉无异常。如脊髓灰质炎。

（4）中央灰质周围病变：若病变侵犯白质前连合，则阻断脊髓丘脑束在此的交叉纤维，引起相应部位的痛、温觉消失，而本体感觉和精细触觉无障碍（因后索完好）。这种现象称为感觉分离，如脊髓空洞症或髓内肿瘤。

5. 脊髓节段性损伤

（1）高颈段（$C_1 \sim C_4$）损害：主要表现为四肢上运动神经元性瘫痪，病损平面以下全部感觉丧失，尿便障碍；膈肌受刺激或麻痹会有呃逆或呼吸困难；可有颈部根性疼痛，即颈痛向枕部放射。

（2）颈膨大（$C_5 \sim T_2$）损害：截瘫，感觉平面和尿便障碍；上肢呈下运动神经元性瘫痪，下肢呈上运动神经元性瘫痪。$C_8 \sim T_1$ 侧角受损可以出现 Horner 征。

（3）胸髓（$T_3 \sim T_{12}$）损害：双上肢正常，双下肢呈上运动神经元性瘫痪，病变平面以下各种感觉缺失，尿便障碍。

（4）腰膨大（$L_1 \sim S_2$）损害：截瘫，病变平面以下各种感觉缺失，尿便障碍；双上肢不受累及。双下肢呈下运动神经元性瘫痪。损害平面在 $L_2 \sim L_4$ 膝反射消失，在 $S_1 \sim S_2$ 踝反射消失。

（5）圆锥（$S_3 \sim S_5$ 和尾节）和马尾（L_2 以下的 10 对脊神经）损害：单纯圆锥损害无下肢瘫痪，早期出现尿便障碍，会阴部感觉缺失，神经根痛少见。马尾损害时下肢可有下运动神经元性瘫痪，早期不出现尿便障碍，根性疼痛明显，感觉障碍不对称。临床上圆锥和马尾病变多相关联，表现为马尾圆锥综合征。

二、定性诊断

病变的解剖定位确定以后还应对病变的性质进行判断，称为定性诊断。病史特点、实验室检查、影像学检查共同为病变性质的推测提供依据。神经外科疾病常见的病理性质和病因如下。

1. 损伤

多具备明确的外伤史。一般急性起病，如颅内血肿、脑挫裂伤等；患者症状往往在 $6 \sim 8h$ 达高峰，但也有部分患者可能经历较长时期后方出现症状，如慢性硬膜下血肿。应注意甄别是否伴有胸、腹等多发性损伤。

2. 肿瘤

起病多较为缓慢，总体上呈进行性加重趋势，少数病程可有短暂缓解。颅内肿瘤早期可仅有局灶性神经损害，后期可伴有颅内压增高。脊髓肿瘤有脊髓压迫、神经根受刺激和脑脊液循环阻塞表现。老年患者需注意鉴别中枢神经系统转移瘤。

3. 血管病变

血管病变有颅内动脉瘤、脑动静脉血管畸形、脑卒中等。起病多急骤，症状可在数秒至数天内达高峰。脑血管病变多与动脉硬化、高血压、心脏病、糖尿病等疾病相关。

4. 感染

急性或亚急性起病，症状通常在数日内达高峰，血液和脑脊液实验室检查可进一步明确感染的性质和原因。部分感染性疾病，如脑脓肿、脊髓硬膜外脓肿、脑囊虫病等需要外科治疗。

5. 其他

如需要外科处理的颅脑、脊柱脊髓先天性畸形，如脑积水、脊柱裂、枕骨大孔区畸形、扁平颅底等。多于儿童或青年期缓慢起病，进行性发展。

定性诊断时应注意患者一般表现和病史。如对幼年发病患者，要观察有无先天异常。通过鉴别诊断排除一些概率较小或不相符合的情况，即可将病变性质的考虑缩至最小范围，由此取得临床诊断。基于这种初步的、相对粗糙的诊断，再进一步选择相应的核实性检查。选择检查时应先做无创性检查，不能达到要求时再做一些侵袭性的检查项目，只有取得结论性的证据以后才算得到了确实诊断。但这还不是目的，尚需接受治疗的考验，在实际治疗中还可对诊断进行各种各样的修正和补充完善，直到最后诊疗结束。

神经系统疾病的定位诊断和定性诊断不可截然分开，某些神经系统疾病，在确定病变部位的同时也可推断出病变的性质，如内囊附近的损伤，多由动脉硬化并发高血压性血管疾病所致，因而在多数情况下，神经系统疾病的定位、定性诊断是相互参考、同时进行的。最后需要指出的是，临床过程仅反映疾病的一般过程与规律，不能完全反映个别案例情况，因此定性诊断的详细内容仍应结合有关疾病。

第三节　神经外科疾病的规范化与个体化治疗

神经外科疾病的规范化治疗首先要做好医师队伍的规范化建设。只有让我国目前所有的神经外科医师都成为正规军，整个神经外科的疾病诊疗行为才能实现真正意义上的规范化。目前中国神经外科医师协会已受卫健委委托开展的神经外科医师专科准入考核就是从源头上把好这一关。《卫健委专科医师——神经外科医师培养原则》指出："由于神经外科学是处理人体最高中枢问题的科学，因此对神经外科医师的培训标准要有更高的要求。应该在有完善条件（包括人力资源、设备条件、病源、成就）的单位成立'中国神经外科医师培训基地'，以达到正规化培养合格的神经外科专业医师的目的"。培训体系的完善、临床路径的推行、手术技术规范化、显微技术的推广都是改善和提高疗效的重要环节和重要保障，普及知识和技术也是学会和协会需要重点完成的一项内容。

神经外科学是一门十分深奥的学科，随着技术的进步，其内涵和外延不断扩展，亚专业的划分越来越细。一个医师已不可能对所有专业的病种都达到精通程度。国际上已制定治疗规范、指南、共识，这些方案和共识凝聚众多医学工作者的经验和教训，可以为患者提供相对合理、规范的治疗方法，从而得到更好的治疗效果。因而，开展既符合国际标准又符合中国国情的神经系统疾病治疗规范化和个体化的临床研究势在必行。早在 2006 年，受卫健委的委托，中华医学会神经外科分会制定出版了本专业的《临床诊疗指南》和《临床技术操作规范》，这两份文件对规范诊疗行为起到了重要作用。之后一批适合国人情况的规范、指南和专家共识也相继出台。2009 年，为规范临床诊疗行为，提高医疗质量和保证医疗安全，卫健委组织有关专家研究制定了颅前窝底脑膜瘤、颅后窝脑膜瘤、垂体腺瘤、小脑扁桃体下疝畸形、三叉神经痛、慢性硬脑膜下血肿神经外科 6 个病种的临床路径。2011 年底，卫健委又继续推进临床路径相关工作，再次组织有关专家研究制定了颅骨凹陷性骨折、创伤性急性硬脑膜下血肿、创伤性闭合性硬膜外血肿、颅骨良性肿瘤、大脑中动脉动脉瘤、颈内动脉瘤、高血压脑出血、大脑半球胶质瘤、大脑凸面脑膜瘤、三叉神经良性肿瘤和椎管内神经纤维瘤神经外科 11 个病种的临床路径的临床试点工作。

规范化治疗是提高神经外科整体治疗水平的基本要求。只有专业化、规范化，才能不偏离正确的治疗方向。例如，对颅内肿瘤的规范化治疗是指对肿瘤的治疗要按照原则执行，不管是手术、放疗、化疗都要治疗到位，不能脱离或违背治疗原则。但是，提倡规范化治疗不是说治疗都是千篇一律，搞"一刀切"，由于恶性脑胶质瘤的临床治疗充满挑战，要求临床医师必须追踪脑胶质瘤基础与临床研究的最新进展，不断更新概念，勇于探索。这就使得在临床诊治过程中不能生搬硬套，需要对每一个患者的具体问题进行具体分析，为每一位患者量体裁衣，制订个体化治疗方案，才可能达到较好的治疗效果。目前的靶向治疗和基因研究都是个体化治疗道路上的有益尝试。

按照唯物主义观点，事物不是一成不变的，医疗理念和技术手段也是在不断发展之中。所谓的治疗规范仅是目前医疗条件下，最为科学、合理的治疗方案。例如颅内动脉瘤的治疗，20 世纪 90 年代以前，颅内动脉瘤只有手术夹闭一种治疗，对于复杂不能夹闭的动脉瘤，则选择采用近端阻断、孤立、瘤体切除或塑形、血管重建等手段。但随着介入治疗技术与弹簧圈、支架的出现与发展，现在血管内介入治疗与手术夹闭共同成为颅内动脉瘤的主要手段，这也意味着颅内动脉瘤的治疗策略已逐渐发生了改变。同时，技术进步以及显微技术的发展，扩大了急性期进行动脉瘤夹闭的指征，急性期治疗已是目前治疗的主流。但是医师不能因为有了临床路径，规范化治疗指南，反而束缚了合理的创造性、开拓性的研究工作。

近年来，聚焦于循证医学的治疗指南迅速增加，这为提高群体患者治疗效果起到了很好的作用。指南采用的方法是将问题简单化，为广大一线医师提供容易操作的治疗规则，但恰恰却忽略了个体化治疗的主旨。这就涉及个体化治疗的问题。由于"保护性医疗"和对治疗安全和费用的考虑，神经外科医师面临的是一个个实实在在同时又千变万化的个案，需要在较短的时间内做出"生死抉择"，这在指南中常常找不到对应的治疗策略。此外，对于尚无定论的医学问题，也需要医师结合临床具体实际加以决断。仍以颅内动脉瘤为例，目前脑动脉瘤治疗的主要方法是手术夹闭和血管内介入栓塞治疗。但随之而来的问题是对于一个特殊的案例，哪种技术更为安全有效，何时采用更为合理，如何评价治疗效果。一些问题在现阶段仍颇具争议，尚无法完全回答，仍需要大样本、多中心、随机、双盲、严格对照的研究评估。而颅内肿瘤的治疗就显得更为迷茫，首先它具有众多的分类，同类甚至同亚型肿瘤也具有迥异的分子生物学与细胞生物学特征，某些生物标记与位点的异常表达，可能对同样的化疗、生物治疗不敏感，甚至耐受，而放射治疗虽然具有较高的耐受性，也仅能短期控制其生长与复发，此时，可能就需要短期放射治疗后，进行单次大剂量毁损的伽马刀治疗补量或低分次立体定向放射治疗，才能提高远期治疗效果；另一些病例甚至需要特殊生物靶位封闭治疗后，才能呈现对放疗、化疗的敏感性，从而需要生物靶向治疗联合放疗、化疗来提高治疗效果。因此，盲目地放疗、化疗只能枉增患者治疗中的不良反应，这就更显示个体化医疗的重要性。

此外，一份合理的个体化治疗方案还需考虑患者的整体情况，而不是仅局限于某种疾病本身。例如，随着人口老龄化，帕金森病等在 60 岁以上人群中高发的趋势越来越明显。不当的治疗可能导致帕金森病的病程发展加速，使得患者症状加剧而过早丧失劳动能力或导致残疾。帕金森病患者规范化治疗是必须的，但医师除了需要设法解除患者疾病本身的困扰，尚需要对其给予心理关注和社会关注。对帕金森病的治疗不仅是疾病本身的药物治疗，还要抗抑郁治疗改善患者的幸福感，功能锻炼增加患者的活动能力。帕金森病患者中抑郁症的患病率是 20% ~ 50%，工作能力、生活能力的减退，形象的损害，脑中多巴胺的减少，都有可能导致帕金森病患者抑郁症的产生。许多帕金森病患者深受抑郁症的折磨，严重的甚至有自杀倾向。帕金森病会表现为面无表情、语言减少、反应慢等的症状，与抑郁症的症状有相似之处，很容易被忽视。早期发现尤为重要。这需要医师、患者及其家庭与社会的共同努力。

总之，对于神经外科疾病，总的原则是"目前业界无争议的，采取规范化治疗，对于目前尚无定论的，或有争议的，参照循证医学的观点，保证患者获得目前医疗条件下，最为科学、个体化的治疗方案"。做到规范化与个体化相结合，理论与实践相结合，医师临床工作中要活学活用，既要掌握具体的规范化和个体化用药原则，更要学会正确的临床思维方法。开展神经外科疾病治疗的规范化研究，特别是在治疗理念上达成共识；同时鼓励在治疗手段上不断创新，针对不同患者，进行个体化治疗，将现有手段发挥到极致。对于有争议的治疗手段，在全国乃至全球范围内，开展治疗样本协作统计及前瞻性疗效对比研究，才能更好地发展神经外科医学事业。

第二章

神经外科手术基础

第一节　手术主要器械及设备

一、手术基本设备

神经外科手术设备包括可控手术床、头架、双极电凝器、手术显微镜、超声吸引器、手术用激光等。显微神经外科是现代神经外科的基础，显微手术器械包括显微手术剪刀、自动牵开器、显微针持（镊）等。随着高新技术的发展，现代神经外科在诊断和治疗上的方法和手段得到不断更新。

1. 多功能可控手术床

手术时术者最好坐在带扶手的专用手术椅上操作，手术床的高度适应术者坐位时的双手高度。患者头被固定，为满足观察到各个角度的术野，需随时调整患者的头位、体位。

2. 头架和脑牵开器

（1）头架：有不同类型，其中 Mayfield 头架有 3 个头钉，位置适宜。

（2）脑自动牵开器：由一组球面关节组成，内由一钢线穿连在一起，长 30～40cm，一端固定不同规格的脑压板，另一端固定在头架或连接杆上。当扭紧钢线时，其臂硬挺，使前方脑板固定在所需位置。手术中牵开脑组织的时间不要过长，每 10～15min 后放松脑压板 3～5min，间断抬压脑组织，牵开脑的压力低于 2mmHg 比较安全。

3. 双极电凝器和冲洗器

（1）双极电凝器：是神经外科手术重要的止血基本设备。其长度要求 8～25cm，尖端直径 0.25～1.5mm。双极电凝镊还是一把良好的分离器，可用作分离组织，一般为枪状，不阻挡视线，增加了术野的可视范围。

（2）显微冲洗器：在电凝和使用高速钻时，需不断地冲生理盐水，以降低钻头温度和防止双极镊的尖端粘连。

4. 高速开颅钻

其动力有电和压缩气体两种，电钻的钻速不如气钻，但电钻可有正反两个方向旋转适用于临床。高速钻的优点是其运转时几乎无力矩，在启动、停止以及改变速度时钻头稳定，可确保手术安全。直径较小的钻头可用于钻孔、穿线固定骨瓣。磨钻头用于磨除蝶骨嵴、前床突、内耳道等部位颅骨。开颅器（铣刀）顶部的剥离端非常精细，可以把硬脑膜自颅骨内板分离，锯下骨瓣。术者应以右手持笔式握钻柄，并将腕部靠在手托上，以求稳定。

5. 吸引器管

手术的全过程都需使用，用于清除术野的积血、冲洗水和脑脊液，也可用来牵开组织并做钝性分离。其顶端必须光滑，以防损伤细小的血管和神经。其柄上有一侧孔，用于调节压力，在大出血的紧急情况下，堵住吸引器侧孔，使吸力最大，及时吸除积血，保证术野清洁，以利止血。手术者手持吸引器的姿势以持笔式为好，拇指或示指位于吸引器孔处，根据需要调节孔开放的大小。

6. 显微手术器械

（1）手术显微镜：主要由照明系统，以及可供升降、前后左右调节的多关节支架和底座三部分组成。除吻合血管外，一般显微神经外科手术，放大 5～10 倍可以满足手术的要求，物距 300～400mm，另有冷光源照明、摄像系统等。

（2）显微镊：由钛合金制作，质量轻，外表光滑，不易腐蚀，不磁化，具备足够弹性。分离组织时，先将镊尖端并拢插入组织，然后靠其弹性自动分开，上述动作反复进行，达到分离组织的作用。

（3）显微剪和蛛网膜刀：显微剪刀应锋利，关闭和开启要灵活自如。用显微刀切开颅底蛛网膜下隙池的蛛网膜、分离神经和血管周围的组织粘连时，其刀尖不应插入刀刃的 1/3，以免损伤下面的组织结构。

（4）显微针持：为吻合血管和神经持针用，以直柄针持常用。针持应用应熟练准确，必须在实验室反复练习，才能在小的、深部术野中完成缝合、打结等操作。显微手术外科使用的缝合线为 6-0～10-0 尼龙线。颅内大血管可用 7-0～8-0 尼龙线，小的血管可用 9-0 线。

（5）显微分离器：除双极电凝镊外，专用的显微分离器（也称剥离器），有铲式和球面式不同形状。镊尖端并拢插入被分离组织，依靠其自身弹性，镊尖端分开，反复动作即可达到分离组织的目的。

二、显微神经外科设备与技术

显微神经外科技术从 20 世纪 50 年代以来逐渐成熟。随着神经影像学突破性的发展，显微神经解剖和显微手术器械及手术技巧的提高，神经外科手术范围日益扩大。在显微神经解剖及特殊器械的辅助下使手术的精细程度达到新的高度，患者术后生存质量显著提高。显微神经外科是由大体神经外科向微侵袭神经外科发展的主线，它的方法和理论为微侵袭神经外科奠定了一定基础，在当前和可预见的将来仍然是治疗疾病的主要手段。在给患者带来巨大好处的同时，也延长了神经外科医师的手术生命。

显微神经外科理论认为，蛛网膜为间皮成分，这些结缔组织在脑池形成纤维及小梁，它们成为蛛网膜的支架并与蛛网膜下隙中的血管外膜相连。显微镜提供了观察接近生理状况活体蛛网膜下隙的机会，同时可以观察神经血管的细致结构。蛛网膜对于神经外科手术的重要性在显微镜使用后被进一步认识，尤其是分离动脉瘤、动静脉畸形（AVM）和肿瘤的过程中蛛网膜及脑池的应用。

显微神经外科要求术者的手、眼在显微镜条件下建立反射，动作协调，具有特殊的操作技巧及难度，因此，对显微神经外科医师必须要有一定时间严格的实验室训练。

显微技术要求医师利用脑池的自然间隙解剖及暴露病变，手术过程要爱惜组织，尽其所能减少不必要的脑组织暴露和损伤。其操作原则为：①保持身体稳定。坐位手术，身体和术区保持自然的相对位置是减少疲劳、保持操作稳定准确的最简单办法，尽量减少或不参与外科操作肌肉群的活动，使其保持松弛，减少疲劳和颤抖，节省术者体力。②保持手的稳定性。手托的应用对保证手术精细操作的准确性非常重要，手托应尽可能靠近术野，术者手臂肩膀和后背肌肉放松。③移动视线，手眼协调。能通过自身本体觉和眼的余光来判断手和器械的位置。④减轻疲劳，术前避免剧烈活动。

三、神经内镜设备

神经内镜也被称为脑室镜，作为微创神经外科的重要技术手段，可明显减少手术创伤，改善深部术野照明，放大术野解剖结构图像，扩大视角以减少手术盲区。在神经外科各个领域得到广泛应用。

早在 1910 年 Lespinase 即用膀胱镜电灼侧脑室内的脉络丛以治疗脑积水，但由于设备简陋，死亡率高，故很难推广应用。1986 年，Giffith 提出了"内镜神经外科"概念，得益于照明系统、实时摄像监视、激光技术、硬和软的内镜、各种手术器械以及微球囊等的改进和应用，内镜在神经外科得到了广泛应用。神经内镜按质地分为硬质和软质（可屈曲性）两大类。按结构和功能又可分为两类：一类为具有操作孔道的内镜，可以通过其孔道对病灶进行切割、钳夹、烧灼和止血等操作，这类大多为硬质内镜；另一类为无操作孔道的内镜，可通过特殊设计的外加导管而实现前者的功能，常单纯地用于对脑深部病变的观察或进行治疗，该类内镜有硬质或软质的。由于手术全过程都在直径<8mm的内镜下操作，所以手术创伤极小，恢复快。内镜手术可用于止血、活检和肿瘤切除等。

单纯神经内镜技术，已常用于脑积水、颅内囊性病变和脑室系统病变等。应用内镜定向穿刺进入侧脑室，再经室间孔进入第三脑室，用射频或激光在第三脑室底部开窗，再用球囊导管将其扩大而形成造瘘，脑脊液通过瘘口流入大脑脚间池，进入正常的脑脊液循环和吸收，形成内分流术，克服了以往脑室—腹腔（心房）分流术后常见分流管堵塞和感染的弊端；将颅内囊性病变（蛛网膜囊肿、脑实质内囊肿和透明隔囊肿等）与邻近的脑池或脑室穿通，使原来封闭的囊腔与蛛网膜下隙或脑室相通；对于脑室系统病变，囊性瘤可引流清除，实质性肿瘤也可活检和直接切除，如可完整摘除窄蒂的脉络丛乳头状瘤，可仅经钻孔穿刺达到清除和引流脑内血肿目的。

内镜辅助的显微外科手术方面，利用内镜的光源及监视系统，可对显微镜直视术野以外的区域进行观察，不但能增加术野的暴露，避免病灶的遗漏，同时也减轻了正常脑组织牵拉的程度，从而降低手术并发症和减轻术后反应。用于动脉瘤夹闭术、三叉神经血管减压术、经鼻—蝶入路脑垂体瘤切除术等；对囊性脑瘤可行肿瘤活检、抽吸囊液减压，并可行肿瘤的内放射治疗；直视下用CO_2或YAG激光是治疗脑深部中线结构病变及脑室内、基底核、丘脑和脑干等部位肿瘤的良好方法。还可在立体定向指引下，在内镜直视下进行颅内占位病变的活检，可克服单纯立体定向活检的盲目性，尤其是大大降低了对位于颅底和颅内中线部位肿瘤活检的风险。

神经内镜可用于椎管内病变的检查和治疗。对脊髓空洞症患者，分离粘连与分离膜性间隔，并进行空洞分流术，可避免对脊髓的损伤并取得良好的疗效。还可用于对脊髓血管畸形、肿瘤以及脊膜膨出等的诊断与治疗。

内镜手术也存在一定的局限性：①受管径限制，视野狭小，难以观察手术部位全貌，若对周围组织的毗邻关系了解有限，易导致误判或操作上的失误。②需有一定空间才能观察和操作，在脑实质内无间隙可供操作，且图像显示不清，无法判断内镜所达到的位置，易误伤血管及脑组织，镜头接触血液等易致视野模糊。③目前可配套使用的手术器械有限，手术操作有一定困难。④内镜各种连接装置、配件多，操作过程中不易保持无菌条件，易致术后感染。

四、神经外科手术辅助设备

1. 超声吸引器

近年来，随着切割式超声手术刀的问世，超声外科吸引（CUSA）和超声驱动手术刀（UAS）已成为现代手术的新工具。CUSA原理是利用超声高频机械振荡所产生的能量作用于软组织，使病变组织产生空化作用，将其碎裂成糊状或溶胶状，随即以负压吸引进行清除，从而逐渐消除病变组织或除去多余的组织（如脂肪）等，而且不易破坏血管，在手术中可明显减少出血，又无过热等缺点。因此，CUSA是目前医学界公认的一种较为理想的外科手术切割器械。但因显微手术术野小，为防止视野死角，需要弯柄超声吸引器，振动功率降低，影响对质地硬的病变的切除。

2. 氩氦刀

也称氩氦超导手术系统，是近年来研制成功的治疗脑肿瘤等病变的高精度仪器，属于目前唯一经皮冷冻治疗的设备。氩氦刀并非真正的手术刀，它采用计算机全程监控，对病变进行准确定位，并直接或经皮穿刺微创方法治疗病变。应用于脑肿瘤（尤其是恶性肿瘤）的手术，可于短时间内损毁瘤细胞，又可让冷冻的瘤体以手术方式被切除，在切除脑动静脉畸形中应用也可很好地控制出血。

3. 手术用激光

Rosomoff于1966年首先将激光引入脑肿瘤的手术切除。激光与手术显微镜、立体定向技术及神经内镜的有机结合，为神经系统肿瘤的治疗提供了更多的方法。激光是激光器产生的一种电磁波光电辐射，它既具有波的性质，有一定的波长和频率，又具备光子流现象，有一定能量的粒子。在谐振腔，工作物质与激励源相结合，形成了激光辐射，对照射组织在数毫秒内可产生数百甚至上千摄氏度的高温，从而引起生物组织的蛋白质变性、凝固性坏死，甚至出现炭化或汽化等物理性改变。激光集中能量瞬间作用，对肿瘤周围正常组织影响极少，距激光焦点 1mm 以外的组织细胞都不会受到损伤。二氧化碳激光主要用于切除颅底脑膜瘤、神经纤维肿瘤、颅咽管瘤、椎管内脊髓外瘤和中枢神经系统脂肪瘤，还可用于切开蛛网膜。氩激光和二氧化碳激光适用神经切断性手术，如脊髓侧索切断术、后根神经节损毁术。氧激光等适于治疗血运丰富的肿瘤和中枢神经系统血管性疾病。

第二节　术前准备与评估

手术既是一个治疗过程，又是一个创伤过程。因此，手术前的准备，就是要采取各种措施，尽量使患者接近生理状态，以便使其更好地耐受于术。

一、术前准备

术前准备工作主要包括两个方面：①心理方面的准备。②提高手术耐受力的准备。

一般性术前准备同普通外科。对神经外科比较特殊的术前准备，应注意：①若颅内压增高显著，应先行脱水治疗并尽早手术，若为第三脑室或颅后窝占位，头痛加剧，出现频繁呕吐或意识不清者，提示有严重颅内压增高，应行脑室穿刺外引流术或脑室分流术，以缓解梗阻性脑积水，改善患者的病情，然后尽快手术。②脑疝患者除急行脱水利尿外，有脑积水者，应立即行脑室穿刺引流，使脑疝复位，缓解病情。如果效果不明显，而病变部位已明确，应考虑急诊开颅手术，解除危及生命的病变。③有些颅内血管性疾病，如颈动脉海绵窦段、颈内动脉床突上段动脉瘤，要在术前 2～3 周开始做颈内动脉压迫训练，以促进侧支循环的建立。对于鞍区病变，特别垂体功能低下者，术前 2～3d 开始应用肾上腺皮质激素类药物，以减少或防止术后发生垂体危象。

二、术前评估

（一）全身情况

（1）精神状态。

1）是否紧张和焦虑，估计合作程度。

2）了解患者对手术及麻醉的要求与顾虑。

3）有精神症状者，应请精神科会诊。

（2）体温上升或低于正常，表示代谢紊乱，情况不佳，对麻醉耐受差。

（3）血压升高，明确原因、性质、波动范围，同时了解治疗及疗效，是否累及心、脑、肾等器官，是否要先进行处理再行手术。

（4）Hb<80g/L 或>160g/L，麻醉时患者易发生休克、栓塞等危险，需在术前给纠正。

（5）血细胞比容保持在 30%～35%，有利于 O_2 释放。

（6）中性粒细胞增高及细胞沉降率（ESR）增快，提示体内存在急性炎症，越严重麻醉耐受性越差，术前需纠正。

（7）血小板<60×10⁹/L，凝血异常者，术前给予诊断和纠正。

（8）尿糖阳性，应考虑有无糖尿病，需进一步检查。

（9）尿蛋白阳性，应考虑有无肾实质病变，产科结合血压，考虑是否有妊娠期高血压。

（10）少尿、尿闭，应考虑有无严重肾衰竭，麻醉耐受性极差，因很多药物需肾排出，术后易出现急性肾衰竭。

（11）基础代谢高，麻醉药用量大，氧耗大，麻醉不易平稳，反之，麻醉药用量小，麻醉耐受差。基础代谢率（%）＝0.75×（脉率+0.74×脉压）－72，正常范围为－10%～10%。

（12）凡全身情况异常或主要器官障碍，术前、术中、术后均可请相关学科会诊。

（二）呼吸系统

术前有呼吸系统感染者较无感染者发生呼吸系统并发症高出 4 倍。

（1）急性呼吸系统感染（包括感冒），应择期手术，一般感染得到充分控制1~2周后施行，临床上常以患者不发热、肺部无炎症而行手术。如急症手术，加强抗感染，同时避免吸入麻醉。

（2）肺结核（特别是空洞型），慢性肺脓肿，重症支气管扩张症，应警惕在麻醉中感染，沿支气管系统在肺内扩散或造成健侧支气管堵塞，或出现大出血而引起窒息，麻醉时一般用双腔支气管插管分隔双肺。

（3）手术患者并存呼吸系统慢性感染和肺通气功能不全并不罕见，其中以哮喘和慢性支气管炎并存以及肺气肿为常见，为减少并发症，术前应充分准备：①肺功能试验。②戒烟2周以上。③应用抗生素，治疗肺部感染。④控制气管和支气管痉挛，如拟交感药及甲基黄嘌呤或应用色甘酸钠治疗哮喘，以及肾上腺皮质激素的应用，还应准备处理可能出现的危象。⑤胸部叩击和体位引流，雾化吸入，促使痰液排出。⑥纠正营养不良，逐步增加运动，提高肺的代偿能力。⑦治疗肺源性心脏病。

（4）术前一般需做肺功能试验的有：①每天吸烟>1包。②慢性咳嗽，不论有痰无痰。③肥胖。④支气管哮喘。⑤支气管炎或肺气肿。⑥神经或肌肉疾病。⑦累及肋骨或胸椎的关节炎或骨骼畸形。⑧所有需要进行胸部或腹部手术的患者，包括累及腹壁肌肉的手术，如腹壁或腹股沟的修补术。

（三）心血管系统

心脏病患者能否耐受手术，主要取决于心血管病变的严重程度和患者的代偿能力，以及其他器官受累情况和需手术治疗的疾病等。术前应具有完整的病史资料，如体格检查，相应的特殊检查及心功能检查记录，同为心脏病，其严重程度不同，对麻醉和手术的耐受也各异（表2-1）。如房间隔缺损或室间隔缺损未伴肺动脉高压，心功能较好（Ⅰ、Ⅱ级）者，其对麻醉和手术的耐受与无心脏病者并无明显差别。有些心脏病患者，难以耐受血流动力学的波动，则须先行心脏手术，情况改善后再行非心脏手术为宜，如重度二尖瓣狭窄。

表2-1　心功能分级及其意义

心功能	屏气试验	临床表现	临床意义	麻醉耐受力
Ⅰ级	>30s	普通体力劳动负重、快速步行、上下坡无心慌、气急	心功能正常	良好
Ⅱ级	20~30s	能胜任正常活动，但不能跑步或做较用力的工作，否则出现心慌、气急	心功能较差	处理如果正确恰当，耐受力仍较好
Ⅲ级	10~20s	需静息或卧床休息，轻度体力活动后即出现心慌、气急	心功能不全	麻醉前充分准备，术中避免增加心脏负担
Ⅳ级	10s	不能平卧，端坐呼吸，肺底可闻及啰音，任何轻微活动即出现心慌、气急	心功能衰竭	耐受力极差，手术须推迟

目前，临床上常用的一些主要指标都是反映左心功能的，如心指数（CI）、左室射血分数（LVEF）和左室舒张末期压（LVEDP）。

1. 心律失常

（1）窦性心律不齐：多见于儿童，一般无临床重要性，窦性心律不齐是由于自主神经对窦房结节奏点的张力强弱不匀所致。迷走神经张力较强时易出现心律不齐，当心律增速时，不齐则多转为规律。但如见于老年人可能与冠心病有关，或提示患者可能有冠心病。

（2）窦性心动过缓：注意有无药物（如β受体阻滞药，强心苷类药）影响。一般多见于迷走神经张力过高，如无症状，多不需处理。如为病态窦房结所致，则宜做好应用异丙肾上腺素和心脏起搏的准备。窦性心动过缓时出现室性期前收缩可在心率增快后消失，不需针对室性期前收缩进行处理。有主动脉关闭不全的患者如出现心动过缓则可增加血液反流量而加重心脏负担，宜保持窦性心律于适当水平。

（3）窦性心动过速：其临床意见决定于病因，如精神紧张、激动、体位改变、体温升高、血容量不足、体力活动、药物影响、心脏病变等，分析原因后评估和处理。对发热、血容量不足、药物和心脏病变引起者，主要应治疗病因，有明确指征时才采用降低心率的措施。

（4）室上性心动过速：多见于非器质性心脏病，也可见于器质性心脏病、甲状腺功能亢进和药物毒性反应。对症状严重或有器质性心脏病或发作频繁者，除病因治疗外，在麻醉前控制其急性发作，控制后定时服药预防其发作。

（5）期前收缩：一过性或偶发性房性期前收缩或室性期前收缩不一定是病理，但如发生在 40 岁以上的患者，尤其是发生和消失与体力活动量有密切关系者，则很可能有器质性心脏病，应注意对原发病的治疗，一般不影响麻醉的实施。室性期前收缩是频发（＞5 次/分）或呈二联律、三联律或成对出现，或系多源性，或室性期前收缩提前出现落在前一心搏的 T 波上（R-on-T）易演变成室性心动过速和室颤，需对其进行治疗，择期手术宜推迟。

（6）阵发性室性心动过速：一般为病理性质，常伴有器质性心脏病。如发作频繁且药物治疗不佳，手术需有电复律和电除颤准备。

（7）心房颤动：最常见于风湿性心脏病、冠心病、高血压性心脏病、肺源性心脏病等可致严重血流动力学紊乱，心绞痛、晕厥，体循环栓塞和心悸不适。如果不宜进行或尚未进行药物复律或电复律治疗，麻醉前宜将心室率控制在 80 次/分左右，至少不宜＞100 次/分。

（8）传导阻滞：①右束支传导阻滞多属良性，一般无心肌病，手术与麻醉可无顾虑。②左束支传导阻滞多提示有心肌损害，常见于动脉硬化、高血压、冠心病患者，一般不致产生血流动力学紊乱。③双分支传导阻滞包括右束传导阻滞合并左前分支或左后分支传导阻滞、左束支传导阻滞，多为前者。左前分支较易阻滞，左后分支较粗，有双重血供，如出现阻滞多示病变重。双分支传导阻滞有可能出现三分支传导阻滞或发展为完全性房室传导阻滞。对这类患者宜有心脏起搏准备，不宜单纯依靠药物。④Ⅰ度房室传导阻滞一般不增加麻醉与手术的困难。⑤Ⅱ度房室传导阻滞Ⅰ型（莫氏Ⅰ型）HR＜50 次/分，宜有心脏起搏的准备，Ⅱ度房室传导阻滞Ⅱ型（莫氏Ⅱ型），几乎属于器质性病变，易引起血流动力学紊乱和阿—斯综合征。宜有心脏起搏的准备。⑥Ⅲ度房室传导阻滞施行手术，应考虑安装起搏器或做心脏起搏的准备。

2. 先天性心脏病

（1）房缺、室缺，如果心功能Ⅰ、Ⅱ级或无心力衰竭史，一般手术麻醉无特殊。

（2）房缺、室缺伴肺动脉高压，死亡率高，除急症手术外，一般手术应推迟。

（3）房缺、室缺并存主动脉缩窄或动脉导管未闭，应先治疗畸形，再择期手术。

（4）房缺、室缺伴轻度肺动脉狭窄，不是择期手术的禁忌，但重度者术中易发生急性右心衰竭，禁忌择期手术。

（5）法洛四联症，择期手术危险性极大，禁忌择期手术。

3. 缺血性心脏病

若围术期发作心肌梗死，其死亡率高，故术前应明确。

（1）是否存在心绞痛，严重程度如何。

1）病史中如有下列情况应高度怀疑并存缺血性心脏病：糖尿病、高血压、肥胖、嗜烟、高血脂、左室肥厚（心电图示）、周围动脉硬化、不明原因的心动过速和疲劳。

2）缺血心脏病的典型征象有：紧束性胸痛，并向臂内侧或颈部放射，运动、寒冷、排便或餐饮后出现呼吸困难，端坐呼吸，阵发性夜间呼吸困难，周围性水肿，家族中有冠状动脉病变史，有心肌梗死史和心脏扩大。

3）对临床上高度怀疑有缺血性心脏病的患者，术前应根据患者具体情况做运动耐量试验，超声心动图检查，或行冠状动脉造影等。

（2）是否发生心肌梗死，明确最近一次的发作时间。

1）心肌梗死后 3 个月手术者再梗死发生率为 27%，6 个月内手术为 11%，而 6 个月后手术为 4%～5%。

2）对有心肌梗死的患者，择期手术应推迟到发生梗死 6 个月以后再进行。同时在麻醉前应尽可能做到：①心绞痛症状已消失。②充血性心力衰竭的症状已基本控制。③心电图无房性期前收缩或每分钟＞5 次的室性期前收缩。④尿素氮＜17.8mmol/L，血钾＞3mmol/L。

（3）心脏功能评级及代偿功能状况：随着疾病治疗水平的提高，并考虑到不同患者心肌梗死范围和对心功能影响不一，现认为不宜硬性规定一律间隔6个月。术前主要评价患者的心肌缺血和心功能情况，处理时要注意心功能的维护，尽可能保持氧供需平衡。

4. 近期（2个月内）有充血性心力衰竭以及正处于心衰

不宜行择期手术，急症手术当属例外，有的急症手术本身即是为了改善患者的心衰而进行（如对有心衰的妊娠期高血压患者施行剖宫产手术）。

5. 心脏瓣膜病变

危险主要取决于病变的性质及其心功能的损害程度。

（1）尽可能识别是以狭窄为主，还是以关闭不全为主，还是两者皆有，一般以狭窄为主的病变发展较关闭不全者迅速。

（2）重症主动脉瓣狭窄或二尖瓣狭窄极易并发严重心肌缺血、心律失常（房扑或房颤）和左心衰，易发生心腔血栓形成和栓子脱落，危险性极高，禁忌施行择期手术。

（3）心瓣膜关闭不全，对麻醉手术耐受力尚可，但易继发细菌性心内膜炎或缺血性心肌改变，且可能猝死。

（4）对各类心脏瓣膜患者术前常规用抗生素，以预防细菌性心内膜炎。

（5）心脏瓣膜病患者术前应给予抗凝治疗，以预防心脏内血栓脱落等并发症。如属急诊术前需用鱼精蛋白终止抗凝。

6. 高血压

高血压手术麻醉安危取决于是否并存继发性重要脏器损害及其程度，包括大脑功能，冠状动脉供血，心肌功能和肾功能。如心、脑、肾等重要器官无受累的表现，功能良好，则手术与麻醉风险与一般人无异。高血压择期手术一般应在血压得到控制后施行，现认为收缩压比舒张压升高危害更大，故更重视对收缩压的控制。对多年的高血压，不要很快降至正常，应缓慢平稳降压，舒张压力大于110mmHg应延期手术；一般高血压患者，治疗目标为<140/90mmHg，糖尿病或肾病患者应<130/80mmHg。未经治疗的高血压，术中血压不稳，波动大，急剧增高时可致卒中，伴左心室肥大的高血压患者本身已存在心肌缺血的基础，严重低血压易致心肌梗死。抗高血压药物一般用至手术当日清晨。

（四）内分泌系统

1. 糖尿病

若术前适当治疗，所有轻型和多数重型患者都可以控制血糖，纠正代谢紊乱，改善或消除并发症，使麻醉和手术顺利进行。

择期手术术前控制标准：①无酮血病，尿酮阴性。②空腹血糖8.3mmol/L以下，以6.1～7.2mmol/L为准，最高勿超过11.1mmol/L。③尿糖为阳性或弱阳性。④纠正代谢紊乱，无"三多一少"。⑤合并酮症酸中毒患者绝对禁止麻醉手术，需紧急处理，待病情稳定数月后再行手术。⑥手术日晨不应使用口服降糖药，最好使用胰岛素将血糖维持至最佳水平。

急症手术术前控制标准：①尿酮消失。②空腹血糖控制和维持在8.3～11.1mmol/L。③酸中毒纠正。

紧急手术术前检查、准备、治疗和麻醉手术同时进行。

术前胰岛素治疗指征：①除不影响进食的小手术，轻型糖尿病患者均应术前2～3d开始合理使用。②对术前使用长效或中效胰岛素的患者，术前1～3d应改用短效胰岛素。③酮症酸中毒患者。

2. 妇女月经期

不宜此时行择期手术。

（五）肝功能

1. 肝功能影响

多数麻醉药对肝功能都有暂时性影响，手术创伤和失血，低血压和低氧血症，长时间使用缩血管药等，均使肝血流量减少和供氧不足，严重者可引起肝细胞功能损害，尤其对原已有肝病的患者影响更加明显。

2. 肝功能不全评估分级

见表2-2。

表2-2　肝功能不全评估分级

项目	肝功能不全		
	轻度	中度	重度
血清胆红素（mmol/L）	25	25~40	40
血清蛋白（g/L）	35	28~35	28
凝血酶原时间（s）	1~4	4~6	6
脑病分级	无	1~2	3~4
每项危险估计	小	中	大

（1）1~3分为轻度肝功能不全，4~8分为中度肝功能不全，9~12分为重度肝功能不全。

（2）肝病合并出血，或有出血倾向时，提示有多种凝血因子缺乏或不足。

（3）当凝血酶原时间延长，凝血酶时间延长，部分凝血活酶时间显著延长，纤维蛋白原和血小板明显减少提示弥散性血管内凝血（DIC），禁忌任何手术。

3. 肝病患者的麻醉手术耐受力评估

（1）轻度肝功能不全，影响不大。

（2）中度肝功能不全，耐受力减退，术中及术后易出现严重并发症，择期需作较长期的严格准备。

（3）重度肝功能不全，如肝硬化（晚期），常并存严重营养不良、消瘦、贫血、低蛋白血症、大量腹水、凝血功能障碍、全身出血或肝性脑病，危险性极高，禁忌任何手术。

（4）急性肝炎，除紧急抢救手术外，禁忌施行手术。

4. 保肝治疗

（1）高碳水化合物，高蛋白饮食，以增加糖原储备和改善全身情况。

（2）间断给予清蛋白，以纠正低蛋白血症。

（3）小量多次输新鲜全血，纠正贫血和提供凝血因子。

（4）给予大剂量维生素B、维生素C、维生素K。

（5）改善肺通气。

（6）限制钠盐，利尿或放出腹水，注意水、电解质平衡。

（六）肾功能

1. 急、慢性肾病

任何麻醉药、手术创伤和失血、低血压、输血反应、脱水、感染和使用抗生素等因素，都可以导致肾血流明显减少，产生肾毒性物质，加重肾功能损害。

2. 慢性肾衰竭或急性肾病

禁忌行任何择期手术，慢性肾衰竭人工肾透析后，可以手术，但对于麻醉手术的耐受性差。

3. 慢性肾病并发其他疾病

术前应尽可能给予正确判断和治疗，如高血压或动脉硬化、心包炎或心脏压塞、贫血、凝血机制异常、代谢和内分泌紊乱。

4. 术前准备

原则是维持正常肾血流量和肾小球滤过率。具体如下：①补足血容量，防止低血容量性低血压引起的肾缺血。②避免用缩血管药，必要时可选多巴胺。③保持充分尿量，术前均需静脉补液，必要时并用利尿剂。④纠正酸碱及电解质平衡紊乱。⑤避免用对肾有明显毒害的药物。⑥避免用通过肾排泄的药物。⑦有尿感，术前须控制。⑧有尿毒症，术前人工肾透析或腹膜透析，在术前最后一次透析后应行一次全面的血液和尿液检查。

（七）水、电解质和酸碱平衡

术前需了解水、电解质和酸碱平衡状态，如异常应适应纠正。

（八）特殊患者术前评估与准备

1. 慢性酒精中毒患者

（1）对疑有慢性酒精中毒，手术宜推迟。

（2）对酒精中毒，需全面了解重要器官的损害程度，对正出现的戒断综合征及其疗效进行评估。

（3）在戒酒期间禁行择期手术。

（4）急诊手术前，可给予安定类药物，是目前治疗震颤、谵妄的最佳药物，同时给予大量维生素 B 和补充营养。

（5）对偶然大量饮酒致急性酒精中毒患者，如急诊手术，对各种麻醉药的耐受性并不增加特异性，但对麻醉药的需要量可能明显减少。

2. 饱胃患者

（1）急诊手术，6h 内摄入食物的成人不可进行麻醉，这是最低限度的时间。

（2）在紧急下（如威胁生命、肢体或器官的情况），若延缓手术的劝告不被患者接受，此时手术医师应在病史上注明其后果。

（3）只有很少的紧急情况需要立即手术，可以不考虑患者这一情况，包括气道梗阻、出血不能控制、颅内压迅速增高、主动脉瘤破裂和心脏压塞等。

第三节 神经外科麻醉

一、麻醉方法

1. 全身麻醉

气管内插管全身麻醉是神经外科手术首选的麻醉方法，麻醉诱导和气管插管期是关键步骤，要求诱导平稳无呛咳，插管应激反应小，避免颅内压增高和影响脑血流。麻醉维持期常采用静吸复合麻醉，间断给予非去极化肌肉松弛药，术中持续适度过度通气，维持 $PaCO_2$ 30 ~ 35mmHg。静脉容量治疗要求达到血流动力学和脑灌注压稳定目的，根据术中具体情况和实验室检查结果判断是否需要输血治疗。麻醉苏醒期要求做到快速平稳苏醒，以便于对手术患者神经功能早期评估。需拔除气管导管时注意避免剧烈呛咳以免引起颅内出血，保留气管导管的患者也需要避免呛咳和躁动，可以给予适度镇静治疗。

2. 局部麻醉

在患者合作情况下，单纯局部麻醉可以用于钻孔引流术、简单颅脑外科手术、神经放射介入治疗、立体定向功能神经外科手术等。头皮的局部浸润麻醉是关键，目前推荐使用长效酰胺类局部麻醉药盐酸罗哌卡因，常用 0.5% 罗哌卡因 20 ~ 40mL，起效时间 1 ~ 3min，达峰值血浆浓度时间为 13 ~ 15min，感觉阻滞时间达 4 ~ 6h，具有对心脏毒性和神经毒性低、镇痛效果确切和作用时间长的特点。

二、麻醉药物

1. 静脉麻醉药

（1）咪达唑仑：具有抗焦虑、催眠、抗惊厥和顺行性遗忘等作用，常用于镇静或全麻诱导。全麻诱导经静脉给药，剂量为 0.1 ~ 0.4mg/kg，呼吸暂停发生率10% ~ 77%，需引起重视。临床剂量的咪达唑仑可降低脑氧耗量、脑血流和颅内压，对脑缺氧具有保护作用，不影响脑血流自动调节功能，可有效预防和控制癫痫大发作。咪达唑仑对脑电图也呈剂量相关性抑制。

（2）依托咪酯：为非巴比妥类静脉镇静药，具有中枢镇静催眠和遗忘作用，可以降低脑代谢率、脑血流量和颅内压，具有脑保护作用，由于其心血管效应小、血流动力学稳定，因此脑灌注压维持良好，尤其适用于心血管功能不全的神经外科手术患者。依托咪酯用于全麻诱导剂量为 $0.15 \sim 0.3mg/kg$。长时间输注可抑制肾上腺皮质功能，故不宜连续静脉输注。

（3）丙泊酚：为一种高脂溶性的静脉麻醉药，具有起效快、代谢快、苏醒迅速完全、不良反应少、持续输注后无蓄积作用等特点，用于全麻诱导和中到重度镇静维持。单次静脉诱导剂量为 $2 \sim 2.5mg/kg$（复合其他镇静药、老年人、体弱者或颅内高压患者应减量），初始分布半衰期（$2 \sim 8min$）非常短。麻醉维持需联合阿片类药物，一般采用静脉泵注 $4 \sim 12mg/$（$kg \cdot h$）或靶控输注 $3 \sim 6\mu g/mL$。临床剂量的丙泊酚可降低颅内压、脑血流量和脑需氧量，增加脑缺血的耐受和减轻脑缺血再灌注脂质过氧化反应。同时丙泊酚具有明显的抗惊厥特性，可以用于癫痫患者控制癫痫发作。丙泊酚对脑电图也呈剂量相关性抑制，大剂量使脑电图呈等电位。

（4）右美托咪定：高选择性 α_2 肾上腺素能受体激动剂，具有中枢性抗交感作用、一定的镇痛、利尿和抗焦虑、抗唾液腺分泌作用，能产生近似自然睡眠的镇静作用，最大特点是临床剂量对呼吸无抑制，具有脑保护作用，可用于围术期麻醉合并用药，尤其是术中唤醒麻醉。麻醉诱导剂量经推注泵 $0.5 \sim 1.0\mu g/$［$kg \cdot$（$10 \sim 15min$）］，麻醉维持剂量为 $0.2 \sim 0.4\mu g/$（$kg \cdot h$）。

2. 吸入麻醉药

所有吸入麻醉药呈浓度相关性脑血流量增加和降低脑氧消耗，由于毒性和麻醉效能原因，如安氟醚现已不再应用。

（1）异氟烷：对脑血流动力的影响呈剂量—效应相关，当浓度大于1MAC时，异氟烷增加脑血流量和颅内压，这种作用可被过度通气抑制，但异氟烷能减少脑氧消耗，尤其在脑缺血时可提供一定程度的脑保护作用。

（2）七氟烷：具有起效快、清醒快和对呼吸道无刺激的优点，可用于儿童和成人快速吸入诱导。七氟烷对脑血流的影响与异氟烷相似，吸入 $0.5 \sim 1.0$MAC（最低肺泡有效浓度）使脑血流和颅内压轻度增加，在大于1.5MAC时出现暴发性抑制，影响脑血流自动调节功能。临床剂量的七氟烷未见引起异常癫痫样脑电的报道。

（3）地氟烷：具有血气分配系数低、起效时间短和药效缓和的特点，可以直接扩张脑血管，增加脑血流量及颅内压，降低脑氧代谢率。吸入大于2MAC地氟烷时，脑血管自身调节功能消失。

3. 麻醉性镇痛药

（1）芬太尼：临床最常用的麻醉性镇痛药，对脑血流、脑代谢率和颅内压影响较小。反复注射或大剂量注射易在用药后 $3 \sim 4h$ 发生延迟性呼吸抑制，不利于术后早期拔除气管导管。

（2）舒芬太尼：镇痛作用是芬太尼的 $5 \sim 10$ 倍，作用时间是芬太尼的 2 倍。可使颅内压增高，作用影响强于芬太尼，机制可能是其降低血压反射性扩张脑血管，增加脑血流而增高颅内压。

（3）瑞芬太尼：超短效阿片类药，注射后起效迅速，代谢消除快，无蓄积，经体内非特异性酯酶水解，停药后没有镇痛效应。

4. 肌肉松弛药

绝大多数非去极化肌肉松弛药对脑组织没有直接作用，可以在神经外科手术应用，但高血压和组胺释放引起脑血管扩张可增高颅内压，而低血压（组胺释放和神经节阻滞）可降低脑灌注压。麻醉诱导时可选用罗库溴铵，起效快，适于气管插管。维库溴铵和顺阿曲库铵组胺释放作用小，可优先考虑术中应用。有条件建议应用肌松监测仪指导肌松剂应用，但对一些特殊神经外科手术慎用或不用肌松药为佳。

三、麻醉监测

神经外科手术常规监测与其他外科手术相同，但由于患者自身疾病和手术的特殊性，术中有时需要做一些特殊监测。

1. 颅内压监测

围术期监测颅内压有助于对颅内高压的发现和及时处理，通常由神经外科医师在术前行腰椎穿刺脑脊液测压或脑室脑脊液测压，后者由于操作简单、监测可靠，更能被大多数患者选用，因此被视为颅内压监测的"金标准"。另外还有研究通过植入压力传感器测定颅内压，包括硬膜外压力、硬膜下压力、脑室压力和脑组织压力。

2. 尿量和水、电解质监测

神经外科手术经常使用渗透性脱水剂和利尿剂降低颅内压，手术时间较长，术前需置入尿管，术中应每半小时或 1 小时测定一次尿量，了解出量以指导补液，同时掌握电解质的变化，维持内环境的平衡。

3. 神经电生理监测

神经电生理监测应用于神经外科手术可以及时发现手术对神经组织的影响，实时反馈手术信息，指导手术进程，提高患者术后生存质量。目前应用于临床的神经电生理监测技术有脑电图（EEG）、肌电图（EMG）、躯体感觉诱发电位（SEP）、运动诱发电位（MEP）、脑干听觉诱发电位（BAEP）、视觉诱发电位（VEP）等。术中应用神经电生理监测技术不影响手术操作，受外界干扰小，通过术中监测可以预测、判断手术后神经功能，对于大脑功能区手术、颅后窝手术、脊髓手术、脑血管手术及微创神经外科手术有着重要意义，但影响因素较多，需要多方密切配合。

4. 近红外光谱脑氧监测

脑组织对缺氧缺血耐受性很差，长时间缺氧将导致神经系统并发症，导致患者生存质量下降，因此神经外科手术有必要实时监测脑组织的氧合状况，以达到脑保护、防治脑缺氧的目的。近红外光谱（NIRS）是近年发展起来的一种检测方法，可以直接实时无损地得到患者脑组织的氧饱和度（$rScO_2$），目前鉴于其具有一定技术要求还未能作为常规监测实施。

四、术前麻醉评估

1. 全身情况

麻醉医师术前应访视患者，了解患者的全身情况，结合病史资料、体格检查和实验室检查结果，综合评估患者的全身情况和麻醉风险。根据美国麻醉医师协会（ASA）分级，将患者全身状况分为 6 级，即目前临床常用的 ASA 分级。

ASA 分级：

Ⅰ级 正常健康。除局部病变外，无系统性疾病。

Ⅱ级 轻度系统性疾病，无功能受限。

Ⅲ级 重度系统性疾病，日常活动受限，但未丧失工作能力。

Ⅳ级 重度系统性疾病，随时存在生命危险（丧失生活能力）。

Ⅴ级 病情危重，生命难以维持的濒死患者。

Ⅵ级 确证为脑死亡，其器官拟用于器官移植手术。

Ⅰ、Ⅱ级患者一般可以较好地耐受手术麻醉，Ⅲ级及以上的患者麻醉风险大，应谨慎评估，综合全身情况和手术指征，判断手术时机。

2. 颅内压

颅内高压的定义为颅内压力（ICP）持续大于 15mmHg，临床表现为头痛、恶心、呕吐、视神经盘水肿、神志意识状态改变等，严重时导致患者神经系统功能损伤和形成脑疝，危及生命。CT 和 MRI 检查表现中线移位、脑室大小改变和脑水肿。临床上引起颅内高压的原因有很多，如脑脊液回流不畅、脑血流量增加、脑组织体积增大、体液增多、血—脑脊液屏障破坏（血管源性脑水肿）等。

3. 神经、精神系统

神经外科手术患者术前评估还需记录患者的精神意识状态，是否呈嗜睡、昏迷或伴有癫痫状态，同时注意是否伴有缺氧、呼吸道是否通畅，术前体格检查应注意神经系统功能评估，以及是否伴有特定的神经功能减退，是否伴有偏瘫失语，是否伴有感觉运动障碍。

4. 术前用药评估

对伴有颅内高压患者术前多应用脱水、利尿治疗，应注意体液和电解质平衡紊乱；中枢介导的内分泌紊乱疾病如垂体瘤应注意有无应用皮质激素引起的血糖增高。对癫痫状态术前要使用抗癫痫药或镇静药控制发作，注意监测抗癫痫药的血药浓度。神经外科手术患者术前怀疑或已存在颅内高压避免术前用药，以免引起呼吸抑制，导致高碳酸血症，增高颅内压而危及生命。而对于颅内动脉瘤、动静脉畸形的特殊患者术前需要镇静，有时需要持续镇静至麻醉诱导前。

五、常用手术的麻醉管理

（一）颅内占位手术的麻醉管理

颅内占位病变的原因有多种，病变部位可位于颞部、额部、顶枕部等，临床表现主要取决于病变的位置、生长速度和颅内压变化，多表现为头痛、抽搐、认知功能减退、部分神经功能减退。

1. 术前处理及用药

术前访视患者重点评估是否有颅内高压及神经系统病变，颅内压正常患者可给予苯二氮䓬类药物（口服或肌内注射咪达唑仑）。特殊用药如皮质激素或抗癫痫药应持续至术前。

2. 术中监测

除一般气管内插管全身麻醉常规监测外，必要时应监测有创动脉血压和中心静脉压，便于动态观察血压变化、采集动脉血样做血气分析指导调节动脉血二氧化碳分压 $PaCO_2$，以及通过中心静脉通路输注液体，必要时泵注血管活性药物。位于特殊部位的占位应进行神经电生理监测，精确切除病变部位，减少手术造成的中枢损伤，如巨大垂体瘤切除应监测视觉诱发电位，可以有效避免视神经损伤。

3. 麻醉特点

颅内占位手术的麻醉重点在于调控脑血流量，预防低氧血症，维持脑功能，麻醉用药选择不升高颅内压的药物。

（1）避免颅内压进一步升高进而影响脑血流，尤其在麻醉诱导和气管插管阶段。诱导前可以应用渗透性利尿剂、激素或脑室穿刺，引流脑脊液，改变颅内顺应性，诱导时可以配合适当的过度通气来降低颅内压，保持一定的麻醉深度，减少应激反应，可以选用丙泊酚、芬太尼配合非去极化肌松剂插管，对于循环不稳定患者可以应用依托咪酯替代丙泊酚。

（2）维持适当的动脉血压，血压过高使脑血流增加，加重脑水肿，导致颅内压增高；血压过低也会影响脑灌注压，进而造成脑功能受损。

（3）根据血气分析结果指导 $PaCO_2$，维持 $PaCO_2$ 在 $30 \sim 35mmHg$。过低的 $PaCO_2$ 可能引起脑缺血和血红蛋白释放氧气障碍。

（4）严重脑水肿和颅内高压的患者术中液体入量应控制，避免应用含糖溶液造成脑缺血损害。术中应用了渗透性利尿剂、高渗性脱水药的患者注意电解质变化，根据术中实际出血情况决定是否输血。

（5）根据手术进程合理选择停药时机，没有发生神经系统并发症的患者清醒、自主呼吸恢复良好可以拔除气管导管，避免呛咳引起颅内出血或脑水肿。保留气管导管患者注意给予镇静剂以免躁动。

（二）颅内血管疾病手术的麻醉管理

1. 动静脉畸形

颅内动静脉畸形是先天性血管异常，临床出现症状时往往是在畸形血管破裂后，表现为蛛网膜下隙出血或颅内血肿，严重的伴有脑水肿、颅内高压甚至脑疝。疾病的严重程度取决于血管破裂后出血量、血肿部位、脑疝程度以及抢救是否及时。目前治疗方式有血管内栓塞治疗、放射治疗以及手术切除畸形血管。

麻醉多选用气管内插管全身麻醉，由于术中手术时间较长、出血量较多，麻醉管理比较复杂，重点在于循环管理和脑保护。

（1）术前建立多条大静脉通路，对血管畸形范围大、病变程度严重的手术患者术前需准备血液制品和术中应用血液回收机，还可以术前先行栓塞治疗以减少术中出血，这类患者术中要求建立中心静脉通路和有创动脉血压监测，动态观察血压变化，利于及时处理血压波动。

（2）术中根据手术进程和需要施行中度控制性降压，降低畸形血管壁张力和脑血流，减少术中出血。常用药物有钙通道阻滞剂尼莫地平、血管扩张剂硝酸甘油或硝普钠等，应用控制性降压时需注意降压幅度不宜超过基础血压30%，降压时间不宜过长，尽量在短时间将血压降至所需水平，恢复正常血压后要观察防止颅内压反跳升高、脑出血和脑水肿。

（3）避免颅内压进一步升高，术中给予甘露醇和行适当的过度通气，维持 $PaCO_2$ 在 25~30mmHg，有利于减轻脑水肿、降低颅内压，过度降低 $PaCO_2$ 会进一步加重畸形血管周围脑组织缺氧，加重脑损害。

（4）病变范围大、手术时间长注意施行脑保护措施，必要时给予低温治疗。

2. 动脉瘤

颅内动脉瘤多发生在大脑动脉环（Willis 动脉环）的前部，临床上大多数患者因为发生动脉瘤破裂，出现急性蛛网膜下隙出血而发现，典型的症状表现为突发头痛伴有恶心、呕吐，容易致残或死亡，治疗后也有发生再次出血和血管痉挛的可能，再次出血破裂的死亡率高达60%。

（1）术前处理及用药：术前评估重点是了解患者动脉瘤是否破裂、是否伴有颅内高压，根据临床症状及 CT 扫描结果可以做出判断。对于没有颅内高压而神志正常的患者，在避免抑制呼吸循环的前提下，为了消除患者紧张情绪，防止发生动脉瘤破裂或再出血，可以给予镇静剂至麻醉诱导前，常用口服或肌内注射咪达唑仑。

（2）术中监测：动脉瘤手术中可能发生动脉瘤破裂或再出血，使血液丢失过多，因此术中需备血液回收机及开放多条粗大静脉通道，建立中心静脉压监测和有创动脉血压监测，指导液体入量和动态观察血压变化，视手术需要做控制性降压处理减少出血，维持适当低的平均动脉压或收缩压，但平均动脉压不应低于50mmHg 以免脑灌注压过低发生脑功能障碍。术中 $PaCO_2$ 维持在 25~30mmHg，过度通气引起颅内压过度降低会增加动脉瘤的跨壁压和壁应力，增高瘤体破裂风险。

（3）麻醉特点：动脉瘤手术麻醉重点在于避免瘤体破裂或再出血、避免加重脑缺血或脑血管痉挛。

1）麻醉诱导过程应平稳，在不过度降低血压的同时适当加深麻醉深度，避免发生呛咳、体动等气管插管反应，必要时可联合应用小剂量的 β 受体阻滞剂或钙通道阻滞剂。

2）麻醉维持过程中，在分离瘤体时行控制性降压是有益的，可以减少出血，良好暴露手术野，利于夹闭动脉瘤。可以通过加深麻醉深度，应用血管扩张剂如硝普钠、钙通道阻滞剂如佩尔地平等做控制性降压，维持适当较低的平均动脉压。注意低血压时间不宜过长，以免发生脑功能障碍，其间可以给予轻度低温措施（冰袋、冰帽）保护脑功能。

3）术前应备好血液回收机及血液制品，术中根据中心静脉压、出血量和尿量指导液体入量。为防止脑血管痉挛，适当扩充容量，保持中心静脉压（CVP）大于 $5cmH_2O$、血细胞比容（HCT）30%~35%。避免输注葡萄糖溶液，因其代谢产生水分引起脑水肿。可以选用平衡盐溶液和羟甲淀粉制品。

4）做好控制性呼吸管理，适当降低 $PaCO_2$ 有利于降低颅内压，术中维持在 25~30mmHg，一旦发生脑血管痉挛就不必做过度通气。

5）术中一旦发生动脉瘤破裂，主动施行控制性降压，利于及时阻断供血动脉或暴露瘤颈夹闭，同时积极快速输血、输液，维持血容量，维持基本生命体征平稳，必要时给予血管活性药物处理。

6）手术结束根据患者神经功能状况决定是否拔除气管导管，拔除气管导管时注意保持患者安静、不躁动，避免再出血。

（三）颅后窝手术的麻醉管理

颅后窝手术具有特殊性，常累及脑干、延髓，手术可能损伤脑干生命中枢，同时支配颅面的周围神经集中于此，因此手术较为复杂。常见的颅后窝疾病包括小脑半球肿瘤、小脑蚓部肿瘤、第四脑室肿瘤、脑桥小脑角肿瘤及脑干肿瘤。手术需要特殊体位，多为侧卧位或俯卧位，部分采用坐位，坐位对颅后窝双侧病变手术有突出优势，但给麻醉管理和监测带来困难，增加了气颅、静脉空气栓塞发生的风险。

1. 术前处理

术前访视患者重点在于评估全身情况，尤其是发病以来的循环和呼吸功能状况，同时应注意有无强迫头位及颈部活动受累，这些评估对选择手术入路和手术体位具有重要意义。另外还需了解病变的位置、大小及对周围组织的压迫情况。术前循环、呼吸功能不稳定、脑脊液梗阻、颅内高压等情况需重视，患者处于危象，麻醉风险较大需做特殊处理。

2. 术中监测

除常规标准监测外，有创动脉压和中心静脉压的监测对术中发生并发症的判断和处理具有重要意义。另外 $PaCO_2$ 的变化对监测静脉空气栓塞的发生也具有重要价值，术中维持适当的过度通气，维持 $PaCO_2$ 在 30~35mmHg。术中应用脑神经监测技术，可以最大限度地切除病变，同时保护神经功能，降低神经病理学损害。

3. 麻醉特点

（1）麻醉诱导要求平稳，避免血压波动过大、呛咳及屏气等影响颅内压和脑灌注压的不良因素，选择丙泊酚等具有脑保护作用的麻醉药物；插管过程中不宜过度后仰头部，以免延髓过度受压。

（2）麻醉深度维持适当，保持血流动力学稳定，选择麻醉效能好、易于调控及具有降低脑代谢的麻醉药物，以免进一步增加颅内压，可以应用丙泊酚联合七氟烷平衡麻醉方法。

（3）术中液体入量根据中心静脉压、尿量指导，适当补液，首选平衡盐溶液，也可输注羟甲淀粉制品，维持尿量 2mL/（kg·h）。

（4）手术体位不论是侧卧位、俯卧位或坐位，要注意体位摆放不当对患者会造成损伤，尽量保持患者舒适，术前应在患者清醒状态下施行体位试验，取得患者配合。

（5）颅后窝手术发生空气栓塞的风险较大，尤其是坐位手术发生概率增加，由于头高于心脏水平，重力作用使开放的静脉压力低于大气压，空气易从损伤的静脉口、静脉血窦进入静脉系统形成气栓，严重者可引起急性肺动脉气体栓塞症甚至肺动脉梗死、死亡。全身麻醉下，往往首先表现为 $PaCO_2$ 急速降低，但也可伴血流动力学改变症状，如突然的低血压、心率增快、心律失常等。一般只有较大量气体进入静脉才会有明显临床表现。一旦判断发生空气栓塞，应及时处理，维持血流动力学稳定，及早关闭颅腔、中断气源，通过中心静脉通路回抽出进入的空气，如果持续的循环停止应立即将患者置于平卧位进行高级生命支持步骤复苏。

（四）垂体腺瘤手术的麻醉管理

垂体腺瘤多具有分泌激素功能，临床表现依据肿瘤压迫正常垂体组织产生进行性不同内分泌功能紊乱。常见的分泌激素的垂体腺瘤有促肾上腺皮质激素（ACTH）腺瘤、促甲状腺激素（TSH）腺瘤、生长激素（GH）腺瘤、催乳素（PRL）腺瘤等。直径在 10mm 以下的肿瘤通常在显微镜下经蝶骨入路手术，这种手术方式常见；直径大于 20mm 的肿瘤通常行双额开颅手术。

1. 术前处理及用药

术前访视注意不同患者内分泌功能变化，详查激素水平，功能低下者应注意补充，这类患者手术麻醉耐受差，而腺垂体功能亢进如肢端肥大症等具有特殊面容，可能有插管困难，术前应做好评估。术前用药没有特殊要求，可以给予咪达唑仑稳定患者情绪，减小心理应激。

2. 术中监测

常规气管内插管全身麻醉监测，根据血气分析结果调节麻醉机参数，尽量保持患者呼吸参数符合正常生理水平；特殊患者围术期需进行激素水平动态监测，如 ACTH 和皮质醇水平，当肿瘤切除后可能发生 ACTH 水平降低，应及时补充。合并糖代谢紊乱的患者注意监测血糖和尿糖变化，及时纠正。

3. 麻醉特点

经颅手术入路同一般开颅手术，经蝶入路微创手术具有手术时间短、刺激强度大的特点，因此麻醉用药选择短效、镇痛强度大的药物为宜。

（1）术前评估患者是否有困难插管，判断有插管困难患者可以应用纤支镜插管或表面麻醉加清醒插管。

（2）气管导管选用"U"形异型导管或加强型气管导管，避让开患者口唇及其上方空间，配合显微外科手术特点，创造良好手术条件；气管导管需带有气囊，防止围术期各种分泌物流入口腔后进入气道，保障呼吸道管理安全。

（3）麻醉应用全凭静脉麻醉方法，选用丙泊酚联合瑞芬太尼，麻醉可控性强，术毕患者清醒快、恢复质量高，利于早期拔管。拔除气管导管前需吸引干净口腔内分泌物。为预防术后恶心、呕吐，可给予止吐药。

（五）脊柱手术的麻醉管理

施行脊柱手术的疾病原因有多种，常见的有先天性畸形如脊柱侧弯，创伤、退行性病变引起的神经根或脊髓压迫症，肿瘤及感染等，通过脊柱手术可以解除畸形，解除脊髓压迫以及切除肿瘤或引流脓肿、血肿等。

1. 术前处理及用药

术前访视患者重点在于评估是否存在心肺功能障碍和通气障碍，伴有高位截瘫的患者首先评估生命体征，记录神经功能障碍情况。了解手术方式，术中需要做唤醒麻醉的手术如脊柱侧弯矫形手术术前需与患者进行良好沟通；创伤患者明确诊断后与外科医师沟通手术时机，尽可能恢复神经功能；仔细评估患者的头颈部情况，做好特殊插管准备。术前诊断为退行性病变的患者多有明显疼痛，术前用药可以考虑给予阿片类镇痛药，但术前伴有通气障碍或困难气道的患者应避免给予阿片类药物。

2. 术中监测

除了常规监测外，对一些特殊手术需要做特殊监测，如有创动脉血压监测和中心静脉压监测等，需要做控制性降压处理时利于动态观察血压和容量变化。术中需要做唤醒麻醉的患者，麻醉方法选择短效药物为主的全凭静脉麻醉，为术中知晓发生及更好调节麻醉深度，应做麻醉深度监测，如脑电双频指数监测或熵指数监测等。术中如果需要监测脊髓功能，可行躯体感觉诱发电位和运动诱发电位监测，以免手术损伤和功能测定。

3. 麻醉特点

脊柱手术多在俯卧位下进行，手术涉及脊柱的多个节段，手术方式复杂、风险较大，对麻醉管理要求较高。

（1）麻醉诱导前评估好患者的气道情况和麻醉耐受性，做好插管困难的准备，采取必要的特殊插管方式。

（2）术中需要俯卧位的手术患者，在摆放体位之前注意气管导管是否妥善固定，建议选择加强型气管导管，以免导管受压、滑脱。俯卧位时应保护患者头面部、胸部、生殖器等部位，以免发生压迫性坏死，应用软垫等支撑装置尽量使患者舒适，同时避免关节过度外展造成神经损伤。俯卧位下眼睛受压引起眼压增高以及术中低血压发生时间过长会造成视网膜缺血而失明。

（3）预计术中血液丢失过多，术前需准备血液回收装置及备血液制品，术中根据患者情况和手术需要做控制性降压处理以减少手术出血，将平均动脉压控制在 55～65mmHg 范围内，掌握好控制性降压指征和明确风险，避免重要脏器灌注不良和失明。

（4）术中出血过多、创面渗血严重时，应注意凝血功能纠正，必要时输注血小板、新鲜冰冻血浆和冷沉淀物。

（5）了解手术方式，术前与术者和患者沟通，术中需要做脊髓功能监测及采用唤醒麻醉方式的手术，麻醉维持用药选择短效麻醉药物，尽可能减少麻醉药物对脊髓功能监测影响及令患者术中按需清醒配合指令性动作，判断脊髓功能状况。

（六）脑外伤手术的麻醉管理

脑外伤可分为开放性和闭合性两类，外伤的严重性与受伤时神经损伤的不可逆程度以及有无继发性损伤有关。常见的脑外伤有颅骨骨折、硬膜下及硬膜外血肿、脑挫裂伤、穿通伤等，多数为急症手术，伴有不同程度的意识障碍甚至昏迷，若合并其他脏器损伤增加死亡率。一般采取手术治疗，术前 CT 检查可以明确诊断。

1. 术前处理及急救

迅速评估患者呼吸及气道情况、循环状态、神经系统状态，了解有无复合伤及既往慢性病史，对这类外伤患者尤其是重型颅脑损伤患者，应采取有效措施控制呼吸道、保证有效的通气和氧合、及时纠正低血压。

2. 麻醉管理

（1）所有患者应按饱食状态处理，麻醉诱导前尽可能安置胃管，抽出胃内容物，气管插管前正压通气时压迫环状软骨。诱导用药选用起效迅速药物，如丙泊酚、罗库溴铵，伴有循环不稳定患者减少丙泊酚用量或改用依托咪酯。

（2）严重脑外伤患者尽快建立有创动脉血压监测和中心静脉通路，积极纠正低血压，动脉血压过低影响脑灌注压继发脑功能损伤，动脉血压应维持在正常水平。过高血压加剧脑出血而且升高颅内压，处理上可以通过加深麻醉或者给予抗高血压药物。

（3）避免颅内压进一步增高，取头高位15°，适当地过度通气，维持 $PaCO_2$ 在 $30 \sim 35mmHg$，去骨瓣前快速给予甘露醇控制脑水肿、降低颅内压。

（4）术中根据中心静脉压指导液体入量，适当限制液体入量避免加重术后脑水肿的发生。但伴有大出血、低血压时应积极输液输血。脑外伤患者多伴有血糖升高，可进一步加重脑损害，因此术中需监测血糖，对于高血糖可以给予胰岛素治疗。

（5）严重脑外伤患者可能伴有凝血功能异常，对这类患者凝血功能的及时监测和维持是成功治疗的关键环节。应监测国际标准化比值、激活凝血酶原时间、血小板计数等以及 D-二聚体，凝血功能异常发生与脑损伤程度相关，可以通过输注血小板、新鲜冰冻血浆和冷沉淀物甚至重组激活Ⅶ因子治疗。

（6）手术结束根据患者神经系统功能情况、术前外伤严重程度、是否有复合伤等判断能否拔除气管导管。术前意识清楚、手术顺利的患者应清醒尽快拔管，尽早评估神经系统功能；严重脑外伤、持续颅内高压患者术后需保留气管导管，镇静带机。

六、术中唤醒麻醉

术中唤醒麻醉指在手术过程中的某个阶段要求患者在清醒状态下配合完成某些神经测试及指令动作的麻醉技术，主要包括局部麻醉联合镇静或真正的术中唤醒全麻技术。通过唤醒麻醉的实施，可以保持患者在唤醒状态下进行脑组织定位和脑功能监测，尽可能合理切除脑功能区病变，同时最大范围保留正常脑组织，减少术后并发症，提高患者生活质量。

唤醒麻醉技术目前广泛应用于脑功能区手术，其具体实施的过程即麻醉—清醒—麻醉3个阶段，要求麻醉医师根据手术不同阶段做出不同麻醉深度调节，确保患者在唤醒时达到完全清醒配合脑功能区监测，避免术中发生麻醉相关并发症。

1. 术前访视

麻醉医师术前访视时首先要注意患者的合作程度，通过与患者良好的谈话沟通，消除患者的紧张、焦虑情绪，详细解释麻醉具体过程以及可能产生的不适，取得患者的理解配合。同时还应注意患者的神经功能状态以及在此期间的用药情况。术前避免应用镇静药，减少对皮层脑电描记的影响。

术中唤醒麻醉的禁忌证包括术前意识不清、精神障碍、交流理解困难、术前严重颅内高压、低位枕部肿瘤、与硬脑膜有明显粘连的病灶及无经验的神经外科和麻醉科医师。

2. 麻醉方法与麻醉药物选择

术中唤醒麻醉目前多选用局部浸润麻醉联合全身麻醉，局麻药物采用长效酰胺类药物盐酸罗哌卡因，心脏毒性和中枢神经系统毒性小，以0.5%罗哌卡因用于头皮切口20mL和颅钉处浸润5mL；还可以根据不同切口部位通过做选择性三叉神经感觉支阻滞，包括耳颞神经、颞浅神经、眶上神经、滑车神经、枕大神经、枕小神经，做头皮局部麻醉，每支神经0.5%罗哌卡因2～5mL，效果更好。神经外科医师局部麻醉技术是关键，完善良好的局部麻醉效果可以减少全身麻醉用药、控制血流动力学稳定，唤醒阶段患者没有疼痛刺激而减少躁动发生。

全身麻醉方法多选用全凭静脉麻醉，短效麻醉药物可控性更好，丙泊酚和瑞芬太尼是常用选择，多采用静脉泵注或靶控输注模式。近年来右美托咪定的临床应用得到关注，由于其没有呼吸抑制不良反应，提高了在唤醒手术应用的安全性。

3. 术中麻醉管理

术中唤醒手术体位多为仰卧位或侧卧位，应注意在麻醉前给予患者体位固定，尽量保持患者舒适，在腋下、背部、双腿等放置垫枕，四肢留有一定活动空间，避免唤醒阶段患者因体位不适而发生躁动。

术中常规监测生命体征，应有呼气末二氧化碳分压（$PetCO_2$）监测，视手术需要决定是否给予有创动脉监测，癫痫患者的有创动脉置管需在发作肢体的对侧。术中联合与麻醉深度密切相关的脑电生理监测指标，如脑电双频指数（BIS）、听觉诱发电位（AEPi）、麻醉熵、麻醉意识深度指数（CSI）等，可以指导麻醉深度的判断和麻醉药物的输注，有助于提高唤醒的可控性。

头皮和头钉处的长效局麻药做局部浸润麻醉可以减少全身麻醉药用量，在唤醒期间兼具有镇痛作用以减轻患者的疼痛和不适。常用0.5%罗哌卡因，起效1~3min，感觉阻滞时间可达4~6h。全身麻醉药物采用靶控输注丙泊酚和瑞芬太尼，在开颅、关颅期间疼痛刺激较大，适当地加大麻醉深度，一般给予丙泊酚3~6μg/mL、瑞芬太尼4~6ng/mL，在临近唤醒期间逐渐减浅麻醉深度，适当给予镇痛药如曲马朵2mg/kg避免唤醒期间疼痛刺激。唤醒期间以丙泊酚0.8~1.0μg/mL、瑞芬太尼1ng/mL维持。术中应给予格雷司琼或苯海拉明等止吐药，避免因恶心、呕吐给患者带来不适而发生躁动、颅内压升高。右美托咪定由于具有镇静、镇痛作用且没有呼吸抑制不良反应，可以联合瑞芬太尼和（或）丙泊酚进行术中唤醒麻醉，常用右美托咪啶0.1~0.3μg/（kg·h）输注。

唤醒麻醉术中气道管理是难点和关键。早期应用面罩、口咽/鼻咽通气道等保持患者自主呼吸，术中易出现脉搏血氧饱和度下降、高碳酸血症。以后应用气管内插管，但由于气管导管对呼吸道的刺激较强，在唤醒阶段患者难以忍受气管导管的刺激而容易发生躁动、呛咳，升高颅内压。目前多推荐应用喉罩，喉罩是介于气管内插管和面罩之间的通气工具，可以保持患者自主呼吸，也可实施机械通气。尤其是第三代双管喉罩即食管引流型喉罩（PLMA）具有较大的杯罩和双罩囊，与咽部更加匹配，与呼吸道的密封性更好，其呼吸道密封压比传统的喉罩高8~11cmH_2O，在设计上增加了食管引流管，沿引流管放入胃管，及时排出胃内容物，防止误吸的发生。喉罩的应用加强了呼吸道的管理，但在使用PLMA时应密切观察置入后气道压力的变化，避免位置不当、过浅过深、弯曲打折而影响通气效果。

4. 术中及术后并发症

术中唤醒麻醉为脑功能区手术定位提供了良好的条件，一方面保持术中合适麻醉深度、血流动力学稳定，另一方面通过患者清醒状态配合完成神经功能评估，为手术成功提供了保障。但术中唤醒麻醉仍然可能出现一些并发症，危害性巨大，包括呼吸抑制、癫痫发作、疼痛、烦躁不安、呼吸道梗阻、恶心呕吐、颅内压增高、低血压或高血压、低温寒战、空气栓塞等，其中呼吸系统并发症最为常见，虽然应用喉罩有效地管理了气道，仍应警惕喉痉挛的发生，整个围术期间应注意保持呼吸道的通畅，减少分泌物。对于癫痫发作的患者仅是短暂轻微发作可暂不处理，发生惊厥或全身性发作必须立即处理，包括保持呼吸道通畅、镇静、避免刺激、维持生命功能，可以给予丙泊酚静脉注射或地西泮控制惊厥。术中预防性应用止吐药可以有效减少唤醒期间和术后恶心、呕吐，避免因尿潴留、尿管刺激等不良刺激和疼痛导致患者烦躁不安，提倡完善的镇痛、适度保温以及稳定血流动力学，尽量减少术中术后并发症。同时要注重患者的心理状态，避免导致唤醒手术后引起的严重创伤后心理障碍（PTSD），术前良好的沟通、术后情绪调节、认知行为治疗等有利于这类手术患者心理治疗。

七、术后麻醉管理

神经外科手术患者术后早清醒、早拔管有利于神经系统功能早期评估和恢复，这类手术患者术后麻醉管理重点在于合理选择气管导管拔除时机和相关并发症的预防和处理。

1. 气管导管拔除

神经外科手术患者气管导管拔除时机一般选择在较深麻醉状态（意识未完全清醒）、生命体征平稳、自主呼吸恢复良好、吸入空气5min脉搏血氧饱和度（SpO_2）≥95%。拔管前仔细清理呼吸道分泌物，同时准备好口咽、鼻咽通气道及插管器具，以备再次插管。但对于术前评估气道困难的患者，以及行经鼻蝶垂体腺瘤切除手术的患者，要求患者必须意识恢复清楚再拔除气管导管。拔除气管导管动作应轻柔，避免患者发生剧烈呛咳引起颅内出血、颅内压增高，可以静脉给予小剂量丙泊酚 20~30mg 或利多卡因 1.5mg/kg。

2. 神经外科手术麻醉后常见并发症及处理

（1）呼吸道梗阻、低氧血症：分泌物增多、舌后坠、声门水肿等是常见的呼吸道梗阻原因，严重呼吸道梗阻可以引起急性肺水肿，通过充分吸引分泌物、托下颌、放置口咽或鼻咽通气道可以改善呼吸道梗阻。低氧血症发生多见于麻醉药和肌肉松弛剂蓄积、残余作用以及循环不稳定的患者。处理上予以吸氧、呼吸通气支持，适当给予催醒药物、肌肉松弛剂拮抗药物。如果是因为循环不稳定原因，应同时改善循环支持，必要时给予输液、输血或血管活性药物。

（2）高血压或低血压：术后高血压多见于患者术前有高血压病史、疼痛、尿管刺激不适、缺氧、二氧化碳蓄积等，应仔细分析判断原因，对因治疗处理。如是术前即高血压正规服药降压患者，可以给予其术前同类降压静脉制剂予以降压处理；因疼痛刺激引起血压增高，可以给予阿片类药物镇痛处理。术后低血压警惕手术部位出血、术中体液丢失致容量不足，注意观察引流管中引流物的颜色和引流量。

（3）躁动：术后躁动多由于各种有害刺激诱发或加重，常见原因包括疼痛、气管导管刺激、导尿管刺激等，处理上可给予镇痛药物舒芬太尼、芬太尼或小剂量镇静药物咪达唑仑、丙泊酚等，但要警惕药物过量引起的呼吸、循环抑制。

（4）恶心、呕吐：神经外科手术后恶心、呕吐发生较常见，可静脉给予止吐药物 5-羟色胺受体阻滞剂如恩丹司琼、格雷司琼等，也可联合应用地塞米松、氟哌利多增强止吐效果。

（5）寒战：神经外科手术一般时间较长，术中室温较低、失血失液、大量未加温液体输注引起体温降低、寒战发生。可以通过加强保温措施、减少体热丢失及静脉给予曲马朵 1~2mg/kg 缓解寒战发生。

第四节　神经外科术后并发症防治

神经外科术后并发症对患者的预后有一定影响，严重者可导致患者预后不良，故对术后并发症的判断和处理尤为重要。常见术后并发症有：颅内出血、颅内压增高、尿崩症、术后癫痫、手术部位感染、术后脑脊液漏、深静脉血栓等。

一、颅内出血

主要原因为止血不彻底，也可因颅内压降低过快或硬膜与颅骨剥离或头架金属钉穿透颅骨引起术区邻近部位或远隔部位颅内出血。临床经验发现，出血以术野及其邻近部位最多见，其次为同侧颅腔或对侧颅腔。有瘤床出血、脑内出血、脑室出血、硬膜外血肿、硬膜下血肿等。少见为术野远隔部位出血。如右侧听神经瘤手术，可并发右侧幕上硬膜外血肿，甚至左侧幕上硬膜外血肿。表现为术中原因不明的脑膨出或术后不能马上苏醒，或苏醒后意识状态再度恶化，出现神经功能缺失、颅内高压症等生命体征改变。术中应细心止血，注意硬膜悬吊。缝合硬膜前，应将收缩压升高至 140mmHg。

术后预防：

（1）术后密切监测生命体征和临床表现，如出现病情变化，应及时作头颅 CT 检查。

（2）防止高碳酸血症和缺氧，以免二氧化碳在体内蓄积引起脑血管扩张，增加再出血机会。

（3）术后早期避免过度脱水，以免造成低颅内压，诱发或增加颅内出血量。

（4）保持血压在正常水平并保持稳定，避免突然升高或下降。

（5）对有轻度凝血功能障碍或出血倾向的患者给予针对性的病因治疗。术后处理：术后局部会有渗血，一般给予止血药物治疗 3d，如注射用凝血酶 1~2U，肌内注射或静注/静滴，每天 1~2 次；氨甲苯酸 0.2g，加入 250mL 生理盐水或 5% 葡萄糖注射液，静脉滴注每天 1 次。术后血肿是颅脑手术后主要死亡原因之一。若出现血肿表现，要保持呼吸道通畅，维持生命体征平稳，降颅内压，并及时复查头颅 CT，根据其出血量、中线偏移情况，以及意识恶化程度与速度等情况来判断是否需要手术治疗。符合手术适应证时，应及时再次开颅清除血肿。由于神经外科手术术后一般都会出现脑水肿，为控制脑水肿，术后需要抬高头部15°~30°。

此外，还要考虑到患者可能会出现继发性深静脉血栓形成，尤其是下肢。急性期血栓可能会脱落造成肺栓塞，此时需要抗凝治疗，如低分子肝素、华法林、阿司匹林等。抗凝治疗又可能导致手术区出血，因此需要遵循个体化原则权衡术后出血与抗凝治疗的利弊来决定治疗方案；术后可以通过中心静脉压监测来判定是否存在低血容量。需要注意的是适当的低血容量对患者并无大碍，保证灌注压即可。

二、颅内压增高

（一）病因

（1）术后继发性脑水肿。最多见，一般在术后48h达到高峰，维持5~7d，逐渐消退，20~30d可恢复正常。也可能进行性加重，危及生命。

（2）脑积水。脑室系统手术后较为多见，脑内外脑脊液通路因局部脑组织肿胀、脑室出血或残留病灶而阻塞或因脑脊液吸收障碍。

（3）颅内出血。

（4）颅内感染。

（5）静脉窦栓塞，引起静脉回流受阻。

（二）临床表现

（1）生命体征改变。术后出现头痛、呕吐等颅内高压症状，严重者出现血压升高，心率、呼吸减慢或节律紊乱。

（2）意识改变。出现不同程度的意识改变，术后清醒、术后1~2d出现意识水平进行性下降，如烦躁、淡漠、迟钝、嗜睡甚至昏迷。

（3）术后癫痫。高颅内压可影响脑供血，导致缺血、缺氧。

（三）辅助检查

（1）头颅CT平扫可见脑积水或脑水肿表现。

（2）头颅MRI冠状MRI有助于发现矢状窦阻塞。

（3）颅内压监测，如术后行脑室外引流，可作颅内压监测，了解颅内压动态变化。压力在15~20mmHg，为轻度增高；压力在21~40mmHg为中度增高；压力>40mmHg为重度增高。

（4）脑脊液检查。

（四）治疗

1. 一般处理

抬高头部15°~30°，保持颅内静脉通畅和良好的脑血供。保持呼吸道通畅，包括吸痰，必要时气管切开。

2. 脱水治疗

可用甘露醇、呋塞米或甘油果糖降颅压治疗。

3. 病因治疗

应根据不同病因，积极给予相应处理。

4. 手术治疗

可采取脑脊液外引流、脑室腹腔分流、颞肌下减压、去骨瓣减压及内减压手术等。

三、尿崩症

（一）病因

（1）中枢性尿崩症：下视丘—垂体轴异常。

（2）肾性尿崩症：肾脏对正常或高于正常的抗利尿激素（ADH）耐受性增高，导致过多水及电解质自肾脏丢失。神经外科临床常见中枢性尿崩症，通常当临床症状出现时，约85% ADH分泌功能已经丧失。

（二）临床表现

中枢性尿崩症可见于以下情况：

（1）经蝶垂体瘤术后。常为暂时性，由于损伤神经垂体或垂体柄，可出现以下几种类型的尿崩症：①一过性尿崩症。尿量高于正常并伴有烦渴，术后12~36h趋于正常。②迁延性尿崩症。尿量高于正常且持续一段时间，从数月至1年，甚至少数可为永久性。③"三相反应"尿崩症。第一期，术后即出现尿崩症，由垂体损害致ADH水平下降所致，历时4~5d。第二期，短暂性尿量恢复正常，甚至有类似ADH分泌失常所致水潴留，历时也达4~5d。此由细胞死亡、释放ADH所致。如临床上未能发现从多尿期转入此期，仍继续使用血管升压素，可导致严重后果。第三期，由于ADH分泌减少或缺乏，出现一过性尿崩症或迁延性尿崩症。

（2）脑死亡后。

（3）鞍区生殖细胞瘤、颅咽管瘤、前交通动脉瘤等。

（4）脑外伤尤其伴有颅底骨折。

（5）脑炎或脑膜炎。

（6）药物引起酒精和苯妥英钠能抑制ADH释放、肾上腺功能不足者补充激素后可引起尿崩症。

（三）诊断

有上述病因，并出现以下相应临床表现时，应考虑尿崩症：

（1）尿渗透压50~150mmol/L，或尿密度在1.001~1.005。

（2）尿量>250mL/h。

（3）血清钠正常或偏高。

（4）肾上腺功能正常：肾上腺功能不足者不会引起尿崩症，因肾脏分泌尿液时需少量盐皮质激素，肾上腺功能不足者补充激素后可引起尿崩症。鉴别中枢性尿崩症及肾性尿崩症：患者皮下注射垂体后叶素5U，若为中枢性尿崩症，1~2h内尿渗透压加倍。

（5）必要时可做限水试验。

（四）治疗

1. 一般处理

适用于轻度尿崩症。由于患者生理口渴中枢功能正常，可指导患者仅在口渴时饮水，这样一般能弥补损失，不会过度摄入水分。

2. 药物治疗

适用于重度尿崩症，患者无法摄入足够水分。

（1）醋酸去氨加压素（弥凝）：鼻腔喷雾剂，初始10μg，睡前喷鼻，并根据尿量调整用量。维持用药10~40μg（成人）或5~30μg（儿童），分1~2次喷鼻。片剂，每次100~200μg，每天3次，每天总剂量200μg~1.2mg。

（2）ADH增强剂（对慢性部分性ADH缺乏有效，完全性ADH丧失无效）：①氯贝丁酯，500mg/次，口服，每天4次。②氯磺丙脲，100mg/次，每天3次。③氢氯噻嗪（双氢克尿噻），25mg/次，每天3次。④卡马西平，0.1g/次，每天3次。

3. 静脉补液

基本补液用5%葡萄糖盐水。按75~100mL/h静脉滴注，并补充K^+。另外，在原有补液基础上，根据尿量增补相应液体，常采用0.45%盐水。

（五）注意事项

（1）术后患者，如术中已用足够液体，术后相应会出现多尿。此时应在原有补液基础上补充约2/3

尿量的液体，并采用 0.45% 盐水。

（2）如静脉补液（或鼻胃管）仍无法弥补液体丧失（通常此时尿量 >300mL/h），可选用下列药物治疗，并根据尿量调整用药剂量、速度。

1）精氨酸血管升压素 5U（水剂），静脉、肌内或皮下注射，每 4 ~ 6h 1 次。应避免使用鞣酸血管加压素（油剂），因其吸收和作用时间不稳定。

2）血管升压素：开始 0.2U/min，静脉滴注（最大用量为 0.9U/min）。

3）醋酸去氨升压素静脉注射，根据尿量调整。通常成人剂量为 1 ~ 4μg/次，>1 岁 0.4 ~ 1μg/次，≤ 1 岁 0.2 ~ 0.4μg/次，每天 1 ~ 2 次。

（3）口渴机制不完善者，有脱水或水潴留危险者，可采用：

1）每天记尿量及体重，采用 ADH 刺激剂，以保持出入水量平衡及正常尿量。

2）每周或隔天随访有关实验室检查，包括血钠、血尿素氮。

（4）卧床、昏迷、木僵或脑死亡患者，可采用：

1）每小时测出入水量，每 4h 测尿密度。如尿量≥250mL/h 应随时测尿密度。

2）实验室检查：每 6h 测肾功能及尿渗透压。

四、术后癫痫

癫痫发作是神经外科颅脑手术后常见的并发症之一，可能对手术的成功率、术后神经功能的恢复产生不良影响。在临床上，如何有效地防治术后癫痫发作是一个值得关注的问题。

颅脑手术后癫痫的定义及分类有多种。按首次抽搐发生的时间分类：①速发抽搐，外科手术后 24h 内发生的抽搐。②早发抽搐，手术后 1 周内发生的抽搐。③晚发抽搐，手术后 1 周或是更长时间发生的抽搐。速发抽搐和早期手术后出现抽搐多为神经系统对颅脑损伤的迅速反应，临床上所指的手术后癫痫发作，一般指手术后晚发抽搐，可以是术后一次发作，也可以是多次发作，但是只有术后反复出现的晚期发作才能代表术后癫痫发作的全部特征。

颅脑手术，特别是幕上开颅手术，有 20% ~50% 患者术后至少发生过一次抽搐，术后发生抽搐的风险相当高。根据病变的性质、部位、术前病情、手术入路等不同因素，颅脑手术后癫痫的发生率文献报道为 8% ~17%。从神经外科颅脑手术后癫痫的发病情况来看，手术创伤与手术后癫痫发病无疑是相关联的。

（一）术后癫痫发作与基础疾病

颅脑手术后癫痫发作与患者的基础疾病有密切的联系。Foy 等随访了 1 103 例颅脑手术患者，提示神经外科幕上手术患者术后 5 年内癫痫发病率为 17%。大部分手术后癫痫（60% ~83%）在术后 6 ~12 个月内发生，并达到术后癫痫的发病高峰。因颅内病变的病理类型及手术方式，术后癫痫的发病率各异。手术后癫痫发生率较高的病种有脑脓肿（92%）、脑胶质瘤（36%）、脑膜瘤（29%）、幕上动脉瘤（14%）、脑外伤术后（14%），其他颅脑手术后较少发生术后癫痫。在颅内血管性疾病中，常见术后癫痫的疾病是动静脉畸形（50%）、大脑中动脉动脉瘤（38%）、脑出血（20%）。

（二）危险因素与发病机制

颅脑手术后癫痫属于症状性癫痫，其抽搐发作只是脑部疾病的全身症状之一。脑脓肿、颅脑肿瘤、颅内动脉瘤、脑外伤术后癫痫的发病率较高。其危险因素与患者年龄、性别、病变病理类型、病变体积、格拉斯哥昏迷评分、世界神经外科协会联盟评分、硬脑膜损伤程度、手术及病变部位有关。Suri 等研究 511 例颅后窝开颅手术方式对术后癫痫发作的影响发现，手术体位也是导致术后发作的重要因素之一。坐位手术引发术后癫痫要比俯卧位及平卧位要高，可能与术中容易形成静脉气体栓塞或颅内积气有关。脑室分流术的术后癫痫发生率为 2% ~47%，如果并发脑室系统感染术后癫痫发病率更高。颅内肿瘤术后癫痫发生率约 25%，术前有癫痫发作史的患者术后发生癫痫的概率远比术前无癫痫发作史者高。结合患者的基础疾病、高危因素评估颅脑手术后癫痫发生可能性，有助于及时处理危险因素，预防术后癫痫的发生。

目前对于颅脑手术后癫痫发生的确切机制尚未明确，颅脑手术后癫痫发作的可能机制包括以下几个方面：术后颅内血管损伤渗出的血液成分或坏死组织所产生的自由基等各种病理因素导致神经细胞电生理学改变；术后血液循环变化造成大脑局部缺血缺氧引起脑组织及细胞破坏或变性，慢性供血不足造成癫痫病灶；手术侵入性操作引起的脑部结构性改变，如神经纤维束断裂、血管破裂、小胶质细胞增生与瘢痕形成、血—脑脊液屏障变化等。

（三）临床表现

术后癫痫约1/4患者表现为部分发作，约1/2患者为全身强直—阵挛发作，约1/4患者表现为部分发作进展至或并发全身性发作。施行颅脑手术，是对脑组织的损伤性操作，可导致脑组织的结构性改变，是术后癫痫发作的原因之一。颅脑术后癫痫的发作与手术损伤部位相关，通过观察术后癫痫的临床发作特征能有助定位并识别致痫病灶。脑部损伤所致癫痫，以大脑皮质运动区、邻近中央沟的顶叶损伤发生率较高。颞叶损伤，尤其是海马和杏仁核损伤也常发生癫痫，且潜伏期也短。开放性脑外伤后癫痫平均潜伏期为6个月，闭合性损伤后癫痫平均潜伏期为10个月。额叶损伤多表现为全身性发作，顶叶损伤多发生局灶性运动发作，颞叶多为精神运动性发作。左侧脑损伤为主者意识障碍出现较早，表现为强直—阵挛发作、右侧肢体抽搐、尿失禁、头眼偏转、失神、失语、强迫症状、思维感觉障碍，甚至连续发作。右侧脑损伤为主者多表现为意识丧失、左侧肢体及面部抽搐、头眼偏转、精神障碍、幻觉、猝倒或全身强直发作。

（四）脑电图改变

手术前后脑电图可以出现异常改变，但缺乏特异性。正常脑电图者约占30%，异常脑电图为70%。其中局限异常占异常脑电图的40%（包括局限性棘波、棘慢复合波、局限性慢波），广泛性异常占60%（广泛性慢波占40%，阵发性慢波占20%）。颅脑术后异常脑电图对预后的预测意义目前各家仍有争议。Annegers等认为脑外伤术后出现局限异常或是痫样放电，提示出现晚发癫痫的可能性比较大。如果长期存在发作间期的棘波、棘慢波、棘慢复合波，预示癫痫存在或将要发生。但半数以上的脑外伤性癫痫在10年之内会停止发作，这时脑电图也逐渐恢复正常。DiGennar等研究指出，难治性癫痫外科治疗手术后脑电图出现发作间期痫样放电者与术后发生癫痫发作有很强的相关性。也有相反的观点，认为术后脑电图改变对预测术后晚发癫痫作用不大；Jennett等跟踪研究722例颅脑创伤术后高危患者，虽然创伤后癫痫患者常见脑电图异常，但20%的晚发癫痫患者创伤后3个月的内脑电图是正常的。而部分脑电图异常的患者却从未见有术后癫痫发作，因此认为早期术后脑电图对预测术后癫痫作用不大。

（五）治疗

目前尚无颅脑术后癫痫发作的治疗指南，使用药物控制手术后癫痫仍是最常用的处理措施。对于抗癫痫药物各家存在争议，如施行颅脑手术前是否应该预防性使用抗癫痫药物、预防性用药的时间问题，术后发生一次抽搐后，是否该马上进行抗癫痫药物治疗等。

1. 预防性用药

在施行颅脑手术后患者会有相当高的癫痫发作风险，颅脑手术前是否应该预防性使用抗癫痫药物，对预防使用抗癫痫药物各家有不同的争议。早期临床研究认为，颅脑手术前预防性使用1~2种抗癫痫药物（苯妥英或苯巴比妥）可以降低术后晚期癫痫的发生率，并鼓励对术后有高发作风险的患者术前长时间应用抗癫痫药物预防术后发作。但是这些早期的研究缺乏随机、合适的对照病例设计以及对长期治疗效果的跟踪随访，并不能证实术前长期使用抗癫痫药物（单药或多药使用）对患者的保护效应。Temkin研究提示，预防性给予传统的抗癫痫药物组与安慰剂组或未予干预治疗组对比减少40%~50%颅脑手术后术后1周内的早期抽搐发作，但是任何一种抗癫痫药物都不能够证实能够有效减少术后1周以后的晚期抽搐发作。苯妥英虽能有效预防颅脑手术后1周内的早期抽搐发生，但不应常规用作手术1周后晚期抽搐发作的预防用药。与上述观点相似，美国神经病协会质量标准分委会建议对于重度颅脑创伤的患者应尽早使用4倍于普通起始剂量的苯妥英来预防颅脑创伤后7d内的抽搐发作，而不建议常规应用苯妥英、卡马西平或丙戊酸预防术后晚发抽搐。

2. 颅脑术后单次抽搐发作治疗

目前传统的神经科观点认为，单次的抽搐发作不应马上进行抗癫痫药物治疗，而应该进行必要的检查评估。抗癫痫药物治疗方案应该在至少发生2次或2次以上抽搐后才启动，并长期维持抗癫痫药物治疗。这样做的目的是避免误诊和不必要的抗癫痫治疗带来的不良反应。如果由于急性病变导致的可疑的症状性癫痫不必立即使用抗癫痫药物治疗即能短期内自行缓解。但是临床上患者的情况远比想象中复杂。在施行颅脑手术后患者会有相当高的癫痫发作的风险，在患者出现第1次抽搐发生后就应立即给予抗癫痫药物治疗，从而获得最优治疗效果。如卒中、感染、痴呆、肿瘤、脑外伤以及颅脑手术的患者出现抽搐症状后，有相当高的再发风险。目前观点认为如果临床医师能在上述患者第1次抽搐发生后，特别是颅脑手术后1周内出现抽搐的患者，立即使用抗癫痫药物治疗，患者将从中受益，并能提高手术的成功率，减少术后并发症发生，改善术后神经功能的恢复。

综上所述，颅脑手术后癫痫发作是常见的术后并发症之一。手术后癫痫发作与患者基础疾病相关。可以根据患者颅脑病变病理类型、格拉斯哥昏迷评分、世界神经外科协会联盟评分、硬脑膜损伤程度、手术及病变部位评估术后癫痫发生的危险，正确把握抗癫痫药物的使用策略。预防性给予抗癫痫药能有效预防颅脑手术后1周内的早期抽搐发生，但是不应该作为常规用于预防术后晚发抽搐。颅脑术后新发抽搐立即给予抗癫痫药物治疗能使患者从中受益。目前对于神经外科颅脑手术后癫痫治疗的认识尚未完全阐明，随着对癫痫发病机制的研究深入，必会推动更合理的预防及治疗用药方案的确定。

五、手术部位感染

手术部位感染（SSI）是神经外科术后严重并发症之一，尤其是颅内感染与围术期死亡率直接相关，严重影响患者的预后。

神经外科手术部位感染是指围术期（个别情况在围术期以后）发生在切口或手术深部器官或腔隙的感染（如切口感染、脑脓肿、脑膜炎）。手术后30d内发生的感染以及体内植入人工材料（或装置）的手术后1年内发生的感染，都属于SSI。神经外科手术根据部位分为颅脑手术、脊柱手术、周围神经手术，其中颅脑手术SSI发生率相对最高。

我国颅脑手术后颅内感染发生率为2.6%，病死率高达21%。与国外数据略有差异（北美发生率为2.2%，在欧洲发生率则高达5.7%）。

（一）分类

神经外科手术按照切口污染程度可分为以下4类。

（1）感染手术。包括脑脓肿、硬脑膜下脓肿、骨髓炎等手术，手术后感染发生率为30%~80%。

（2）污染手术。包括伴有开放性颅骨骨折、头皮裂伤的脑外伤或头皮裂伤超过4h的手术，感染发生率10%~25%。

（3）清洁—污染手术。包括进入鼻窦或乳突的手术，修补颅骨骨折或无菌技术有明显缺陷者，感染发生率为6.8%~15%。

（4）清洁手术。为选择性非急症手术，手术感染率为2.6%~5%。

（二）危险因素

神经外科手术部位感染危险因素包括：脑脊液鼻漏、耳漏及切口漏；术后切口外引流；手术放置异物（如分流管、颅骨修补材料、人工脑膜、电极板等）；手术切口污染；手术持续时间长（>4h）；再次手术者；伴有其他部位感染（呼吸道、泌尿道等感染）。

（三）诊断

外科手术部位感染分为切口浅部组织感染、切口深部组织感染、器官/腔隙感染。

1. 切口浅部组织感染

指手术后30d以内发生的仅累及切口皮肤或者皮下组织的感染，并符合下列条件之一：①切口浅部组织有化脓性液体。②从切口浅部组织的液体或者组织中培养出病原体。③具有感染的症状或者体征，包括局部发红、肿胀、发热、疼痛和触痛。

2. 切口深部组织感染

指无植入物者手术后30d以内、有植入物者手术后1年以内发生的累及深部软组织（如筋膜和肌层）的感染，并符合下列条件之一：①从切口深部引流或穿刺出脓液，但脓液不是来自器官/腔隙部分。②切口深部组织自行裂开或者由外科医师开放的切口。同时，患者具有感染的症状或者体征，包括局部发热、肿胀及疼痛。③经直接检查、再次手术探查、病理学或者影像学检查，发现切口深部组织脓肿或者其他感染证据。

同时累及切口浅部组织和深部组织的感染归为切口深部组织感染；经切口引流所致器官/腔隙感染，无需再次手术归为深部组织感染。

3. 器官/腔隙感染

指无植入物者手术后30d以内、有植入物者手术后1年以内发生的累及术中解剖部位（如器官或者腔隙）的感染，并符合下列条件之一：①器官或者腔隙穿刺引流或穿刺出脓液。②从器官或者腔隙的分泌物或组织中培养分离出致病菌。③经直接检查、再次手术、病理学或者影像学检查，发现器官或者腔隙脓肿或者其他器官或者腔隙感染的证据。

在神经外科，切口浅部组织感染主要指皮肤或皮下组织感染，切口深部组织感染则包括帽状腱膜下、颅骨骨膜或脊膜等组织感染。早期症状多不明显，数天后头皮出现红肿。如头皮下积脓，患者会出现发热、白细胞计数增高。需行穿刺抽吸放出脓（积）液并行细菌培养，一般不需切开引流。致病革兰阳性菌来源于术者和患者皮肤，特别是术者手或面部及患者皮肤脱屑，在手术过程中污染致病。革兰阴性菌来源于各种冲洗液或引流系统。

神经外科器官/腔隙感染主要是颅内感染，包括脑膜炎、脑室炎、脑脓肿、硬膜下和硬膜外脓肿等，临床表现为发热、乏力等毒血症症状，脑膜刺激征阳性。细菌性脑膜炎患者的脑脊液细胞学和生化检查出现变化：如白细胞总数升高（多在10^9/L，多形核中性粒细胞≥80%，甚至可达99%），氯化物、糖定量可降低，蛋白量增高。在腰椎穿刺前使用过抗菌药物的患者，脑脊液细胞数改变可类似病毒性脑膜炎。脑脊液的细菌涂片约10%假阳性，使用过抗菌药物者40%假阴性。脑脊液细菌培养90%可获明确诊断，但国内脑脊液培养确诊率还达不到类似比例。血培养则阳性率低，对诊断帮助不大。

（四）常见病原菌分布及药敏状况

神经外科手术部位感染中，颅内感染的病原菌以革兰阳性菌为主，以葡萄球菌属最为常见，手术切口感染病原菌主要为金黄色葡萄球菌和凝固酶阴性葡萄球菌。2008年Mohnarin监测数据显示，外科患者脑脊液常见分离菌依次为凝固酶阴性葡萄球菌（28%）、金黄色葡萄球菌（21.5%）、不动杆菌属（14%）、肺炎克雷伯杆菌（5.6%）、大肠埃希菌（5.6%）、铜绿假单胞菌（4.7%）。2005—2007年中国CHINET耐药监测数据显示的脑脊液常见分离菌依次为：凝固酶阴性葡萄球菌（42.5%），不动杆菌属（11.9%），肠球菌属（8.7%），铜绿假单胞菌（6.1%），金黄色葡萄球菌（6.0%），大肠埃希菌（5.3%），肺炎克雷伯杆菌（5.1%）等。两项监测结果显示脑脊液常见分离菌分布基本相似（表2-3）。

表2-3　近年来全国各监测网的脑脊液分离菌耐药性监测数据

细菌	耐药率
凝固酶阴性葡萄球菌	对万古霉素、利奈唑胺耐药率为0，对替考拉宁耐药率为0.5%
耐甲氧西林凝固酶阴性葡萄球菌（MRCNS）	对利奈唑胺耐药率为0，对万古霉素耐药率为0，对替考拉宁耐药率为0.4%～0.7%
金黄色葡萄球菌	对万古霉素、利奈唑胺耐药率为0，对替考拉宁耐药率为0.4%～1.5%
耐甲氧西林金黄色葡萄球菌（MRSA）	对万古霉素、利奈唑胺、替考拉宁耐药率为0
肺炎球菌	对利福平、左氧氟沙星、莫西沙星、万古霉素、利奈唑胺的耐药率为0
粪肠球菌	对利奈唑胺、替考拉宁耐药率为0，对万古霉素耐药率为0～1.9%

续表

细菌	耐药率
屎肠球菌	对利奈唑胺、替考拉宁耐药率为0，对万古霉素耐药率为2.9%～4.3%
不动杆菌	对头孢哌酮舒巴坦耐药率为12%～14.8%，对亚胺培南耐药率为24.1%～26.9%，对美罗培南耐药率为29.3%，对头孢吡肟耐药率为59.5%～59.7%，对阿米卡星耐药率为55.7%～68.8%
	其中鲍曼不动杆菌对多黏菌素耐药率为0，对米诺环素耐药率为24.0%，对头孢哌酮/舒巴坦耐药率为25.7%，对亚胺培南耐药率为56.4%，对阿米卡星耐药率为57.6%，对美罗培南耐药率为60%，对头孢吡肟耐药率为74.3%
大肠埃希菌	对亚胺培南耐药率为0～2.9%，对美罗培南耐药率为0～4.9%，对头孢哌酮/舒巴坦耐药率为2.1%～6%，对阿米卡星耐药率为6%～20.6%，对哌拉西林/他唑巴坦耐药率为2%～10.4%
铜绿假单胞菌	对头孢哌酮/舒巴坦耐药率为20～31.5%，对亚胺培南耐药率为22.2%～33.9%，对美罗培南耐药率25.9%～27.3%，对环丙沙星耐药率为26.3～29.1%，对阿米卡星、头孢吡肟耐药率为28.1%～35%，对头孢他啶耐药率为25%～36.8%

（五）治疗

1. 选择抗菌药物治疗神经外科手术部位感染的治疗原则

（1）病原检测，明确诊断：细菌性脑膜炎是严重感染，一旦做出临床诊断，应在脑脊液及采血标本送培养后立即开始抗菌药物经验治疗，再根据革兰染色涂片及病原学培养结果，结合药敏及临床疗效为病原菌目标治疗药物选择提供依据。

（2）药物应对所怀疑或已经证实的细菌有良好的抗菌活性。

（3）药物能通过血—脑脊液屏障进入脑脊液：临床选择抗菌药物时，应该考虑到药物通过血—脑脊液屏障的能力。常用抗菌药物根据脑膜通透性可分为3类：①能通过血—脑脊液屏障的抗菌药物，如氯霉素、磺胺嘧啶、复方磺胺异恶唑、甲硝唑、利奈唑胺。②大剂量时能部分通过血—脑脊液屏障或能通过炎症脑膜的抗菌药物，如青霉素类、头孢菌素类、氨曲南、美罗培南、万古霉素、磷霉素、喹诺酮类；但喹诺酮类可能引起中枢神经系统不良反应。③不能通过血—脑脊液屏障的抗菌药物，如氨基糖苷类、多黏菌素类、大环内酯类、四环素类和克林霉素。所用药物在脑脊液中的浓度，应比该药物的最小杀菌浓度至少高出数倍。抗菌药物在中枢神经系统的分布与浓度：由于血—脑脊液屏障的存在，抗菌药物在脑脊液中的浓度常明显低于血清浓度。然而在脑膜炎症时，由于细菌酸性代谢产物积蓄，导致脑脊液 pH 下降，引起血/脑脊液的 pH 梯度升高，而有利于抗菌药物向脑脊液中移动，故脑膜炎越严重，血/脑脊液 pH 梯度越大，越有利于抗菌药物通过血—脑脊液屏障。有文献报道中枢神经系统感染治疗过程中可应用局部给药方法。

（4）若联合用药，应选择互相有协同作用的配伍。

2. 经验性治疗

根据细菌流行病学分析，神经外科术后颅内感染主要致病菌中革兰阳性菌以葡萄球菌属为主，革兰阴性菌以不动杆菌、铜绿假单胞菌、肺炎克雷伯杆菌等为主。耐药性革兰阳性菌对万古霉素、替考拉宁和利奈唑胺高度敏感；革兰阴性菌对第三代、第四代头孢菌素，头孢哌酮/舒巴坦，哌拉西林/他唑巴坦敏感率高，肠杆菌科对碳青霉烯类高度敏感。经验治疗应联合使用覆盖革兰阳性菌和革兰阴性菌的药物。

3. 病原菌目标治疗

一旦病原学检查明确，应该根据不同病原菌及药敏选择抗菌药物。

（1）葡萄球菌属：对于 MRSA 和 MRCNS 感染，推荐万古霉素或利奈唑胺单用或联合利福平。在非炎性状态下，利奈唑胺透过血—脑脊液屏障能力优于万古霉素。利奈唑胺的药物脑脊液浓度/血浆浓度在非炎症性脑膜炎时为66%～70%，炎症性脑膜炎时可达1.2～2.3，而万古霉素仅为同期血浓度的20%～30%。利奈唑胺对 MRSA 和 MRCNS 有高度活性（100%）。对甲氧西林敏感金黄色葡萄球菌可选苯唑西林，如敏感，可考虑替莫西林（TMPC）。

（2）肠球菌属：对氨苄西林敏感的肠球菌属，选用氨苄西林单用或联合庆大霉素；若对氨苄西林耐药，选用万古霉素联合利福平；对万古霉素耐药菌株（VRE），选用利奈唑胺。

（3）肠杆菌属：对于产超广谱-内酰胺酶（ESBL）的大肠埃希菌和肺炎克雷伯杆菌感染，参考药敏可选用碳青霉烯类或-内酰胺类/-内酰胺酶抑制剂复合制剂如头孢哌酮/舒巴坦和哌拉西林/他唑巴坦，非产ESBL菌株，参考药敏可选用第三、第四代头孢菌素单用或联合氨基糖苷类，也可选用氨曲南。

（4）铜绿假单胞菌：可用环丙沙星、头孢哌酮/舒巴坦、哌拉西林/他唑巴坦、头孢吡肟、头孢他啶或碳青霉烯类，联合一种氨基糖苷类。

（5）不动杆菌属：不动杆菌属对头孢哌酮/舒巴坦、米诺环素等耐药率低，治疗可以选用头孢哌酮/舒巴坦、米诺环素等。碳青霉烯依然可选，尤其对于多重耐药（MDR）或者全耐药（PDR）菌株。

（六）抗菌药物应用注意事项

为预防神经外科手术部位感染的发生，需遵循严格的无菌技术、轻柔的手术操作以及一整套相关的外科原则。患者体温术后每6h测量1次，术后1d和3d检查手术切口，术后7～8d拆线后，再次检查伤口，测量体温，进行血常规检查，必要时可取脑脊液（CSF）样本做生化、镜检和培养。术后1个月最后一次检查手术切口。任何时候患者体温一旦超过38℃，都要再次检查切口是否有感染迹象，如果表现为阴性，需做CSF样本的细胞学检查和细菌培养，每隔1天进行1次外周血常规检查。

在神经外科清洁手术中，围术期应用预防性抗菌药物有减少术后感染的作用。在神经外科，金黄色葡萄球菌和凝固酶阴性葡萄球菌是最易引起手术部位感染的病原菌，预防用抗菌药物应根据本院的细菌耐药状况选择药物。用药时机在切皮前30min，应静脉给药，并且在20～30min内滴完，以保证在发生污染前血清及组织中的药物已达到有效药物浓度。因某种限制而选用万古霉素、喹诺酮等，应在术前2h应用。常用头孢菌素半衰期在1～2h，若手术时间较长或失血量超过1 500mL可在3～4h后重复给药1次，使有效药物浓度覆盖手术全程。半衰期较长的药物一般无需追加剂量。坚持短程用药原则，一般常规择期手术后不必继续使用预防性抗菌药物。若手术前已有污染发生（如开放性创伤）或患者有感染危险因素，可将用药时间延长到24～48h。

六、术后脑脊液漏

术后脑脊液漏的发生率为0.7%～27%，由于脑脊液是细菌的良好培养基，颅后窝及颅底易形成无效腔，一旦合并颅内感染难以控制，常常危及患者生命，需密切关注。脑脊液漏的诊断标准：术后2周内切口和（或）同侧鼻腔或外耳道有清亮脑脊液溢漏，临床可表现为切口溢液、鼻漏和耳漏，由于鼓膜的存在，脑脊液耳漏较少见；也有少部分患者表现为单纯枕部皮下积液。所有病例均常规行颅底CT检查，作为脑脊液漏的最终诊断。开颅术后脑脊液漏常见原因有：①硬脑膜未缝合或缝合不严密。②颅内压增高未解除。③切口缝合不严密或愈合不良。④术中侧脑室开放。⑤颅骨骨质破坏。⑥鼻窦封闭不严，涉及的范围有：颅后窝—乳突气房、颅前窝—额窦、前床突—蝶窦和各种经眶入路累及的蝶窦及筛窦。这些气窦区域的脑脊液漏识别和治疗常有难度。

脑脊液漏发生的时间差异较大，多数于术后立即出现或于数天内发生，属急性期脑脊液漏；但也有少数患者迟至数周或数月之后始出现，称为延迟性脑脊液漏。延迟性脑脊液漏一旦出现则常迁延不愈，时停时漏，往往导致颅内继发感染、反复发作性脑膜炎。延迟性脑脊液漏发生的原因，可能与颅脑手术后创口局部出血、脑组织水肿，暂时将硬脑膜破孔封堵有关。待凝血块溶解、吸收，脑水肿消退之后，又可因某些突然升高颅压的因素，如用力咳嗽、喷嚏等而使薄弱的裂口发生漏液，所幸这类患者并发脑膜炎的病死率较一般脑膜炎患者明显为低，估计也与脑脊液漏的引流作用有关。

（一）确定鼻漏或耳漏液是否为脑脊液漏

（1）下列特点支持脑脊液漏。

1）漏液像水一样清亮（感染或混有血液除外）。

2）漏液没有导致鼻内或外表皮脱落。

3）患者描述鼻漏液有咸味。

4）收集漏液含糖量高（尽管其中含大量黏液，用尿糖检测条检测仍可阳性），收集后马上检测，以减少发酵。正常脑脊液含糖 >30mg/dL（脑膜炎时常降低），而泪水和黏液含糖常 <5mg/dL，阴性基本可排除脑脊液（脑脊液糖分过少的患者除外），但假阳性率为 45% ~ 75%。

5）β_2 转铁蛋白：脑脊液中有，而泪液、唾液、鼻腔分泌物和血清中没有（新生儿和肝病患者除外）。其他只是在眼的玻璃体液中含有 β_2 转铁蛋白。可用蛋白电泳检测，取 0.5mL 漏液放入消毒容器，用干冰包裹，送有条件的实验室检查。

6）圆形征：怀疑脑脊液漏而漏液又被血染，让漏液滴在亚麻布（床单或枕套）上，可见一圆形血迹，其周围有更大范围的无色湿痕，则提示为脑脊液（所谓的双圆征或晕圈征），这是一种古老但不可靠的征象。

（2）放射学表现为 CT 或 X 线片显示颅内积气。

（3）脑池造影：鞘内注射放射性核素后拍闪烁图，或注射造影剂后行 CT 扫描。

（4）约 5% 脑脊液漏伴有嗅觉丧失。

（5）颅底手术后（尤其是侵及岩大浅神经者）可有假性脑脊液鼻漏，这可能是由于手术侧鼻黏膜自主性调节障碍引起分泌过多，常伴有鼻塞、同侧无泪，偶有面色潮红。

（二）确定漏口部位

（1）头颅 CT：颅底薄层三维扫描，可显示漏口部位；增强扫描可见漏口邻近的脑实质有异常增强（可能是由于炎症所致）。

（2）水溶性造影剂 CT 脑池造影（WS-CTC）：可以选用，条件如下：①颅底 CT 平扫没发现漏口。②发现多处骨缺损时，为了确定哪一处有活动性脑脊液漏。③头颅 CT 平扫发现骨缺损而其邻近脑组织没有相应的强化。操作技术：将碘海醇 6 ~ 7mL 通过腰椎穿刺注入腰部蛛网膜下隙（或 C_1 ~ C_2 穿刺注入 5mL），患者以特伦德伦博格卧位头低脚高 7°、颈部轻度俯屈 3min。做 CT 时保持俯卧位，头过伸，冠状位扫描 5mm/层，重叠 3mm 再扫（必要时 1.5mm 扫一层）。有时需刺激使脑脊液漏时扫描（冠状位扫描时俯卧位、额部仰起或以能使脑脊液漏出的体位，鞘内注入生理盐水），观察气窦内有无造影剂。CT 显示明显的骨不连而没有造影剂外渗，说明其可能不是漏口（骨不连为 CT 部分容积效应所致的伪影）。

（3）颅骨 X 线片（阳性率仅 21%）。

（4）放射性核素脑池造影（RNC）：可显示漏液太慢或太小而 WS-CTC 不能显示的漏口。已有多种放射性物质用于此行检查，包括放射性碘标记的人血清蛋白（RIHSA）和 500μCi 的 ^{111}In-DPTA。用棉拭子做上标记塞满鼻腔（鼻腔顶的前部、后部、蝶筛隐窝、中鼻道及鼻腔底部后方），确定其位置，腰椎穿刺鞘内注射放射性示踪剂，从侧位、前后位及后位进行扫描。注射 ^{111}In-DTPA 后马上扫描一次，4h 后再扫描一次，并抽 0.5mL 血（检测血清的放射活性），然后取出棉拭子，分别进行检测放射活性，与血清相比，比率 ≤1.3 为正常，比率 >1.3 提示为脑脊液漏。如果没有发现漏口，则重新塞鼻，第二天早晨再次检查。

脑脊液漏入额窦会流入中鼻甲前方的鼻部，这与筛板漏不同。RNC 检查漏口部位阳性率为 50%。注药数小时后，由于放射性物质可吸收入血，聚集在鼻甲黏膜腺体内沾染至棉拭子上，故检测结果有可能产生误导。患者体位改变也有可能使棉拭子受沾染。

（5）MRI：MRI 对确定漏口部位几乎无帮助，但在除外空蝶鞍方面优于 CT。

（三）治疗

1. 非手术治疗

（1）一般处理：①绝对卧床休息，脑脊液鼻漏者应取半坐卧位，脑脊液耳漏应患侧卧位，避免漏出的脑脊液回流入颅内引起逆行性颅内感染，且有利于脑脊液漏口愈合。②按无菌伤口处理，头部垫无菌小巾或无菌棉垫，并随时更换。③禁止鼻饲、鼻内滴液和鼻腔吸痰等操作，以免引起颅内感染。鼻漏未停止，不能从鼻腔插各种管道。颅底骨折患者禁止做腰椎穿刺，已有颅内感染者除外。④保持耳、鼻的局部清洁，每天用过氧化氢或盐水棉球清洁局部。⑤注意观察有无颅内感染。

（2）减少脑脊液分泌：乙酰唑胺 50mg，口服，每天 4 次。

（3）预防性应用抗生素：有争议。应用抗生素或不用，其脑膜炎发病率无差异，而且用抗生素后可能导致耐药菌群的产生，所以应避免使用。

（4）对术后持续性脑脊液漏，可采用：①腰椎穿刺：每天 1~2 次（使颅内压降至接近大气压或出现头痛为止）。②持续腰椎穿刺引流（CLD）：经皮放导管。床头抬高 10°~15°，引流管高度平肩（若仍漏则调低位置）。应在重症监护病房（ICU）监护，若患者出现病情加重，立即停止引流，将患者放平，吸 100% 氧气，做急诊头颅 CT 或拍床头 X 线片（以除外因空气进入而形成张力性气颅）。

2. 手术治疗

手术指征：①术后脑脊液漏持续超过 2 周，保守治疗无效。②术后延迟性脑脊液漏：因其复发率高而需手术治疗。③并发脑膜炎者。

七、深静脉血栓

多见于下肢，上肢较少见。可发生于手术后或长期卧床患者。深静脉血栓形成的急性期血栓有蔓延倾向，也可能脱落，造成肺栓塞，延迟治疗可能致死致残，因此强调早期诊治。

（一）发生率

各家报道不同，在欧美有 29%~46% 的神经外科手术患者在术后短期内发生深静脉血栓，其中 3%~6% 可出现临床症状。在我国深静脉血栓发生率似较国外低，但对此不可掉以轻心。在 40 岁以上的择期手术患者中，术前、术后不给予预防性措施，可能约有 1/3 患者发生深静脉血栓；而约有 7% 的手术患者出现近端静脉血栓形成，易造成肺栓塞。神经外科手术患者肺栓塞的发生率不清，但有报道，幕上肿瘤手术后肺栓塞的发生率为 4% 左右。

（二）病因

与其他专科手术相比，神经外科手术后深静脉血栓的发生率无明显差别。但手术时间长、激素、卧床时间长、恶性肿瘤、脱水治疗和脑内致血栓形成物质释放等因素可增加静脉血栓发生的机会。

此外，脑内组织促凝血酶原激酶含量最高，颅脑手术可通过释放促凝血酶原激酶激活凝血机制，促发血栓形成。

（三）临床表现

多数深静脉血栓患者可无临床症状或体征，有 10%~17% 的患者可有临床表现：①起病急骤，主要症状为患肢肿胀、疼痛。②患肢呈指陷性，张力高，周径明显大于对侧。③皮肤黯红，皮温较对侧略高。患肢浅静脉扩张，在下肢可波及下腹壁，上肢波及肩部及锁骨上下区。④上述症状并非特异性表现。无症状并不表示无血栓形成。

肺栓塞是术后患者猝死的常见原因。文献报道 37% 发生肺栓塞的患者最终死亡。临床上可出现：①术后呼吸骤停，见于 80% 肺栓塞患者。②胸膜炎性胸痛，见于 3/4 患者。不常伴咯血，如出现，提示已有梗死。③其他症状，如干咳、出汗、晕厥等。④体检可见呼吸急促、心动过速，但无系统感染症状；广泛栓塞时，心脏听诊可闻及奔马律。但发绀不常见，仅见于广泛栓塞引起严重缺氧时。

（四）辅助检查

（1）超声多普勒血流检查：对怀疑深静脉血栓形成的患者，可作为首选检查方法，患肢静脉回流量明显低于对侧。准确性在 95% 左右。

（2）体积描记法：有诊断参考价值，敏感性高，特异性差，故出现阴性结果，对排除诊断价值更大。

（3）静脉造影：可明确显示血栓累及范围、侧支开放状态。近心端有无外来压迫而致主干静脉移位或狭窄等改变，是深静脉血栓的确诊手段。

（五）治疗

1. 一般处理

抬高患肢促进静脉回流。给予利尿剂减轻肢体水肿。

2. 药物治疗

抗凝治疗是主要治疗方法，术后深静脉血栓的抗凝治疗可能引起术区出血，导致严重后果，故应慎重权衡手术后出血与抗凝治疗的利弊。常用药物如下。

（1）肝素及香豆素类药物：对已形成血栓者无消融作用，但可起防止血栓进一步蔓延作用，并且不增加颅内出血机会。

（2）溶纤治疗：效果优于肝素和华法林，适用于发病后 2～3d 内的早期患者。常用药物为尿激酶、链激酶等。对处于活动性颅内出血或近 2 个月内因脑血管病引起颅内出血的患者禁止使用溶纤药物。

（3）其他药物治疗：右旋糖酐 40、阿司匹林等，对预防血栓形成有帮助。

3. 手术治疗

直接清除静脉腔内血栓。手术最佳时机为发病后 2～3d。

（六）预防

1. 物理方法

以往防止深静脉血栓的物理方法有：早期活动，肢体抬高，穿弹力袜，但研究发现，上述方法对深静脉血栓无预防作用。近来在神经外科手术患者中，开始使用渐进性充气压力袜（SPCS）。主张早期使用，术后即刻开始，持续至完全自主活动。使用此袜能增加 75% 静脉回流量，并使深静脉血栓发生率自 20% 降至 10%。

2. 药物方法

（1）包括使用能阻止血块形成的药物：阿司匹林、双嘧达莫（潘生丁）等，但预防效果不肯定。

（2）小剂量肝素：在预防血栓形成中的作用得到承认，可能通过抑制 X 因子打断内源性和外源性凝血途径发挥作用。血清中 0.05～0.033IU/mL 的肝素浓度即能阻止促凝血酶原激酶的形成，而 0.25～0.5IU/mL 的肝素浓度还能破坏已形成的促凝血酶原激酶，但可能增加出血机会。

（3）低相对分子质量肝素：半衰期更长，出血机会减少，生物利用度更高。

（4）右旋糖酐 40：可减少红细胞聚集。可于术前使用静注 100mL，术中使用 400mL，术后当晚静注 500mL，术后第 2 天再静注 500mL。主要不良反应为过敏反应。但颅脑病变伴有血—脑脊液屏障破坏时使用右旋糖酐可加重高颅内压和脑水肿，因此对脑外伤和颅内肿瘤的患者应慎用。

第三章

神经外科特殊手术技术

第一节　立体定向放射技术

一、发展历史

1949 年瑞典神经外科学家 Lars Leksell 在实验室设计出首台立体定向导向的放射治疗装置，他将正电压 X 射线球管固定在轨道，并围绕靶点进行弓状面旋转，使 X 线呈聚焦状集中照射于颅内靶点，达到局灶性放射性坏死灶，奠定了立体定向放射外科发展基础。

Leksell 首先提出立体定向放射外科（SRS）概念，指利用立体定向技术对颅内靶点精确定位，单次大剂量放射线聚焦照射靶组织，使之产生局灶性坏死，达到类似手术切除效果的治疗手段，是立体定向影像定位技术和放射治疗技术及计算机图像处理技术的结合。

世界上第一台以 γ 射线为治疗源的立体定向放射外科治疗系统（静态式伽马刀）选用钴 60 作为放射源，采用静态几何聚焦的方法，将 179 个钴 60 发出的 γ 射线聚集在预选靶点上，使脑内靶点组织经一次照射就产生局限性盘状坏死灶。在技术上具有两个鲜明的特点：①精确的立体定向手段。②多路径照射，实现了对靶点组织的大剂量精准 γ 射线照射，同时降低了对周围组织的损伤。

1984 年第三代伽马刀问世，钴源增加至 201 个，在脑内形成的放射性毁损灶由盘状变成球型，并配备 4 种不同型号的准直器头盔，以治疗不同形状和大小的靶灶。从 1987 年美国匹兹堡大学引进全美第一台伽马刀，至 1992 年世界安装有 32 台伽马刀，至 1995 年底猛增至 83 台。

20 世纪 90 年代，在静态式伽马刀的基础上做出重大改进，在放射源总活度保持不下降情况下将放射源减少至 30 个，采用了旋转聚焦的方法，装在旋转式源体上的 30 个钴 60 放射源绕靶点中心做锥面旋转聚焦运动，由于射线束不是以固定路径穿越周围组织，周围组织所受的照射剂量更加分散，每个单位体积的周围组织只受到瞬时、几乎无伤害的照射，从而在靶灶中心形成良好的聚焦治疗效果。旋转式伽马刀极大减少了放射源的数目，去除了笨重的头盔装置，简化了结构，节省了装源时间和费用，取得了巨大发展。

核物理技术研究也发现重粒子（也称带电粒子）如中子、质子、氦离子束等具有穿透力强、散射性小，并在穿越组织时能量会在某一组织内突然释放（Bragg 峰）等特点，此特性均较 X 射线和 γ 射线更适用于放射外科治疗。1954 年，Lawrence 利用重粒子束 Bragg 峰释放的原则照射垂体来治疗转移性乳腺癌患者的顽固性疼痛，1980 年 Fabrikant 应用氦离子束技术治疗脑血管畸形患者，这些都属于直线加速器放射治疗技术。1982 年，医用直线加速器被改装和小型化，配上二次准直器后与立体定向技术结合起来，对颅内小的肿瘤和血管畸形进行放射外科治疗，这种直线加速器高能 X 射线非共面多弧度等中心旋转集束照射装置即被称为 X 刀。由于 X 刀造价低廉，易于改装，且其放射线剂量分布和对组织的放射生物效应以及临床治疗效果等均与 γ 刀相似，故发展更为迅速，至 1992 年仅在北美就有 140 多台 X 刀在运行。

二、传统 SRS 技术的局限性和技术革新

具有代表性的传统头部 SRS 设备包括：γ 刀装置和 X 刀，技术特点是小野三维集束单次大剂量照射，高能放射线是从不同方向入射，聚焦于颅内肿瘤病灶，获得高剂量梯度，达到杀死肿瘤、同时保护瘤体周边正常组织效果。但是为防止治疗过程中因患者体位改变而导致照射部位的变化，在治疗颅内和头颈部肿瘤时，大多数 γ 刀和 X 刀系统均需螺钉将金属定位头架固定在患者头部。对于身体其他部位的肿瘤，由于体位固定比头颈部困难得多，而且患者本身器官运动的不可避免性（如心脏和肺等）以及充盈度的不可预测性（如胃、膀胱和直肠等），这些因素导致 SRS 的应用一直局限于头颈部肿瘤。

1997 年，美国斯坦福大学医学中心神经外科专家 Adler 等经过近 20 年研究，成功开发出基于影像引导无需定位框架、并采用机械手臂的放射投射系统，即射波刀系统，将 SRS 技术从头颈部肿瘤延伸至脊椎以及全身其他部位肿瘤。1999 年获得美国食品与药品管理局（FDA）认证，用于颅内疾病治疗，并于 2001 年获得 FDA 认证用于全身可放射治疗疾病治疗。

射波刀技术特点：①射波刀系统整合数字化 X 射线摄影系统（DR），是一种近乎实时的图像引导放射治疗系统（IGRT）。②射波刀系统整合可移动式直线加速器（LINAC），可以分散成 1 200 个射束对靶区进行照射，是一种对靶区高度适型的三维适型放射系统（3D-CRT）。③射波刀系统整合机械臂及近乎实时图像引导，可以引导射束对随呼吸移动的靶区进行呼吸追踪、照射，是一种机器人放射外科治疗系统。

射波刀系统以其精准灵活的自动化机器手臂、X 线实时影像定位系统、呼吸追踪系统和 6mV 直线加速器的完美结合，提供了传统放射外科所无法比拟的靶区照射高度精确性。无论是使用骨性结构，还是采用经皮植入金属微粒作为肿瘤靶区定位的参考标志，均可取得与过去以刚性金属框架为定位参考标志的空间精确性，克服了传统金属框架的有创性、不可重复性以及要求病灶直径不能超过 3cm 的缺陷，并将适应证扩大至全身肿瘤，真正成为放射外科卓越的新利器。它的诞生是放射外科领域又一次革命性的进步。

三、SRS 与普通外放射治疗的差异

SRS 原理和操作技术与普通分次放射治疗有很大差别。普通放射治疗主要依赖照射野内病理细胞和正常组织对放射线的敏感性差异，将一定的辐射剂量分次施照，达到治疗肿瘤、保护正常组织的目的，分次照射对迟发反应组织作用弱。

立体定向放射外科的原理是将生物学有效剂量一次性传送到靶组织，即单剂量电离辐射，单剂量辐射对增殖缓慢或迟反应组织可产生显著效应，治疗方式是利用射线几何聚焦原理，在精确的立体定向技术辅助下，将规划的放射剂量在短时间内聚焦分布于颅内的预选靶点，一次性致死性地摧毁靶结构，而靶结构与周围组织受照剂量出现陡直的梯度峰值变化，靶结构边缘剂量锐减，靶外组织仅接受较小的照射剂量，以达到类似外科切除的效果。靶结构可以是脑内正常组织（如神经纤维传导束或脑深部灰质核团），也可以是颅内病理组织如脑动静脉畸形、脑肿瘤等。

四、立体定向放射外科治疗生物学效应

由于靶点区域聚焦放射剂量场梯度极大，靶点结构内部受照总剂量极大，使得靶组织内几乎所有活细胞出现不可逆的、致死性的放射性损害，即使有少数细胞存活，也很难再进行有丝分裂；而靶外结构，因为射线的剂量场梯度的陡直变化，分布剂量锐减，虽然有轻度的放射性反应，但通常是可逆的。分散的射线通过正常组织的径迹中，正常脑组织只接受可以耐受低放射剂量，而数百道放射径路射线聚焦到一个靶点，剂量累积达到放射性坏死的程度，则产生凝固性坏死，形成边缘锐利清楚的损毁灶。

生物细胞经过一定剂量照射后可发生一系列放射生物学变化。首先是射线的原发作用，即射线的辐射物理学过程（电离、激发）和辐射化学过程（自由基的形成），原发作用可导致大分子化合物结构以及细胞某些细微结构的破坏。接着便是射线的继发作用，指由于分子水平化合物的变化而引起的一些生

理性、代谢性和细胞结构的变化。生物细胞在接受辐射之后可发生：蛋白崩解；DNA 或 RNA 链断裂；直接破坏某些酶或辅酶；生物酶性结构破坏；线粒体能量系统发生障碍；粗面内质网上的核蛋白体解聚；溶酶体破裂等。照射后细胞的反应与损伤程度和吸收剂量有关。

一般聚焦照射组织的退变、坏死先从辐照中心开始，逐渐扩展到边缘。在坏死区及瘢痕区周围可伴有水肿样改变。聚焦照射治疗后，病灶的形成可分为三期：①坏死期，靶点中心吸收剂量为 200Gy 时，3~4 周出现照射后的急性退行性改变和炎性反应。②吸收期，坏死期后至照射后 1 年或数年，主要改变是病灶内细胞活动增强，细胞裂解碎片被吸收，胶质细胞增生，病灶周围组织带呈慢性炎症反应，血管闭塞内皮细胞增生，并出现新生毛细血管。③后期，可持续数年至数十年，主要特点是胶质瘢痕形成，炎症反应消失，不再形成新的毛细血管。

五、适应证

与传统神经外科手术相比，立体定向放射外科治疗有以下优点：治疗无创伤，不需全身麻醉，患者无痛苦，无术后出血和感染的危险；治疗时间短，患者常常不必住院，在门诊即可完成手术；治疗精确，对颅内重要功能结构极少造成损伤，术后并发症少；对适应证掌握良好的患者可达到显微手术切除的效果。作为一种新的治疗手段，立体定向放射外科在治疗颅脑疾病方面确有其独特之处，但并不能完全代替手术或其他治疗方法（如分次放射治疗、化学治疗、免疫治疗等）。

只有严格掌握该技术适应证，才能发挥其最大功效。立体定向放射外科适应证主要有：年老体弱，合并有严重心、肺、肝、肾疾病，不能耐受全身麻醉手术者；凝血机制障碍，不能行开颅手术者；病变位于重要功能区不宜手术或位于脑深部难以手术者；颅内肿瘤手术切除后残留或复发者；单发或多发（不超过 3 个）脑转移瘤；患者拒绝手术而选择放射外科治疗者；作为全脑照射的补充治疗。

六、治疗基本流程

目前，用于立体定向放射外科的设备（或称放射源系统）主要有 3 种，即 γ 刀的钴 60 放射源、等中心直线加速器（X 刀）和紧凑型能产生 6mV X 射线和电子束的轻型直线加速器和重粒子束。放射治疗设备的设计原理不同，其操作程序也不同。

传统框架立体定向定位系统结合的放射治疗设备（如 X 刀、γ 刀）基本的治疗程序相似。①安装立体定向头架。在头皮局部麻醉下，用 4 个螺钉（如以磁共振定位，需用无磁性螺钉）将头架牢固固定在颅骨上。如果病变靠近颅底或位于小脑、脑干等部位，应适当降低头架位置，尽可能使病灶位于定位框架的中心。②病灶定位。将定位框架固定在头架上，使用磁共振、CT 或脑血管造影等成像方法对病灶进行定位。③治疗规划。将病灶定位的影像学资料输入计算机工作站，在每张图像上勾画出病灶边界和颅内某些重要结构的轮廓，如眼球、视神经、视交叉、脑干等，并对上述结构进行三维重建。根据病灶的大小和形状，选择不同大小的准直器和靶点数目；依据病变性质，选择合适的照射剂量和照射时间。在治疗规划时，应反复比较各种治疗方案，使所给剂量尽可能多地集中在靶区内，而颅内重要功能结构的受照剂量应尽可能低。④实施照射。根据治疗方案，利用不同的放射源系统对病变进行照射治疗。⑤去除头架，包扎创口。

射波刀使用人体骨骼结构作为参考框架，颅内病灶与颅骨之间、脊柱及其周围肿瘤与脊柱之间有着固定的刚体对应关系。天花板上安装的两组 X 线球管和安装于治疗床头端两侧地面上的单晶硅影像板（X 线摄像机）组成了靶区定位影像追踪系统。由两组 X 线球管发出低能 X 射线相互垂直，交叉穿过头颅（或患者肿瘤的治疗部位），X 线摄像机获得一对相互垂直的高清晰颅骨（或骨骼）数字图像，并将图像传输到计算机，计算机与事先 CT 扫描获得的颅骨数字重建图像（DDR）相比较，首先确定颅骨的精确位置，然后得出治疗靶目标（病灶）的精确位置。安装有轻型直线加速器的机器人机械臂，按照计算机预设的路线，带动直线加速器围绕患者在前、后、左、右、上、下 6° 空间自由转动，直线加速器根据机械臂的转动可调整到 100 个位置（或节点），每个节点处又可以从 12 个角度投照射线。因此，多达 1 200 个方位投照射线、配合电脑程序控制的治疗床运动和靶区定位影像追踪系统、呼吸同步追踪系统的实时图像调整校核，最终完成靶区的适形聚焦照射。

七、临床应用

立体定向放射外科治疗范围包括功能性神经外科疾病、脑血管疾病和颅内肿瘤，但在不同病种治疗选择上随着研究深入认识上有所转变。

1. 功能性神经外科疾病

（1）顽固性疼痛：丘脑腹内侧核损毁术治疗恶性疼痛是最早应用 γ 刀进行的手术之一，该治疗是缓解恶性疼痛较为有效的方法，损毁靶点常选择脑原点上方 0～5mm，后方 8～12mm，中线旁开 8～12mm，中心剂量为 160～180Gy。但是近来随着核团电生理监测技术的发展，该术式临床应用逐渐减少，被微电极引导的神经核团射频毁损手术所替代。因为 γ 刀毁损的核团在影像学上是"不可见"靶点，即不能通过增强扫描来显示的靶点，它的影像学定位往往是把大脑前联合（AC）—大脑后联合（PC）中点作为脑原点，根据国人脑神经核团解剖图谱测量均值，换算成毁损坐标，会因为不同患者头颅大小的个体化，存在靶点定位误差，而毁损的靶点又毗邻内囊后肢，常常导致严重的不可逆性并发症。立体定向微电极引导的核团射频毁损，首先通过解剖影像学定位导入探测—刺激电极，对选择的核团靶点的精确性进行电生理学测定验证，同时通过刺激参数变化结合功能学观察，验证靶点和内囊的安全距离，经过反复验证调整后，首先可逆性预毁损验证治疗效果，确定安全性后进行核团毁损，这大大降低了并发症发生率，提高了手术的安全性。

（2）三叉神经痛：立体定向放射外科治疗三叉神经痛的效果与靶点定位的准确性密切相关。因为随着医学影像技术发展，经磁共振三维成像定位技术，三叉神经脑池段能清晰显示，以三叉神经感觉根进脑桥区前段为照射靶点，单个 4mm 准直器，脑干表面剂量≤30% 等剂量曲线，首次治疗靶中心剂量为 70～100Gy，能取得很好的效果。目前临床争论较大的是影像学上三叉神经根有明显血管压迫患者，因患者惧怕微血管减压手术风险而直接选择 γ 刀治疗是否符合循证医学依据。目前主流的思路仍旧是：对于术前明确有责任血管压迫的患者，首选微血管减压手术，年龄和身体一般状况不能耐受外科手术时，γ 刀才作为备选方案。

（3）癫痫：伴有癫痫发作的脑血管畸形和脑胶质瘤患者，经病灶和周边的立体定向放射外科治疗后，部分患者癫痫发作完全消失或发作次数减少。立体定向放射外科治疗癫痫的机制尚不清楚，部分学者认为可能与放射线直接破坏致痫神经元或致痫神经元的传入神经纤维阻滞有关。若是明确的单侧局限性颞叶内侧型癫痫，立体定向一侧海马头端和杏仁核的聚焦毁损，有时能达到开颅海马和杏仁核选择性切除的效果，手术创伤很小；致痫灶局限且影像学能显示者，立体定向放射外科的定点行照射清除，治疗效果也不错。但对于癫痫灶泛化、多数不能明确癫痫灶的患者，SRS 治疗争论较大，其根源还是原发性癫痫毁损灶的"可视化"影像定位和电生理学靶点验证。Barcia 等首先采用立体定向技术埋置脑深部微电极对可以致痫病灶定位和勾画范围，然后用 X 刀对电极测定的范围进行立体定向放射外科治疗，照射剂量 10～20Gy，治疗后多数患者癫痫发作完全消失或发作次数明显减少，未出现并发症。目前此治疗领域的发展在于，首先使用立体定向脑深部电极植入直接记录脑深部的异常放电活动，然后根据电极触点位置信息转化为致痫灶的定位信息，结合应用 CT 及磁共振图像融合技术，在深部电极引导下进行致痫灶的伽马刀低剂量治疗。据报道治疗效果很好，特别适合多灶性癫痫患者，认为 10Gy 的剂量小范围照射不产生脑坏死灶，但可控制癫痫发作。

2. 脑血管疾病

（1）脑动静脉畸形：SRS 治疗脑动静脉畸术后血管闭塞率高，并发症少，现已成为无法切除或栓塞治疗的脑动静脉畸形首选治疗方案。血管闭塞的机制可能与照射后血管内皮细胞增生、管壁增厚、管腔变窄和血栓形成有关，术后血管闭塞率与脑血管畸形团的体积和照射剂量密切相关。研究发现，当脑血管畸形直径在 2cm 以内，边缘剂量达到 25Gy 时，血管闭塞率明显提高。对于较大的脑动静脉畸形，宜在手术部分切除或部分栓塞后行立体定向放射外科治疗。用小准直器多靶点照射剂量布局充分，把血管巢严密包裹，可使 AVMs 闭塞率明显提高。治疗主要并发症为血管破裂出血，发生率约 5%，与脑动静脉畸形的自然出血率大致相符，随着手术后时间延长，出血率逐年下降。

（2）海绵状血管畸形（CM）：既往国内外曾对脑组织深部（特别是脑干）海绵状血管畸形立体定向放射外科治疗持赞同意见，近年来随着研究深入，观念有了巨大转变，认为存在以下几点问题：①理论依据问题。CM没有明显的供血动脉以及引流静脉，不能用照射后血管内皮细胞增生导致血管闭塞来解释。②放射剂量控制问题。早期治疗颅内CM的放射剂量类似于AVM放射剂量，但术后患者顽固性脑水肿发生率及脑水肿严重程度明显高于AVM患者，继发性脑水肿所导致临床症状比疾病本身的临床症状严重，治疗效果差。临床实践试图通过降低放射剂量来减少脑水肿的发生和脑水肿严重程度，但是收效甚微。研究发现，为避免放射性脑水肿的发生，周边治疗剂量应控制在15Gy以下。③靶区勾画容积与病灶实际体积存在偏差。照射容积与病灶体积越接近，越能降低周边正常脑组织的放射性损伤，病灶体积与边界精确的勾画有赖于影像学的支持，但颅内海绵状血管瘤周围含铁血黄素的沉着带要比病灶本身体积大得多，影像学异常信号多为含铁血黄素的沉着异常脑组织而非病变本身结构。④含铁血黄素的放射增敏问题。多数CM反复少量出血，周边脑组织有大量含铁血黄素沉积，因为含铁血黄素有强烈的放射增敏效应，此部分的容积照射会导致周围正常脑组织的顽固性放射性损伤，增加术后脑水肿的发生率。⑤疗效评价标准。CM在数字减影血管造影（DSA）上通常不显影，不能像AVM那样通过术后血管闭塞来评价疗效。CM本身不是实体组织，由异常扩张血窦组成，治疗后病灶影像学大小改变同样难以观测。目前国内外多数学者认为，立体定向放射外科仅对脑内CM含铁血黄素沉积引起的癫痫发作控制有效，不能作为闭塞血管、减少出血的首选措施。但对海绵窦的海绵状血管瘤，国际上已经达成共识，立体定向放射外科治疗效果极佳，可以作为首选治疗措施。

3. 颅脑肿瘤

（1）听神经瘤：伽马刀是治疗中小型听神经瘤的安全有效的方法之一，可以作为显微外科手术以外的一种替代治疗选择，尤其适用于年龄大、不能耐受手术者，手术后残留或复发肿瘤和需要保留听力者。适应证包括：肿瘤直径<2.5cm；年老体弱、不能耐受开颅手术者；希望保留听神经和面神经功能者；双侧听神经瘤，听力尚未完全丧失的一侧肿瘤等。根据肿瘤大小和肿瘤周边结构选择不同的周边剂量，肿瘤直径小于30mm效果要比大肿瘤好。尸检发现，治疗后的患者肿瘤坏死或瘢痕化，在影像学上表现为肿瘤缩小或未增大，虽不像开颅手术那样将肿瘤切除，但肿瘤已不再生长。治疗剂量：10~20mm直径处方剂量14~17Gy（平均15Gy）；21~30mm直径处方剂量12~18Gy（平均14Gy）；>30mm直径处方剂量8~14Gy（平均12Gy）。采用40%~50%等剂量曲线，等中心照射点3~7个，平均5.2个，脑干受照射剂量均低于10Gy，肿瘤总控制率91.3%。

（2）脑膜瘤：显微神经外科技术的发展，使得绝大多数脑膜瘤可经开颅手术彻底切除，因此，脑膜瘤患者应首选手术切除。但特殊部位的脑膜瘤如岩斜部、鞍区、蝶骨嵴内侧、海绵窦内以及与颅内静脉窦广泛粘连的脑膜瘤，手术全切困难，并发症多，术后残留或复发率高。对于上述部位的脑膜瘤，可以应用立体定向放射外科治疗，也可以先行手术切除，对难以切除的肿瘤残留部分进行照射，既可根治肿瘤，又可避免颅神经损伤。

（3）垂体腺瘤：立体定向放射外科是治疗垂体腺瘤的一种安全、有效的方法，但要严格掌握适应证，对不同类型的肿瘤应规划不同治疗方案，以期达到最佳效果，同时对放射性损伤等并发症应有充分认识，主要治疗垂体微腺瘤或不适合全身麻醉手术者或术后复发者。SRS对垂体腺瘤患者内分泌症状的控制率可达70%，术后主要并发症为垂体功能低下和视力下降。为防止视路受损，应将视交叉和视神经的受照剂量控制在8~10Gy以下。

（4）颅咽管瘤：囊性颅咽管瘤可行立体定向穿刺术，对于实质性肿瘤或囊性颅咽管瘤的实体部分，如果范围不大（<2.5mm），可以选择立体定向放射外科治疗。治疗时应注意保护视交叉、视神经和眼球。

（5）松果体区肿瘤：松果体区肿瘤开颅手术的病残率和死亡率较高，普通放射治疗易引起脑干放射性损伤，而立体定向放射外科治疗该区域肿瘤却十分安全，受术者无死亡，对脑干损伤小。为预防照射后发生急性脑积水，治疗前最好先行脑脊液分流术。

（6）脑转移瘤：脑转移瘤在发现时往往较小，形状规则，边界清楚，很适合立体定向放射外科治疗。尽管大多数转移瘤对分次照射不敏感，但对单次大剂量定向照射却反应良好。治疗后 1~3 个月，肿瘤消失或缩小。经大宗病例随访，肿瘤控制率达 90%。因此，从延长患者寿命和提高生存质量的角度考虑，对于单发或多发的脑转移瘤，在全脑照射的基础上进行放射外科治疗是一种明智的选择。

（7）胶质瘤：脑胶质瘤尤其是低分化肿瘤，在脑内呈浸润性生长，肿瘤边界不清，并不适合立体定向放射外科治疗。为了充分发挥立体定向放射外科的优点，减少放射性脑损伤，目前的主要治疗策略有全脑照射后追加 X 刀或 γ 刀治疗，多等中心照射，分次立体定向放射治疗，手术大部切除后放射外科治疗等。伽马刀对体积较小、边界相对较清晰的低恶度胶质瘤的治疗是有效的，对高恶度胶质瘤在短期内可有效地杀死靶区内肿瘤细胞并延缓肿瘤生长，但并不能有效控制周边肿瘤细胞生长和复发。

第二节　立体定向活检技术

一、临床意义

明确的组织病理学诊断是临床治疗颅内病灶的基础，是神经内外科医师决定是否手术以及后继如何治疗（放疗和化疗）的依据。例如：对于不能切除的脑内病灶微创活检，若证实为恶性肿瘤，可以行内放射治疗或化疗；对脑内多发弥散病灶、影像学上不能提供明确诊断的病灶，脑组织活检明确诊断后可以为后期治疗（放化疗、内科治疗）提供指导意见。白血病、艾滋病（AIDS）、克雅病（CJD）、中枢神经系统血管炎、红斑狼疮（SLE）、风湿病等全身性疾病引起的颅内病灶，有时也需要采用活检方法来明确病理学诊断。

虽然先进影像学技术的发展使脑内病灶的确诊率明显提高，但很多情况下脑内病灶的影像学表现并不典型；特别是早期病变和神经变性病灶，病灶界限不清，影像特征不明显。Alesch 对比一组 181 例脑内病灶的 CT 诊断与活检病理结果，发现两者诊断出入很大；1995 年他又比较 195 例颅内病灶术前诊断和术后病理学诊断，发现 CT 对胶质瘤的诊断符合率仅 33%，误诊率达 28%；非肿瘤性病变诊断符合率为 30%，误诊率为 40%。因此，临床仅根据影像学检查决定脑内病灶的病理性质是不可靠的，活检病理组织学检查仍然是诊断脑内病灶的金标准。

脑深部病灶标本可以通过开颅手术切除、徒手钻孔穿刺、立体定向穿刺和脑室镜钳取 4 种外科技术获得，前两种方法由于创伤大、定位不准确，在临床实践中已逐步减少应用。CT/MRI 引导立体定向活检技术较开颅或徒手穿刺手术优势明显，对体积较小（<5mm）、位于脑深部病灶能够做到精确定位取材。立体定向脑组织活检术灵敏性、精确性和安全性很高，靶点误差 <1.0mm，特别适合脑中线区、脑干、脑主要功能区病变活检。神经外科医师可以在微小创伤下，准确获得脑深部病变组织，从而完成对病灶性质或病原学诊断。微创活检术对脑内病灶的病理学诊断可以从很小块的标本中获得。

目前多数神经外科和放射治疗科医师达成了统一认识：单纯依靠影像学诊断和医师个人经验，对颅内病灶采取开颅探查或无病理诊断的外放射治疗是缺乏循证医学证据的，对于颅内诊断不明确的病灶（特别是脑深部或功能区病灶），应当首选立体定向活检确定病理诊断，再制订下一步的治疗方案。

二、适应证和禁忌证

1. 立体定向脑组织活检的优点

（1）确定病灶的性质，从而决定后续治疗是否行开颅手术、放疗或化疗。

（2）帮助制订手术计划，如病灶切除范围等。

（3）对特殊感染、脱髓鞘疾病、AIDS 等，帮助决定特殊的治疗计划。

（4）决定颅内多发性肿瘤是否为多源性。

（5）活检同时可协助疾病治疗等。

随着影像学技术、立体定向技术和计算机技术的飞速发展，颅内病变立体定向活检术已经成为一项安全、可靠、微创的诊断技术。立体定向活检具有定位精确、损伤小的特点，**完全**可以替代开颅手术探查，这一微侵袭性的术式为颅内病变的治疗提供了更多的选择与指导。

2. 脑内病灶立体定向活检的适应证

（1）颅内各部位（大脑、胼胝体、基底节、脑干、小脑等）病变性质不明确。

（2）颅内多发病灶，不能明确病理性质。

（3）开颅手术风险大而且性质不能明确的肿瘤。

（4）可疑为病毒性脑炎或者全身病变引起的脑内病灶。

（5）患者体质差、不能耐受开颅手术，欲明确肿瘤性质决定化疗或放疗方案，或者采取肿瘤内放疗。

（6）脑内病灶需要鉴别是炎性病灶、原发性肿瘤或者转移性肿瘤。

（7）怀疑是放疗敏感的肿瘤（生殖细胞瘤、淋巴瘤等），需要放疗前证实诊断。

（8）准备接受放射外科、间质内放疗的病变，需得到病理学证实。

（9）脑肿瘤复发与放射性坏死需作出鉴别诊断。

3. 脑内病灶立体定向活检的禁忌证

（1）年龄＜2岁，颅骨骨板菲薄（＜3mm），无法固定定向仪框架（目前无框架机器人系统可以替代）。

（2）出凝血功能严重障碍者。

（3）低位脑干延髓内弥散性病灶。

（4）疑为血管性病变或血液供应丰富病灶者（动静脉畸形、动脉瘤、血管网织细胞瘤），活检易产生严重出血之虞。

（5）怀疑细菌性炎症、脓肿或寄生虫，病变可以通过活检扩散者。

（6）CT/MRI影像学检查不能明确显示目标者。

（7）手术头皮局部感染者。

三、手术方法和步骤

1. 术前准备

（1）血常规、血小板、凝血功能和免疫学检查。

（2）术晨禁食水，术区剃头或者灭菌溶液洗头，局部剃发。

（3）术前苯巴比妥肌内注射。

2. 麻醉与体位

（1）一般采用局部麻醉，小儿及不配合患者可加用基础麻醉或全身麻醉。

（2）病情许可时，一般采用坐位，也可根据脑内病变活检部位决定患者的体位。额叶及基底节病变活检采取仰卧位，顶叶、颞叶病变活检采取半坐位，枕叶及小脑病变活检采取侧卧位或俯卧位，鞍区病变经鼻腔活检采取平卧仰头位。

3. 常规框架立体定向手术步骤

（1）安装框架：患者头部应置于立体定向仪框架（或基环）的中心，局部麻醉后固定框架。安装框架时，尽量保证靶点位于框架的中心原点周围，并设法将固定钉置于靶点平面的上方或下方，避免在同一个层面造成影像定位伪影。

（2）扫描定位靶点：将定位板（或定位环）置于框架（或基环），进行CT/MRI扫描定位。为使病灶显示清晰，可采用增强扫描方式。在CT/MRI定位片上确定穿刺靶点，将片上的二维数据转换成三维坐标值，并据此安装好定向仪导向装置。

（3）钻透颅骨：单纯病变活检可不用切开头皮，仅用细小颅钻（直径2mm）在钻套保护下直接钻透颅骨内板。钻颅的部位根据病变部位而定。病变在额叶、鞍区，一般采用冠状缝前、矢状缝旁开3cm处钻孔。松果体区、顶叶、颞叶、枕叶病变，多采用顶骨结节处钻孔。脑干病变，若选用前额入路，在冠状缝后1~2cm、中线旁3cm处钻孔，以保证穿刺径路与脑干纵轴平行；若选用后颅窝经小脑入路，则在枕外隆凸下 3~5cm、中线旁 5cm 钻颅。

（4）选择活检器械：根据病变情况，可选用各种活检穿刺器械。

（5）穿刺靶点：结合影像学确定穿刺活检靶点。刺透或切开硬脑膜，将立体定向活检针或立体定向活检钳深入至靶点。

（6）留取病变组织：由于肿瘤中心可能是坏死组织，故活检时不应只选择病变的中心；应穿刺病灶适当部位，留取 2 或 3 块病变组织，以提高诊断准确率。具体操作时，可将活检针经导向器深入至病变内 5mm 处采取组织，然后每深入 3~5mm 取 1 块组织。穿刺及采集病变组织时，进针要缓慢、轻柔；退出活检针时若阻力明显，应缓缓放开活检组织，不可用力撕拉，以免伤及重要结构。

（7）闭合创口：取下立体定向仪，缝合、包扎头皮小切口。

4. 无框架立体定向的手术步骤

（1）扫描定标：手术当日，贴标记点，行 CT/MRI 扫描。

（2）手术规划：图像经通信网络或磁盘输入无框架手术系统计算机，选定靶点并做好穿刺路径规划。

（3）注册锁定：手术室内用塑形枕固定患者头部，施用机械臂注册并锁定进针方向。

（4）手术操作：术者按常规定向手术方法进行穿刺、取材等操作。

四、手术注意事项

1. 穿刺径路选择

穿刺径路的选择主要依据病变的部位和体积，此外还应注意以下几点。

（1）脑表面静脉网纵横交错，穿刺要避开主要血管走行部位，在 MRI 定位下选择脑回作为穿刺点，而不是脑沟（血管走行区）。

（2）避开脑皮质的主要功能区，一般入颅点应在颅骨投影的矢状缝旁 2cm 前后连线上或在额前部、顶结节部；颅后窝入颅点应选在背正中线两外侧各 2.5cm 范围内。

（3）硬脑膜要用尖针芯刺破，避免用钝针头将硬膜向颅内推开造成硬膜外血肿。具体操作时，当套管针抵到硬膜后，撤出圆头针芯验证有无硬膜外出血涌出，如有可以注入凝血酶止血；如没有出血，则更换尖针芯穿透硬膜，然后再换圆头针芯继续深入。

（4）从皮质进入瘤区前，导向器要用圆头针芯分离通道，以防锐器刺破通道上血管引起出血。

（5）尽量避免穿刺通道经过脑室系统，防止脑脊液流失导致的靶点移位或病灶扩散。

（6）病灶扫描增强的程度如何常能说明血管是否丰富。要掌握重要浅、深部静脉的空间结构关系，特别注意侧裂血管、大脑大静脉、大脑内静脉等。

一般而言，病变的中心部位常为坏死组织，此处取标本虽然安全，但难以做出正确的病理诊断。活检取材的标本应包括病变周边的强化部分，此处取材阳性率高，但出血概率也明显增大。外科医师应当清楚知道病变周边取材的危险性，做好局部止血的准备，必要时需开颅手术清除血肿。

2. 影响病灶定位精度的因素

（1）影像学因素：靶点定位的精度通常与影像的矩阵有关。目前常用 CT 机的矩阵为 512×512，已能够满足立体定向活检手术精度的要求；新型 CT 机矩阵达 $1\,024 \times 1\,024$，靶点精度显示更佳。目前大多数立体定向仪采用直角坐标定位原则。在 CT 定位图像中，扫描的层厚对 Z 坐标精度有影响；而 X、Y 坐标的精度误差，与像素大小有关。先进的 CT、MRI 设备能够保证定位精度在 0.5mm 之内。

（2）活检器械因素：活检器械包括活检针、活检套管、活检钳等，其加工精度直接影响穿刺靶点的精度。随着机械加工技术的提高，活检器械现已相当精致，其误差也在 0.5mm 以内。

（3）病变性质因素：病变体积较小、组织较为硬韧，穿刺时可能造成移位。病变突入脑室时，也会使实际穿刺活检落空。此时立体定向活检，要考虑应用特殊的活检器械，也可在内镜直视下活检。

3. 手术操作要点

（1）颅骨钻孔及进针位置选择：穿刺针进入的脑皮质点应避开重要功能区（如中央前回）。

（2）穿刺针至活检靶点的径路上，不应造成脑深部重要结构损害。

（3）穿刺针从皮质到活检靶点的距离应尽可能短。

（4）活检针取标本：Backlund 活检针外径 2.1mm，其针芯尖端有长 10mm 螺旋钢丝，用于采取病理标本。采取的病变标本应当包括三部分：CT/MR 显示增强病灶的外周组织、扫描增强的病灶、病灶的中心。

（5）防止并发症：注意观察患者意识、精神状态、语言、瞳孔、深浅反射、肌肉张力等变化，以便尽早发现神经损害症状，及时调整活检针的方向或深度。

4. 立体定向脑组织活检术后处理

（1）注意观察患者意识及生命体征变化。

（2）常规应用止血剂和抗生素。

（3）术后发生脑水肿时，应用甘露醇、激素对症治疗。

（4）颅内感染偶有发生，可有针对性选择抗生素控制。

五、如何提高活检的阳性率

立体定向活检术取样小是确定诊断的不利因素。标本 $<1mm^3$ 时，对于确定同性质肿瘤（如星形细胞瘤、少枝胶质细胞瘤等）并不困难，但对于确定不同组织成分的肿瘤（如颅咽管瘤、畸胎瘤、转移癌等），则很容易误诊。为了提高脑内病变活检的阳性率，术者和病理科医师应注意下述原则。

1. 手术操作中注意事项

（1）术者与病理科医师密切合作，及时通告患者的临床情况（年龄、病程、体征），影像学结果（包括 CT、MRI、血管造影）和术中所见（肿瘤呈囊性、实性、坏死、钙化等）。

（2）根据病变体积，沿穿刺道尽量多采取组织标本。对于大脑半球的较大病变，每个病灶可采取 2~10 块标本（通常 3~6 块），每块标本长 3~10mm（用螺旋活检针）或 1~4mm（直径 0.8~1.2mm 的活检钳）。对于重要功能区的病变虽然不可能留取标本很多，但根据影像学检查能够选准靶点，有针对性地取材，可以用细针抽吸的方法。取标本时，要注意不能只取病灶中心的坏死区。

（3）活检标本取材要包括病变的外周、边缘和中心，最好能够贯通病变。术者可将取材部位标记在 CT/MRI 片上，供神经病理医师确定组织学诊断时参考。

（4）微型活检钳取材很小，其长处为不会造成正常解剖结构推移。对于质地较软的病变，抽吸方法留取标本效果也较好；手术将一根外径 1.9mm 的尖锐穿刺针插入瘤内，穿刺针的末端接 2mL 注射器抽吸。

（5）术中快速病理检查不能做出诊断时，应及时更换穿刺靶点。特殊病变的取材，需做相应的病理检查。

（6）囊性病变除留取囊壁外，抽出的囊液也要进行细胞学检查。

2. 病理标本处理的注意事项

（1）神经病理科医师必须熟悉立体定向活检取材的微小标本检查技术，方能及时做出正确的诊断。

（2）有条件的单位，快速病理检查室可设在手术室内；至少应邻近手术室，以利及时检查和反复核实。

（3）中枢神经系统病理学分类可按照世界卫生组织（WHO）的标准。肿瘤的分级标准对于选择治疗方法，如手术、放疗、化疗，具有重要的意义。

（4）病理检查的常规技术包括冷冻切片、快速涂片和石蜡包埋。术中病理检查除可用冷冻切片技术外，目前也常采用快速涂片技术。将数块活检标本置于玻片上，轻轻涂布并加压，亚甲蓝染色（Loeffier 法）2min，然后在显微镜下观察，并可照相留底片。目前，石蜡包埋作为常规病理检查手段，结果最可靠。此外，根据病变情况，也可对所取标本进行特殊包埋，供超薄切片和电镜检查。

（5）基于上述方法获得的病理诊断可分为两类：一类是快速病理检查，通过冷冻切片或涂片，使术者及时得到病理诊断，为下一个手术步骤（如脑肿瘤内放疗）提供依据，但此种方法有时对肿瘤的分类较困难；另一类是普通病理检查，取出的标本立即放入 10% 甲醛液中固定，留作常规石蜡切片，以便获得准确的病理诊断，指导日后临床治疗。有时术中快速病理诊断实难确定，可在靶点区置入一个小银片（用半个银夹折叠而成），待术后普通病理检查确定为肿瘤后，再依此靶点标记进行放射治疗。

六、颅内出血并发症的防治

1. 颅内出血发生率

颅内出血是立体定向手术活检的严重并发症，发生率 0.5% ~ 3%。Kelly 报告立体定向活检 131 例，出血率为 3.6%；文献中报告立体定向活检的死亡率和致残率为 0 ~ 24%。Mundinger 报告立体定向活检 1 551 例脑瘤中，活检部出血 21 例（1.3%），无死亡与严重并发症。Bemstein 等报告 300 例立体定向活检中严重并发症（死亡和严重致残）的发生率为 3.0%，轻微并发症发生率为 3.3%，总发生率为 6.3%。

2. 颅内出血种类

颅内出血的种类涉及穿刺道的各部位，如硬膜外血肿、硬膜下血肿、脑实质内血肿、脑室内出血等。出血的原因：一是穿刺道出血，因活检穿刺本身带有一定的盲目性，即使选入颅点时尽可能避开皮层静脉走行部位，但遇有走行异常或因某因素存在静脉多分支者也难以判断，而脑深部的一些小血管则无法避开，穿刺损伤后引起出血；二是取材点出血，恶性肿瘤生长快，多含有丰富的新生毛细血管网和异常的血管结构，活检时可能损伤瘤内的血管而引起出血。

3. 定向活检出血的预防

（1）术前依据影像学检查，充分估计脑内病变的血液供应情况，根据影像学检查判断肿瘤是否易于出血；对易于出血病灶，采用侧方开口双套活检针较弹簧活检针更为适合。穿刺道选择尽量有目的避开皮层血管。活检过程中操作应轻柔，遇有阻力时要反复旋转方向，慢速进退针，遇有阻力时不要用力过猛，避免损伤脑组织和撕破血管，必要时改换穿刺点或活检靶点。

（2）选择穿刺点和穿刺道，应避开颅内重要血管。由于脑组织是富有血管的组织，在脑表面有许多回流静脉网纵横交错走行，且穿入点既小又深在，无法用肉眼看到。因此，确定入颅通道时要注意避开脑表面主要血管的走行部位，避开脑皮质的主要功能区。一般入颅通道点应在颅骨投影的矢状缝旁 2cm 的前后连线上或在额前部、顶结节部；颅后窝入颅通道应选在枕部正中线两外侧各 2.5cm 范围内，这样造成脑表血管损伤、颅内出血的机会较少。

（3）调整好细颅钻钻骨孔的深度，防止固定架滑脱使长钻头刺入脑内过深。

（4）刺破硬脑膜要用尖头穿刺针，避免用钝器将硬膜向颅内推开造成硬膜外血肿。针尖到达硬膜外时，撤出针芯，验证是否有硬膜外出血。从皮质到病变靶区时，穿刺针要钝性分离通道，以防锐器刺破通道上的血管引起出血。

（5）应用头端圆钝的穿刺针继续通过脑组织，直至靶点。

4. 定向活检出血的处理

（1）术中发现穿刺针尾部有动脉血或静脉血涌出时，应立刻停止移动穿刺针，外套管可暂不退出，以便向外引流血液，避免形成脑内血肿；较小的出血一般可以自凝，局部可以注入止血药如凝血酶、巴曲酶（进入蛛网膜下隙可引起癫痫发作）等，也可以将细条状吸收性明胶海绵从外套管内送至出血点压迫止血。一般经上述处理，均可在短时间内达到止血目的。活检区少量出血（3 ~ 5mL）无需特殊治疗，一般术后 3 ~ 5d 就能自行吸收。为防止术后出血或水肿加重引起脑疝，活检后 48h 内应进行生命体征监测，并行 CT 复查；一旦发现血肿形成，应立刻开颅或立体定向手术清除血肿。

（2）出血量较多时，可应用凝血酶 500 ~ 1 000U（溶于 2 ~ 5mL 注射用水）直接经穿刺针注入，常即时达到止血效果。确认无活动性出血后，拔出穿刺针，更换穿刺靶点，不得再于该处采取标本。对于瘤床多量的出血，即使置入少许吸收性明胶海绵仍难以压迫止血时，不能排除血肿增大可能，尤其是深部病变。采用经穿刺针反复用等渗盐水冲洗后观察，一般能止血，但术后需要及时进行 CT 复查。术中出血难以止住时，可行立体定向引导神经内镜进入靶区，直视下电凝止血。

（3）活检完毕后，可应用穿刺针检查穿刺道有无出血。将穿刺针插入活检的最低靶点，取出针芯后缓缓拔针，以确认有无活动性出血。如果针尾有血液流出，应将穿刺针固定于此处，处理同上。由于立体定向手术穿刺具有不可视性，即使采取了上述措施，仍有刺破血管引起较大出血的可能，对怀疑出血的患者应及时进行 CT 复查；若血肿较大且造成脑压迫症状时，要尽早行立体定向或开颅手术清除血肿。

第三节　神经导航技术

20 世纪 90 年代神经外科进入微创时代，神经导航是微创神经外科技术重要组成部分。

神经导航系统使神经外科手术定位更准确、最大限度切除病变并避免损伤正常脑组织。神经导航定位和实时引导为微创神经外科手术提供可靠技术支持，广泛应用于脑血管病、肿瘤、活检、脑内异物取出、脊髓/脊柱病变等手术，日益得到神经外科医师重视，在一些经济发达国家已经成为神经外科常规手术设备。

脑内手术最困难的问题是如何在不（或少）损伤正常脑组织的状态下，探查到脑内病灶。神经导航用途有三：①手术前定位颅脑病灶部位和颅脑重要解剖标志，形成三维模拟图像，设计手术入路和准确、安全开颅。②手术中发现脑内占位病灶，确定切除范围；确定动静脉畸形血管边界，协助判断巨大动脉瘤与源生动脉关系；利用功能磁共振导航确定重要脑功能。③神经导航与多普勒超声技术合作，实时了解病灶切除状态。

一、发展历史

神经导航又称影像引导神经外科（IGS）或无框架立体定向，是现代立体定向外科技术之一，其发展历经 1 个世纪。

1906 年英国 Horsley 和 Clarke 研制出脑立体定向仪，用于动物实验研究。1941 年后 Specigel 和 Wycis 发明人体脑立体定向仪，并利用脑室造影定位技术，采用前后联合线，以脑室标志为基础，获得人体三维立体定向图谱，并应用立体定向技术，通过毁损苍白球治疗帕金森病。以后，相继出现 Leksell、Reichert、Gillingham 和 Mccaul-Fairman 等脑定向仪。有框架立体定向外科又称立体定向外科，用于脑组织活检、帕金森病手术和脑内放射治疗。

早期有框架导航外科应用脑室、气脑造影和 X 线平片技术，不仅定位欠准确，而且操作复杂，创伤性比较大。另外，采用带框架脑立体定向手术时，患者需佩戴框架，操作较复杂且不能实时导航，长期以来带框架导航外科发展缓慢，临床应用范围比较小。

20 世纪 80 年代，临床医学向微创发展，CT 和 MRI 等数字化影像资料可输入计算机，出现无框架立体定向外科，也称神经导航。

神经导航系统在模拟数字化影像与神经系统实际解剖结构之间建立起动态联系，使医师能够"透视"患者脑内微细结构，个体化地设计手术入路；实时了解病变与周围重要结构，如脑干、颈内动脉和脑神经的关系，目前已被广泛应用于颅内肿瘤、脑血管病、血肿清除和活检等手术。神经导航技术改变了神经外科传统的开颅手术方式。

二、手术方法和步骤

（一）术前准备

1. 贴标

术前 1d 将 6～9 枚定位标记尽量分散贴放在不宜移动的部位，如耳上、岩骨乳突、顶结节、枕隆突等处。

2. 获得影像学资料

将 MRI 资料录 4mm 磁带或通过网络传入导航工作站。如病变呈等 T_1 信号，需增强扫描确保三维建模成功。

3. 影像学资料处理

将 MRI 输入导航系统工作站后，进行头皮、病变、血管及脑室等结构三维建模；在工作站注册定位标记；计划手术入路。

（二）开颅前准备

1. 导航设备旁注册

患者全身麻醉后装头架，将头颅参考环安装在头架上，确保头部与参考环位置相对固定。校对照相机的角度及距离，与参考环之间无屏障。连接有线探针，在参考环注册点进行注册。

2. 定位标记联合注册

用有线探针按标记顺序逐一注册头部定位标记，随后工作站自动计算定位误差（机显定位误差），应确保误差 <4mm，否则导航程序无法继续运行。同时监视器也可显示导航精确范围，由此评估机显病灶误差，尽量确保 <2mm。

（三）设计手术入路

手术前在神经导航工作站可以获得头皮、病灶、血管和脑室结构三维图像，选择最理想的个体化手术入路改变了传统开颅入路模式。

实时导航下用有线探针在患者头部描出病灶投影设计手术入路。选择入路原则：①非功能区。②手术入路最短。③尽量利用脑自然沟、裂，缩小皮瓣面积或采用微骨孔入路，减少脑组织暴露。

注册成功后拆除术野内有菌设备，包括头颅参考环、探针及定位标记。

（四）术中导航

（1）头皮常规消毒铺巾，安装消毒的头颅参考环，用有线或无线探针注册。

（2）翻开骨瓣前在骨窗四周用微钻磨四孔为精确定位点，探针依次注册。如头部、参考环移位，通过对四点再注册给以纠正。

（3）实时导航探查病灶及毗邻重要解剖结构位置，力争处理病变时脑组织损伤最小。

三、存在问题及对策

脑漂移影响导航效果仍是未完全解决的问题，术中应用超声波扫描提供补偿影像可纠正。有学者采用以下方法减少脑漂移影响：①骨缘进行精确定位点注册后，可纠正因钻孔、体位变化、头架移位等造成的漂移。②侧卧位较仰卧体位脑漂移位轻微。③少用或不用脱水剂，缓慢释放脑脊液。④利用鞍结节、嗅神经、视神经、颈内动脉、内听道等做参考标志。⑤及早发现脑室内及其附近病灶，避免过早开放脑室。⑥脑干、第四脑室底深部脑结构相对固定，漂移影响不明显。⑦先切除功能区病灶，尽量避免切除脑组织。此外，AVM 和（或）伴有癫痫的血管病骨窗设计要足够大。

四、临床应用

（一）脑血管病

1. 脑内海绵状血管畸形（CM）

脑内 CM 是神经导航的绝对适应证。脑 CM 多位于脑实质深部，甚至在脑干、丘脑等致命部位，有反复出血的病史。多数脑 CM 经 MRI 及 CT 扫描可清楚显示，因此，导航系统可精确地引导手术进程，结合微骨窗入路和脑沟入路能最大限度保护正常脑组织并减少神经损伤。然而值得注意的是，一些非常微小的脑 CM 在出血后仅残留机化样组织，如果手术距出血时间较长，手术显微镜下很难与周围脑组织区别，因此以 MRI 作为导航数据时，在术前 3d 内应该再次为患者进行 CT 扫描以明确出血吸收情况。

2. 脑动静脉畸形（AVM）

对于位置较深、体积较小，位于运动区、语言区、丘脑及脑干的 AVM 导航辅助的作用不可或缺。出血在 1 个月内尚未完全吸收的 AVM，应以 CT 影像作为导航数据；未出血或出血已经完全吸收的病例使用强化 MRI 作为导航数据，导航经验丰富的医师在术前重建主要的供血及引流血管对手术有很大帮助。

3. 动脉瘤

颅内动脉瘤是导航的相对适应证。多数动脉瘤的导航手术，术前计划的意义大于术中影像引导。利用导航系统重建的三维图像，将强化后 CT 及 MRI 资料转化为立体血管影像，可直观了解实际手术视野中动脉瘤与周围神经、血管的毗邻关系。分析动脉瘤在与载瘤动脉的角度，选择同侧或对侧开颅，决定翼点或眶上眉弓入路，在最安全的角度显露并夹闭动脉瘤。对位于颈内动脉近段、眼动脉、椎动脉、基底动脉的动脉瘤而言，导航系统辅助下制定详尽的术前计划尤其必要。

一些特殊部位动脉瘤，如大脑前动脉远端、小脑后下动脉（PICA）、小脑前下动脉（AICA）的动脉瘤，应用导航系统更有价值。可以在导航下经纵裂入路准确地夹闭前动脉远端的动脉瘤，而不必从 A1 段近端开始探查，减少了血管痉挛及损伤前动脉的风险。

（二）颅脑肿瘤

1. 胶质瘤

胶质瘤特别是低恶性度的星形细胞瘤是导航的绝对手术适应证。实性的 I 级星形细胞瘤在显微镜下很难与正常脑实质相鉴别，皮层表面也无明显异常，即使经验丰富的医师也必须在探查中多次取活组织进行快速冰冻病理检查以确定切除范围，如果肿瘤位于功能区附近则很容易造成术后神经功能缺失。因这类肿瘤不易在平扫、增强 CT 及 MRI 获得肿瘤与脑组织的边界，因此以 T_2 像 MRI 数据作为导航资料，在术中根据导航提供的肿瘤位置及范围全切肿瘤，不过多损伤正常组织。对于高恶性度的胶质瘤，应以增强 MRI 数据为导航资料，尽可能地完全切除肿瘤。对于囊性胶质瘤而言，应特别注意打开硬脑膜后先利用导航确定肿瘤位置及范围，一旦释放囊液后出现影像漂移导航的准确性会明显降低。

2. 转移瘤

位于皮层下的脑转移瘤是神经导航绝对适应证，其注意事项同恶性胶质瘤。

3. 脑膜瘤

多数脑膜瘤都是神经导航的绝对适应证。窦旁及大脑突面的脑膜瘤导航可以帮助确定手术切口位置及范围，显示受压移位的矢状窦，避免开颅误伤引起大出血。脑膜瘤包绕重要血管或神经，如蝶骨嵴内侧或桥小脑角（CPA）脑膜瘤，开启导航前瞻窗口可时刻提醒手术医师肿瘤与血管、神经以及脑干的距离而避免损伤。

4. 垂体腺瘤

经蝶（单鼻孔）入路切除垂体腺瘤手术中导航定位是必不可少的。在以往的手术学中经蝶入路手术必须在 C 型 X 线机监测下进行，由于操作不便及放射性污染已经逐渐被安全的神经导航所取代。平扫的 CT 或 MRI 数据均可作为导航资料，术中可明确提示鞍底的位置，避免误穿斜坡骨质导致致命的损伤。

5. 其他肿瘤

颅内淋巴瘤、血管网织细胞瘤、神经鞘瘤、生殖细胞瘤以及炎性肉芽肿等均为神经导航选择性适应证，其中位置较深的淋巴瘤、生殖细胞瘤和肉芽肿等，神经导航系统辅助完成手术是非常必要的。可根据肿瘤的影像学特点选择 CT 或 MRI。

（三）穿刺活检

穿刺活检是神经导航的绝对适应证，经典神经外科活检是利用有框架立体定向仪进行，患者术前需安装金属框架，有一定痛苦。现代神经导航系统平均精确度在 2mm 以内，无需安装头颅框架，且系统可提供穿刺过程的多角度动态图像，使得穿刺过程更安全精确。

（四）功能神经外科手术

安装专用的功能神经外科手术导航软件及相关附件后，导航系统可完全取代传统的框架立体定向仪，完成苍白球损毁术、海马切除术等。

（五）脊髓及脊柱手术

神经导航下定位椎体节段，颅颈交接手术时螺钉固定等。

第四节　微骨窗入路技术

一、发展历史

神经外科学发展大致经历了人类环钻术、近代神经外科、经典神经外科、显微神经外科和微创神经外科5个阶段。回顾其历程，不仅体现了人类科学技术的进步和智慧的结晶，还可以看到患者和医师一直不懈地追求一个共同的目标，即在以最好的疗效治疗疾病的同时，尽量保护正常组织，最大限度降低手术的并发症，使患者手术后尽早康复。

早期神经外科开颅手术的皮肤切口和骨窗都很大，其中原因是多方面的。第一，受限于当时的诊断技术，病变只有达到巨大的体积时才能得到诊断，大多数只能通过大的切口才能治疗。第二，手术照明设备简陋，因此只有采用足够大的切口才能使光线照射入手术部位。第三，当时应用的器械多是为普通外科设计的，而不是为神经外科设计的专用器械，体积相对较大，不适合在狭小的骨窗内使用。第四，当时神经外科手术人员至少有三人，六只手和手术器械覆盖了术野的大部分，所以骨窗必需够大，以便充分观察手术部位。

20世纪60年代起，手术显微镜被应用于神经外科手术。随后在以Yasargil等为代表的神经外科大师的努力和推动下，显微神经外科手术技术广泛地应用于神经外科的各个领域，手术疗效得到大幅度提高，手术死亡率和残废率大幅度下降。然而，在手术显微镜被引入以后不久，许多神经外科医师就意识到传统的神经外科显微手术技巧和方法仍需要不断地更新和完善。主要原因有以下几方面：首先，各种手术入路有一个共同的特征，即相对较大范围的脑组织暴露和牵拉，从而可能造成神经血管损伤，导致与手术而非病变本身相关的手术致残率的增加。其实在各种常规显微外科手术中，对脑组织的有效牵开空间一般多在2.0cm，过大的骨瓣及脑组织暴露并无必要。其次，对于累及或起源于颅底的病变，为了解决显微镜下深部手术的照明和操作问题，常需对颅面部的正常骨结构进行扩大切除，造成术后许多并发症，如脑脊液漏、感染和影响美观等。最后，随着影像学诊断技术的进步，越来越多的患者获得早期诊断，其病变很小，几乎无症状，患者对手术效果的要求提高。

20世纪70年代初，Wilson等在显微神经外科手术的基础上首先提出微骨窗入路，也称为"锁孔"入路概念，倡导采用比传统手术小得多的皮肤切口和骨窗以减少不必要的手术损伤。然而，受限于当时的影像学诊断技术水平和显微手术器械发展水平，早期微骨窗的理念仅强调通过有限的暴露节省手术时间，并取得较好的伤口愈合，一直未能被广泛接受。

20世纪末，在神经影像、神经导航、神经内镜、血管内介入和立体定向放射等技术和设备迅速发展的推动下，出现了微创神经外科。微创神经外科的形成主要基于：医学模式从生物医学模式向"生物—社会—心理"模式转变，患者对治疗疾病的要求、对手术结果的期盼、对重返社会的渴望不断提高，越来越多的患者要求"微创"的神经外科治疗；现代临床影像学技术的进步，为早期发现、准确定位颅内病变提供了可靠的影像学保证，并可根据每例患者个体的解剖特点，制订出个体化手术入路计划；手术技术的发展和相关应用解剖的研究，开创了新的微创手术入路和手术方法，加之上述微创技术手段的应用，使过去的不可能成为今天的现实可行。

现代神经外科微骨窗入路是在开展神经内镜手术的基础上逐步发展起来的。内镜辅助下的显微神经外科手术的开展，促进了相关应用解剖的研究，也促使医师们对术中脑牵拉、手术入路以及对微骨窗概念实施策略的研究。1991年日本神经外科医师Fukushima等报道采用3cm直径的纵裂锁孔入路对138例前交通动脉瘤进行手术夹闭，开启了微骨窗手术技术在临床上较大范围应用的大门。1999年德国的Perneczky等出版了《神经外科的锁孔概念》专著，对锁孔技术的概念和应用进行了较系统的论述，标志着该项技术走向成熟。这样神经外科微骨窗的概念在出现20多年后，迎来了第二次复兴。

二、如何正确理解微骨窗入路理念

由于对微骨窗入路理念存在理解上的误区，关于微骨窗手术的争论一直存在。实施微骨窗入路手术的主要依据是"锁孔"的门镜效应，即离微骨孔越远，视野越宽，能满足切除病变操作的需要。但曾有人认为将"锁孔"门镜效应的理论应用到神经外科是一个错误，也有人怀疑在一个小孔下手术是否必要和可行。解决争议，无疑是要正确理解神经外科"微创"理念的内涵与微骨窗入路理念之间的关系。

对于微创显微外科手术来说，仅仅操作轻柔是不够的。它不仅要求对靶点及其周围神经组织、血管最低限度的损伤，而且也包括对手术入路中所遇到的所有组织最低限度的损伤。必须强调的是，通过一个个微创的入路进行手术，如不能充分和最佳地处理病灶，如非肿瘤本身原因而未能完全切除、动脉瘤颈未能完全夹闭或术中破裂无法处理，这种入路的手术就不能称为微创手术。另外，任何大的手术入路虽然能有效地切除病变，但是在手术过程中未考虑到将对各层组织的损伤减到最小也不能叫作微创。

早期微骨窗入路的理念过分强调孔径大小，是许多专家反对的原因之一。现代微骨窗入路的理念是指将成熟的显微神经外科技术与现代神经影像学技术结合在一起，采用三维空间精确的立体定位，使用新型的设备和器械，经过头部体表微小切口入路，到达颅内深部区域，进行微创显微手术。其宗旨在于根据个体解剖及病灶特点设计手术入路，充分利用有限的空间，去除不必要的结构暴露或破坏，凭借精湛的显微手术技术，以最小的创伤（包括心理创伤和物理创伤）取得最好的手术疗效。其核心并不在于微骨窗孔径的大小，而在于能够提供一个对脑组织重要结构最小损伤的手术通道，它既大到有足够空间处理病变，又尽可能地小到摒除一切不必要的损伤。而这个损伤必须考虑同时降低颅内外组织的医源性损伤，尤其是颅内脑组织、神经、血管的损伤。其优点包括术中暴露和创伤微小，缩短手术时间，术后感染率下降，症状轻，外观影响少，节省费用，减少患者对手术的恐惧，缩短住院日期等。

由此可以看出，现代微骨窗入路体现了微创神经外科的特征，即具有减少创伤的优越性，和标准的显微外科手术相比，至少能同样有效地切除病变。它是对传统神经外科手术入路的一种革新。随着越来越多人对现代微骨窗入路理念的深入理解，它从初始不断受到质疑和不被理解，到目前广泛应用于神经外科各个领域，已成为现代微创神经外科的一大内容。

三、实施策略与方法评析

微骨窗入路手术是以尽可能小的创伤代价追求最佳手术疗效的神经外微创手术方法，这一核心理念，是实施微骨窗入路手术的关键所在。

（一）开展微骨窗入路既要积极更要稳妥

一方面，微骨窗入路手术作为微创神经外科的一个重要组成部分，无疑值得去积极尝试和开展。另一方面，由于对手术操作有较高的要求，为确保手术安全、有效，更强调应在条件具备的基础上稳妥地开展。这就涉及开展这项技术的基本要求，包括技术与知识要求和硬件要求。

1. 技术与知识要求

（1）术者熟练掌握常规开颅手术，并经过显微神经外科训练，具备显微手术的基础和经验。

（2）掌握相关的解剖、疾病和影像知识。

（3）对神经外科微创理念和微骨窗入路手术理念有全面、正确的理解。

2. 硬件要求

微骨窗入路由于具有骨窗小、手术通道狭小、需通过不断变换体位和光线角度来实现对病灶的暴露和处理等特点，因此，在配备手术器械和设备时应能满足实现微骨窗开颅，建立有效手术通道和对病变安全、有效处理的要求。为达到这些要求，其基本配置包括高性能手术显微镜、专科电动手术床、头架、磨钻、铣刀、显微器械（特别是枪式或杆状显微器械）、脑软轴牵开器等。高档配置包括：超声吸引器、射频刀、激光刀、神经内镜、神经导航等。

（二）如何把握微骨窗入路的适应证

是否所有的病灶都可以采用微骨窗入路手术呢？又或者是否仅简单、浅表或小体积的病灶才适合微骨窗入路手术呢？对于一些解剖位置固定的病灶，如鞍区、桥小脑角、脑室系统肿瘤，各种动脉瘤等，可选择相应的微骨窗入路到达病灶，最适合微骨窗入路手术。而对于大体积肿瘤，特别是颅底肿瘤来说，常规手术时，因病灶周围神经、血管结构众多，通常采用分块切除病灶的方法，微骨窗入路完全可以满足此类手术的要求。微骨窗入路的"锁孔"效应仅对深部病变有效，对脑表面病变仍应按其表面大小设计手术骨窗，在暴露其全貌的前提下手术。对一些颅内压较高的急诊手术患者，特别是脑疝患者，还是以大骨瓣开颅为佳。

（三）做好术前计划，确保微骨窗入路手术安全、有效、微创

周密的术前计划是微骨窗入路手术成功的保障，其目的是使手术尽可能地安全和有效。

首先，术前设计有赖于对病灶本身的位置、性质、大小和生长方式等特点，邻近解剖关系，可能的手术入路进行综合分析，选择一种既能有效手术，又能避开重要结构，取得最小手术创伤的入路。其次，因微骨窗开颅时已确定了到达靶区的手术通道的大小，因此，骨窗位置必须精准，以避免造成手术困难或术中迷失方向。精确确定骨窗的位置就需要对手术靶区有精确的三维概念，这依赖于对术前多模式影像资料详细的研究。必要时，辅以神经导航或立体定向系统。更精确的计划，还可以利用三维手术计划平台，来进行影像重建与模拟手术，显示手术入路相关结构可视的三维空间，以精确设计微骨窗位置和手术通道。

（四）实施微骨窗入路手术应关注的要点

（1）微创理念必须贯穿于每一步操作和手术全过程。在切除病灶时，应时刻注重对周围脑组织、神经和血管的保护。

（2）"三位"正确，即摆好体位、头位，准确定好骨窗位。在术中还要根据手术需要，通过调整手术床以调整头位、体位。

（3）手术的关键步骤包括：微骨窗开颅，有效手术通道建立和病灶的安全、有效处理。

四、各种微骨窗（"锁孔"）手术入路概述

有关各种"锁孔"入路的具体操作方法可参考相关专著和文献。这里仅就各种入路的由来、适用范围和注意事项做分析。

1. 经眉弓眶上额下"锁孔"入路及其变型

包括经眉弓眶上额下入路、外侧变型（也称为额外侧入路）、内侧变型、眶上—眼眶联合开颅等。眶上入路可达双侧 Willis 前环，暴露对侧眼动脉、颈内动脉内侧壁、大脑中动脉 M1 段、大脑前动脉 A1 段、后交通动脉、前交通动脉、大脑后动脉 P1 段和小脑上动脉，并夹闭动脉瘤。对鞍区、鞍上区的垂体瘤、颅咽管瘤，鞍结节、前颅底脑膜瘤等也可采用该入路进行手术。

1885 年，Francesco 和 Durante 首先描述了经额下—额叶入路，1908 年 Krause 描述了眶上额下入路。此后，Frazier、Cushing、Heuer、Dandy 和 Poppen 也先后报道过类似入路。由于当时条件的限制，各种眶上及额下入路骨窗大、创伤重，导致与手术而非病变本身相关的病残率增加。Reisch 在 2002 年和 2005 年描述了经眉弓眶上额下"锁孔"入路，它基本包含了经翼点入路的前额部分，其优点是从前方进入时，鞍上的解剖结构可不受阻挡，可较早到达侧裂的内部，并能将直接倾斜于入路外半侧的侧裂轻易地由内向外分离而不需要处理颞叶。

近 10 年来，出现了各种不同经额下和额外侧入路的描述，尽管这些入路所取得的暴露范围是十分相似的。2005 年，芬兰 Juha 教授根据 10 年超过 2 000 例的手术经验，提出了"经眶上外侧入路"，认为与 Yasargil 标准翼点入路相比，其开颅范围更小、创伤更小、手术更迅速，避免了颞肌萎缩、面神经损伤、脑脊液漏、术后硬膜外血肿、感染等并发症。骨窗范围 3.0cm×4.0cm 左右，该入路足以到达双侧 Willis 前环，位置高于前床突的基底动脉前部，以及鞍区、鞍上区，进行动脉瘤夹闭或病变的切除，

适用于绝大多数标准翼点入路的适应证，可作为标准翼点入路的替代方法。该入路不适用于瘤颈朝向后的大脑后交通动脉动脉瘤、大型和巨大型大脑中动脉动脉瘤（尤其是瘤颈朝向外侧的蝶骨嵴）以及位置较低的基底动脉顶端动脉瘤。上述入路与经眉弓眶上额下"锁孔"入路外侧变型相似，与经眉弓眶上额下"锁孔"入路相比，不仅在于锁孔骨窗的位置更靠外侧，而且要部分切除蝶骨小翼，同时暴露额叶和颞叶硬脑膜。可从侧面更多暴露颞叶前内侧、额叶外侧基底大脑皮质、外侧裂以及鞍旁三角，能够安全地对海绵窦的前部和床突旁区域进行解剖。通过磨除前床突，也可以暴露颈内动脉床突旁段，但是需要牵拉视交叉及对侧视神经才能暴露对侧颈内动脉。

2. 翼点"锁孔"入路

标准翼点入路是到达双侧 Willis 环前部、鞍区和鞍旁、外侧裂以及斜坡和基底动脉上部病变的经典入路。标准翼点入路也存在一些缺点，如：术前多要剃光头，造成某些患者心理负担；可能有面神经额支的损伤和颞肌萎缩；皮瓣切开范围大，周围软组织水肿显著，延长了住院时间；脑组织暴露面积大，增加了损伤或感染的机会。翼点"锁孔"入路则避免了传统翼点入路缺点，保持了它所能提供的良好的视线角度。翼点"锁孔"入路，只剃掉手术切口发际后宽 2cm 左右的头发；直线切口，减少了肌肉萎缩的可能性；避免损伤面神经额支；大大减少了脑组织不必要的暴露；缩短手术时间，术后恢复较快。从图 3-1 可以看到与传统翼点手术入路相比，翼点"锁孔"入路可极大减少头皮切口、骨窗切开的范围。该入路适合于前循环动脉瘤（不包括 A2、M3 以后各段）、前颅窝底、鞍上、鞍旁、鞍后、海绵窦上壁、蝶骨嵴、额极、颞极、中颅窝底前端、脚间池等区域手术。

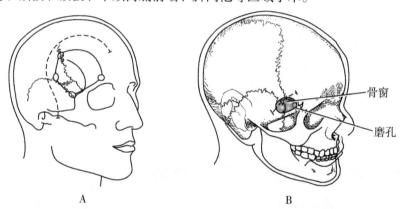

图 3-1　传统翼点入路与翼点锁孔入路切口及骨窗比较
A. Yasargil 翼点入路切口及骨窗；B. 翼点"锁孔"入路切口及骨窗

3. 颞下"锁孔"入路

包括颞下入路以及后颞下以及后颞下—乙状窦前联合入路两种变型。后颞下变型骨窗位于颞后乙状窦前，优点是可显著减少对颞叶的牵拉。对小脑幕切迹周围结构的视线较少受到颞叶的阻挡。颞下—乙状窦前联合入路可从幕上及幕下更广泛暴露岩骨后上方周围结构。后两种入路难点在于对大脑上、下静脉之间的吻合（Labbé 下吻合）静脉的处理。多数病例通过仔细解剖将颞叶桥静脉从皮质表面和硬脑膜入口处分离可避免发生梗死。如果桥静脉必须牺牲，则应尽量减少颞叶的牵拉，利于颞叶表面静脉吻合血流的开放。颞下"锁孔"入路可达岩斜区、天幕缘、海绵窦侧壁、三叉神经节、视神经后区的视神经—颈内动脉窗和颈内动脉后窗、鞍上垂体柄、鞍背、颈内动脉（ICA）床突上段、后交通动脉（PCoA）、动眼神经、滑车神经、基底动脉（BA）顶部脑桥前池、大脑后动脉（PCA）的 P1 段及 P1 ~ P2 交界处、小脑上动脉（SCA），中脑和脑桥上部的前、侧面。该入路适合于治疗颈内动脉后至内听道前方的岩斜区及鞍上区肿瘤，PCA 的 P2 段动脉瘤和基底动脉顶端动脉瘤及 BA-小脑下前动脉（AICA）交界处动脉瘤。颞下"锁孔"入路还可达海绵窦侧壁，进行大部分海绵窦的手术。

4. 乳突后"锁孔"入路

乳突后入路可显露三叉神经、面神经、听神经、后组颅神经，脑桥外侧面、前外侧面，小脑半球外侧面，椎动脉、小脑后下动脉，可用于听神经瘤、三叉神经鞘瘤、脑膜瘤等脑桥—小脑角或岩斜区肿瘤、脑桥侧方肿瘤手术，三叉神经痛、面肌痉挛等血管减压手术，椎动脉及其分支小脑后下动脉瘤的夹闭手术。对于后组颅神经处病灶手术时，手术切口及骨窗位置可相应下移。

5. 枕下正中"锁孔"入路

枕下正中入路可显露整个第四脑室，适用于该部位各种肿瘤手术。如将手术切口下移，可用于小脑扁桃体下疝畸形（Chiari畸形）手术。

6. 经半球间—胼胝体"锁孔"入路及其变型

包括经半球间—胼胝体入路以及经前额胼胝体下、经枕叶胼胝体下半球间入路两种变型。可显露侧脑室体部、第三脑室、丘脑、松果体区等结构，适合于该区域的各类肿瘤手术。采用经半球间入路时，保护矢状窦及其静脉分支非常重要。尤其是在合并了大脑牵拉后，静脉的闭塞可造成广泛的静脉性脑梗死，导致术后神经功能恶化。当桥静脉闭塞后，使用脑压板可能严重压迫静脉吻合，引起随后周围区域的梗死。因此，大脑的牵拉必须限制在所需的最小范围。通过适当的设计锁孔骨窗位置、仔细解剖以及限制脑牵拉才可有效降低手术损伤。

7. 幕下小脑上"锁孔"入路

松果体肿瘤位于颅内正中线脑干平面以上，在解剖上对其安全暴露和切除造成一个很大的手术挑战。早期手术为了获得足够的光线进入位置深在的松果体区域，曾采用创伤巨大的开颅暴露，甚至切除整个枕叶等，因而手术结果也不理想，死亡率高达58.8%~70%。20世纪70年代早期引入显微技术后，将显微神经外科技术应用于幕下小脑上入路，开创了松果体区手术暴露的一个新时代。该入路优点在于松果体区的解剖结构无需手术分离，天幕与小脑之间提供一个不易侵犯到任何脆弱的颅内结构的手术通道。位于中线附近、大脑大静脉（Galen静脉）水平及以下的肿瘤最适用于该入路，可降低深部静脉损伤的风险。锁孔骨窗的最佳位置取决于病变的精准定位。胼胝体压部顶端附近骨窗位置可比较靠颅底方向；相反，四叠体板及小脑中脑裂的病变最好从靠顶部方向进入。该入路也适用于中线外侧的病变，可采用旁中线开颅从对侧暴露目标区域。

8. 经皮质"锁孔"入路

可以暴露侧脑室及第三脑室。经皮质入路最常见的并发症包括皮质扩大切除后引起的术后癫痫，牵拉半卵圆中心导致的偏瘫，尾状核牵拉或梗死引起的记忆下降，以及意识障碍、缄默症等。锁孔技术限制了大脑皮质的暴露范围，可以将对脑组织的损伤降至最低，近乎相当于脑室穿刺的损伤。另一方面，通过扇形手术切开，有限皮质切开足以窥视脑室腔的不同部位。

除上述入路外，还有椎板"锁孔"入路等。综上所述，上述各种微骨窗（"锁孔"）入路有以下几点启迪：

（1）微骨窗手术出现既得益于现代科学技术的发展，也是神经外科医师们对微创理念不断追求的结果，是他们智慧的结晶。

（2）各种微骨窗手术与传统常规手术相比，可极大减少头皮切口、骨窗、硬膜切开范围及脑组织暴露范围，从而显著减少与开颅手术相关的并发症，缩短手术时间。

（3）微骨窗手术并不拘泥于一种手术入路，各种手术入路又有其变型，有利于根据个体病变特点选择恰当的手术入路进行个体化治疗，达到以最小创伤取得最佳治疗效果的目的。

第五节 神经内镜技术

一、发展历史

现代神经外科一个具有划时代意义的里程碑是微侵袭神经外科理念和技术的形成，神经内镜手术技术是其中重要的组成部分。

近10年来，得益于现代科学技术的迅猛发展，内镜神经外科的理论体系日新月异。神经内镜手术治疗的疾病种类从传统的脑室、脑池疾病以及颅底疾病扩展至包括脊柱脊髓疾病、硬膜下血肿、脑室内出血、脑血管病变、三叉神经痛、面肌痉挛、脑脓肿、脑实质肿瘤、动脉瘤等各个神经外科亚专业领域。

目前，根据内镜手术操作的途径是完全在内镜中还是在内镜外将内镜神经外科分为如下两类：

（1）镜内内镜神经外科，简称内镜外科。手术过程中内镜是唯一的照明设备，所有的手术操作都是通过内镜的工作管道来完成。这种手术包括第三脑室底造瘘、脑室内囊肿造瘘、透明隔造瘘、脑室内肿瘤活检以及切除等。

（2）镜外内镜神经外科，简称内镜外神经外科。手术过程中内镜是唯一的照明设备，所有的手术操作是在内镜管道之外来完成的。这种手术方式并不需要内镜工作管道。它包括了内镜下经鼻颅底肿瘤切除术、部分内镜下脑室肿瘤切除术以及脊柱内镜手术等。

二、仪器设备

（一）神经内镜分类

神经内镜根据其功能、所达部位及结构可分为不同类型。

按神经内镜的功能分为单功能镜及多功能镜。单功能镜主要是指没有工作通道仅有光学系统的观察镜。多功能镜除了具有观察镜的功能外，在同一镜身还具有至少1个以上的工作通道，具有照明、手术、冲洗、吸引等多种功能。

按神经内镜所达到的部位或应用领域的不同分为脑室脑池内镜（又包括工作镜和观察镜）、颅底内镜、脊髓脊柱内镜。根据内镜观察角度不同分为0°、25°、30°、70°、110°等。根据神经内镜的结构和形状分为硬性内镜和软性内镜。

（二）神经内镜构成

神经内镜主要由镜体、光源及成像系统、监视器及图像记录装置等部分构成。

1. 镜体

目前临床上有许多不同类型的软性和硬性神经内镜在使用，各种内镜的应用范围不同，可以根据手术操作进行选择。

（1）硬性内镜：也可简称硬镜。硬性内镜外径一般为2~8mm，其中硬性多功能镜内部可有多个通道，如照明、冲洗、吸引、工作等通道，长度一般为130~300mm。内镜操作器械可以沿着内镜内、外进入术野，手术在显示器引导下完成。物镜可有不同的视角，如0°、30°、45°、70°、120°等。不同视角的神经内镜其用途各异，零度内镜给出一个直线视野，30°镜给出一个侧面视野，这种内镜在颅底手术观察各个手术角落时很有用，例如在听神经瘤切除时观察内听道，在经鼻垂体瘤切除时观察海绵窦，切除颅底表皮样囊肿时观察显微镜死角残余瘤体。拥有更大角度的内镜，例如70°和90°内镜，使用相对难度较大，偶尔使用。

（2）软性内镜：软性内镜包括纤维内镜和电子内镜，简称"软镜"。软性内镜一般细而长，最长可达1.0m，外径0.75~4.0mm，头端直径2~4mm。因软性多功能内镜外径小，通常将工作通道、冲洗通道和吸引通道合而为一。软性内镜除镜体柔软、可屈伸等特点外，头端还可以根据需要作成角或偏侧，最大视角可达160°。软性内镜用途多，非常灵活，可以在脑室或脑池内移动，抵达硬性内镜无法到达的部位进行观察和操作。

（3）观察剥离镜：观察剥离镜是一种短小的硬式内镜，头端直径约1mm，像显微神经外科器械一样，使用灵活但视野较小。最初用于脊柱手术，后逐步用于颅内蛛网膜下隙的观察。

（4）其他：应用于脑室—腹腔分流术的内镜，外径仅有1mm，主要用作将分流管脑室端放置入脑室正确的部位，避免损伤血管，减少脉络丛包裹的机会。

2. 光源及成像系统

神经内镜常用的光源有卤素灯和氙灯。电子内镜的成像主要依赖于内镜前端的微型图像传感器传输图像数据。图像数据传输至图像处理器，经过处理后，显示在电视监视器的屏幕上。

与显微外科技术相反，内镜技术的操作过程不能在手术部位直接控制，而是要通过电视屏幕。术中需要摄像头、监视屏和图像记录装置。

（1）摄像头：与神经内镜的目镜相接，通过摄像转换机将图像传至监视屏。理想的摄像头应是体积小、重量轻。最近，高清、全数字摄像头使得图像质量进一步提高。

（2）监视屏：监视器显示整个内镜手术过程中摄像头摄取到的所有图像。它是外科医师的"眼睛"。

（3）图像记录装置：良好的图像记录装置有助于记录和保存完整的资料信息。

（4）计算机管理系统：理想的神经内镜系统应配备一套完整的计算机管理系统，包括内镜图像管理软件和内镜多媒体图文系统。前者实际上是一个图文数据库，后者能够与各种内镜组成先进的图像显示和图像处理系统。

（三）神经内镜手术基本器械和辅助设备

神经内镜的手术器械和辅助设备包括内镜手术器械、内镜固定装置和导向设备。

许多特殊的显微器械被专门设计用于神经内镜手术，包括显微剪刀、显微吸引器、双极电凝、显微剥离子以及其他显微器械。这些内镜器械共同的特点是比传统器械更细、头端更小。

根据用途，内镜器械可分为以下几种。

（1）用于活检和颅底硬膜、囊肿、脓肿壁切开的器械：显微钩刀和显微剪刀。

（2）用于磨除骨质的高速磨钻：主要用于内镜经鼻和经口颅底手术磨除颅底骨质，同时用于生成锁孔骨窗和钻磨颅骨内骨性结构。对于内镜颅底手术，笔式、小型、动力强、重量轻的微钻使得外科医师在狭窄空间内能够平稳操控。

（3）用于切取整块病变或取异物的器械：如取瘤钳和不同大小的环形刮匙等。

（4）用于囊肿穿透、脑室造瘘的器械：如球囊导管。

（5）用于止血的器械：如单、双极电凝。用于工作腔道内操作的双极电凝有点式、叉式和剪式。使用时剪式双极电凝最佳，可在术中夹住出血点，止血灵活可靠。

（6）冲洗设备：内镜图像的清晰度需要清晰的介质。为了避免频繁移动、清洁、重新置入内镜的危险操作，内镜有专门的冲洗通道，该通道和冲洗泵相连，使用无菌盐水冲洗镜头，而内镜无需移动。在需要清洁术野时，动力化脚踏控制的泵输送清洁的水流以冲洗内镜的头部。

（7）工作套管：内镜的工作套管是脑室内镜手术必需。单腔套管适用于本身带有工作通道的内镜。先将套管插入脑内，之后通过套管腔将内镜引导入脑内。多腔套管上有多个通道，包括观察镜通道、器械通道和冲洗通道等。无论何种方式，套管外径均不得超过8mm，否则易造成脑组织的撕裂出血。

三、临床应用

（一）脑积水

传统治疗脑积水的方法多采用脑室—腹腔分流术，但存在分流管堵塞、感染等较多并发症，另外还可能导致分流管依赖以及心理障碍。目前，内镜下第三脑室底造瘘术（ETV）已经成为治疗梗阻性脑积水的首选方式。ETV治疗脑积水操作简便，构建的脑脊液循环较脑室—腹腔分流术更符合生理状态，且无需放置分流管，消除了分流手术的诸多缺点。

特别强调在实行ETV手术前动态评价脑脊液的吸收功能。对于脑脊液吸收功能正常的脑积水患者，即使影像学提示交通性脑积水，ETV对部分患者仍然有效。对于脑脊液吸收障碍的脑积水患者，即使影像学提示为梗阻性脑积水，仍应采取分流手术。

其他用于治疗梗阻性脑积水的手术有中脑导水管扩张术，适用于中脑导水管狭窄、闭塞所引起的梗阻性脑积水。

另外，特殊造瘘技术包括透明隔穿通术、室间孔成形术、侧脑室—四叠体池穿通术等，被应用于复杂脑积水的治疗。内镜手术治疗脑积水可同时对病灶进行活检。多房性脑积水可采用内镜手术沟通脑室分隔，将多房变为单房以利下一步治疗。

脑积水的内镜手术方法与指征：

（1）室间孔成形术。属于疏通手术，用于单纯室间孔狭窄或闭塞所致一侧或双侧侧脑室积水。

（2）透明隔造瘘术。属于旁路手术，用于透明隔囊肿所致一侧或双侧脑室积水；单侧室间孔狭窄成形困难者可通过透明隔造瘘使患侧脑脊液经过透明隔造瘘口由对侧侧脑室—室间孔进行循环。

（3）导水管成形术（必要时行支架植入术）。属于疏通手术，用于导水管短程狭窄或膜性闭塞所致梗阻性脑积水以及孤立第四脑室。

（4）第四脑室流出道造瘘术。属于疏通手术，用于第四脑室流出道膜性闭塞。

（5）第三脑室造瘘术。包括终板造瘘、第三脑室底造瘘、第三脑室—小脑上池造瘘等多种方式，属于旁路手术，用于导水管狭窄且导水管成形困难的梗阻性脑积水，部分正常压力脑积水和交通性脑积水通过第三脑室底造瘘术治疗也有效。

（6）脉络丛烧灼术。通过减少脑脊液分泌治疗脑积水。

（7）内镜下脑室灌洗术。用于出血后脑积水或感染后脑积水的脑室清洁。

（8）脑积水的病因治疗。四叠体池蛛网膜囊肿可因压迫导水管导致梗阻性脑积水，内镜下四叠体池蛛网膜囊肿造瘘术能够重新开放导水管，对脑积水达到病因治疗效果；脑室内囊虫导致的脑积水可通过内镜下囊虫摘除术进行病因治疗。

（二）颅内囊肿以及脑室内及脑室旁病变

颅内囊肿包括不同部位蛛网膜囊肿、脑室内囊肿、脑实质内囊肿以及透明隔囊肿等。这些疾病大多为先天性病变，对于有症状者是内镜手术很好的适应证。应用神经内镜技术治疗颅内囊肿能够做到较大范围的囊壁开窗或部分囊壁切除，使囊肿和蛛网膜下隙、脑池或脑室充分沟通，效果确切，损伤小。所有颅内囊肿均应首选神经内镜手术治疗。

在切除脑室内病变时，神经内镜不仅能看清脑室内形态和结构，还能使术者明确脑室内病变的位置以及多发病变的数目，从而避免盲目操作可能带来的副损伤。同时，神经内镜可观察和切除脑室内显微神经外科手术盲区的残留肿瘤。

（三）颅底疾病

使用内镜经鼻、经口可直接显露从前颅底到鞍区、斜坡、枕骨大孔等颅底中线区域的病变。

经鼻颅底手术，内镜和显微镜比较，具有以下优点：①手术视角广，可多角度观察，显示某些手术显微镜所无法到达的盲区和死角，内镜可以把外科医师的"眼睛"带到使用显微镜无法想象、能够清晰看到的手术区域，经过同样的手术通道，其观察及手术操作范围明显扩大。②在较深的术野，手术显微镜的光亮度可能出现衰减。神经内镜可以近距离观察病变，不受术野深度影响，为深部术野提供更好的观察质量，分辨清晰度优于显微镜，更有利于精细手术。③手术创伤小。

1. 垂体瘤

内镜下经鼻蝶手术切除垂体瘤的技术已经成熟。与传统的显微镜经蝶垂体瘤切除术比较，应用内镜治疗垂体瘤，可以利用鼻腔生理通道，无需切开鼻中隔黏膜，也无需使用蝶窦牵开器，甚至术后可以不填塞膨胀海绵或油纱，从而将手术创伤降到最低。并可以明显扩大病灶显露，增加直观切除病变的机会，最大限度地保护了鼻腔的正常结构。

在垂体瘤切除手术中，内镜独特的近距离和多角度观察优势体现在以下4个方面：①对于位于显微镜观察死角的病变不再是使用刮圈等器械非直视操作，而是将内镜深入瘤腔内直视操作。②对于垂体微小腺瘤，可以利用内镜近距离精细观察明确瘤体和垂体的界限，从而在较小损伤正常垂体的前提下，全切肿瘤。③垂体纤维型大腺瘤在显微镜下切除时，由于视野显露缺陷，只能看到肿瘤下部，肿瘤质地硬韧又无法用刮圈刮除，盲目牵拉更不可行，所以切除困难。此时，在内镜下，可以从不同方向、路径切除肿瘤，更利于达到全切肿瘤目的。

总之，内镜经鼻蝶手术治疗垂体瘤是一种创伤小、治疗效果好的微侵袭神经外科技术，目前已经成为许多国内外医疗机构的首选方法。

2. 脊索瘤

目前神经内镜应用于颅底脊索瘤的范围包括：①内镜经鼻蝶入路，并以此为中心向周围扩展，适合于位于蝶筛窦、中上下斜坡的肿瘤。②内镜经口咽入路，适用于位于下斜坡、枕骨大孔、上位颈椎前方的肿瘤。③内镜与显微镜结合使用，适用于生长范围广泛、单纯一种方法难以彻底切除的肿瘤。

内镜治疗颅底脊索瘤光源充足，术中投照的视野相对宽广，颅底肿瘤显露良好，能发现在显微手术中"死角"处的肿瘤，有利于全部清除肿瘤，降低肿瘤复发。手术中随着肿瘤的分步切除，操作腔隙可进一步扩大，故而应用神经内镜切除脊索瘤能够增加肿瘤显露，避免非直视盲目切取肿瘤，且手术创伤小，术后严重并发症少，患者恢复快，住院时间短。

3. 颅咽管瘤

随着内镜手术技术、颅底重建技术及设备的不断进步，对于完全位于硬膜内的颅咽管瘤也开始采用神经内镜手术技术切除。适合内镜经鼻切除的颅咽管瘤为鞍内型、鞍内鞍上型以及部分鞍上型颅咽管瘤，不适合内镜经鼻切除的颅咽管瘤为第三脑室型。

4. 脑膜瘤

颅底脑膜瘤基底位于肿瘤腹侧，血供主要也来源于腹侧，而其相邻的重要血管和神经则位于肿瘤背侧，所以从肿瘤的腹侧切除颅底脑膜瘤更适合肿瘤的病理特点和生长方式。

但是因为解剖结构的限制，内镜经鼻手术目前主要应用于切除颅底中线区域的颅底脑膜瘤，其优势为可以首先切除肿瘤的基底，切断肿瘤的血供，而且对于肿瘤基底的切除更彻底。

5. 胆脂瘤

颅底胆脂瘤有沿蛛网膜下隙向邻近部位生长的特性，从而形成巨大不规则的占位性病变。因病变不规则，单纯显微手术常因镜下存在"死角"而使肿瘤难以全部切除。神经内镜能直接到达颅内深部，凭借其良好的光源和不同角度的镜头，施术者可清晰地观察到各种直线视野无法看到的死角病变以及周围的结构，有助于发现残存在显微镜"死角"处的肿瘤，提高全切率，减少肿瘤复发；同时能够有效地避免损伤深处病灶周围重要的脑神经、血管，减少手术并发症。

（四）颅内实质肿瘤

应用神经内镜技术切除脑内实质肿瘤最近才开始逐渐兴起，目前这项技术仍然处于起步阶段。对于此项技术的应用还需要长期的观察来验证。

（五）动脉瘤

颅内动脉瘤手术中最大的难度是手术空间小，容易造成神经和血管的损伤。神经内镜应用可以减小动脉瘤手术的开颅范围，缩小头皮切口，避免过多地暴露脑组织。使用神经内镜不但可以多角度观察动脉瘤结构，还可以探查到瘤蒂具体位置以及动脉瘤后壁下隐藏的穿通支血管，可以在动脉瘤夹闭后从后方、侧方观察瘤夹的位置是否恰当，从而减少对周围脑组织、重要神经和血管的损伤。

（六）颅内血肿

神经内镜手术技术可用于治疗外伤性和自发性脑室内出血、脑实质内血肿、慢性硬膜下血肿等。其原则是在不损伤血肿壁或引起新的出血的前提下，尽量清除血肿。较传统治疗方法，手术创伤更小。

（七）肿瘤活检

内镜神经外科技术是脑室或脑池内位置深在肿瘤活检最理想的工具，可以尽可能地减少周围重要结构的损伤，同时能够在直视下进行活检操作。与影像学介导的立体定向活检比较，神经内镜介导的直视下操作大大减少了活检组织的误差，并可以在获得明确诊断的前提下尽量减少并发症。另外，神经内镜最大的优势在于脑室肿瘤经常会伴有脑积水的发生，神经内镜可以在活检的过程中同时治疗脑积水。

（八）脑脓肿

神经内镜手术治疗脑脓肿，对脑皮质层及脓肿周围正常脑组织损伤小，既能直视脓肿腔冲洗脓液，也可避免盲视操作下穿刺引起的脑出血。对于多房性脑脓肿，可在内镜直视下打通脓肿腔之间的间隔，以便更有效地冲洗引流。

（九）脑脊液鼻漏

脑脊液鼻漏是由于硬膜和颅底支持结构破损，使蛛网膜下隙与鼻腔相通，脑脊液经鼻腔流出而形成，常见于外伤、肿瘤、鼻窦疾患和手术后。用内镜经鼻腔修补脑脊液漏有微创、直视下操作、术中瘘口判断准确、无面部瘢痕、不易感染等优点，已成为治疗脑脊液鼻漏的首选治疗方法。

（十）微血管减压

使用神经内镜进行微血管减压术具有锁孔开颅、对脑组织牵拉轻微、照明清楚、寻找责任血管确切、能够多角度观察等优点。

（十一）脊柱与脊髓疾病

采用特制的椎管内镜可行椎管内脊髓探查，能明确诊断经椎管造影、数字减影血管成像、磁共振检查不能确诊的脊髓病变。神经内镜下应用管状牵开器切除硬脊膜内外肿瘤，可使肿瘤完全切除，与传统的后正中椎板切开肿瘤切除术比较，具有创伤小、住院时间短、失血少、术后麻醉药剂量少等优点。经皮内镜下椎间盘切除、椎间孔成形术已渐趋成熟。内镜下治疗寰枢椎脱位或畸形、脊髓空洞症、脊髓栓系以及内镜下脊柱内固定、椎旁脓肿引流、胸交感神经节切除术等报道也日益增多。神经内镜技术可以减少脊柱脊髓手术时间，明显减少术中出血，手术切口小，患者住院时间明显缩短，恢复期的疼痛也明显减轻。

第四章

开颅术

第一节 手术前准备

开颅术前准备主要包括三方面内容：①通过神经系统查体和神经影像学检查，明确病变的定位和定性诊断。②了解患者的心、肺、肾等器官的功能情况，全面评价患者的身体情况，以便选择治疗方式。同时，治疗如糖尿病等并发疾病，保证患者术后良好康复。③与患者及其家属交流，交代手术目的、治疗方案、预后及治疗过程可能发生的意外，增进医患双方互相了解和信任。

一、明确诊断

神经外科诊断包括定位和定性诊断两个方面，CT 和 MRI 是当今诊断神经系统疾患的基本检查手段。

影像学的不断发展为神经外科疾病的及时、准确诊断提供了可靠保证。如今，对于绝大部分病灶而言，术前都能做出比较准确的定位和定性诊断。CTA 和 MRA 检查可以提示脑血管病的诊断，通过脑血管造影（DSA）可以确定诊断。

二、手术前评价

手术前神经外科医师必须评价患者全身和神经外科疾病状况。患者全身状况可直接影响手术预后，手术前评价患者主要脏器的功能，是神经外科手术前准备的重要环节，需要认真完成。

患者术前并发症会影响神经系统疾病的治疗，反之神经外科的手术治疗，也会加重既往疾病病情。因此，术前应对其既往所患疾病，如高血压、糖尿病、心肌梗死、哮喘、肺气肿、风湿热、肝炎和过敏史等疾病以及治疗状况有所了解。有些并发症是与颅脑肿瘤相关的，如垂体腺瘤并发糖尿病、颅咽管瘤并发尿崩症、脑转移瘤与原发肿瘤等。另外还需了解患者以往的手术史及麻醉情况。

手术前应系统检查患者的心血管、肺、肾、代谢及凝血功能。了解各系统功能状态，不仅对决定患者能否接受手术治疗提供依据，还有助于预测患者术后可能发生的并发症，提前做好预防。

（一）对患者主要脏器功能评价

开颅手术前除需要了解患者是否具有神经外科的颅内压增高等危险因素外，还要对患者的心、肺、肾、代谢及凝血功能进行评价，应与麻醉科医师共同商定，遇有问题时，还应邀请相关科室医师协助处理（表4-1）。

表4-1 手术前全身各系统危险因素及其处理

全身各系统	危险因素治疗措施
心血管系统	控制高血压、低血压及心律失常
呼吸系统	肺功能试验、胸部 X 线检查评估合并疾病
内分泌系统	治疗糖尿病，评价垂体腺功能，准备类固醇激素

全身各系统	危险因素治疗措施
血液系统	血小板及凝固功能障碍；贫血评估
胃肠道系统	营养支持利于康复
泌尿生殖系统	治疗泌尿系统感染，尿潴留时膀胱插管导尿

1. 心血管功能

询问有无心血管系统的疾病症状，如胸痛、呼吸困难、端坐呼吸、夜间阵发性呼吸困难、心悸、晕厥及水肿。查体时应注意患者的脉搏（次数及节律）、血压、心音及杂音。所有患者术前需要心电图确定心功能有无异常。有高血压、多尿及充血性心力衰竭的患者，应检查血电解质，了解患者是否有低血钾。

2. 肺功能

对患者肺功能的评价应重点观察下述肺部症状，如咳嗽、痰多、呼吸困难、喘息及胸痛。体检时注意患者有无杵状指、发绀及呼吸音异常。慢性支气管炎、肺气肿、哮喘、肺部感染等疾病均可引起手术后严重肺部并发症。吸烟是引起肺气肿及慢性支气管炎的主要原因，吸烟者手术后肺部并发症明显高于不吸烟的患者。所以，术前应禁止患者吸烟。如果患者的肺部疾患影响了通气及换气功能，应在手术前予以治疗。

术前应常规行 X 线胸片检查。如果存在疑问，需进一步检查肺部 CT、呼气峰流速及肺活量。动脉血气分析对判定肺功能也有很大帮助。

3. 肾功能

泌尿系统疾患常见的症状有少尿、多尿、烦渴及排尿困难。血 BUN 和肌酐升高，血电解质和尿液化验异常均提示肾功能障碍，术前应予以纠正，并慎用甘露醇作为脱水剂。

4. 代谢功能

糖尿病、甲状腺和肝脏疾病都可引起患者代谢异常。围术期应用类固醇可使糖尿病患者的血糖水平升高，降糖药物难以控制。糖尿病患者容易并发感染，影响伤口愈合。因此，术前控制血糖十分重要。

麻醉药物的毒性反应可造成肝功能损害，导致药代动力学异常，增加术后死亡率和并发症的发生率。术前常规进行肝功能及肝炎病毒检查，异常者应给予治疗，并对手术使用过的器械做特殊消毒处理。

术前常规的实验室检查，如血 BUN、电解质、血糖、血细胞计数等，可以反映患者代谢功能的基本情况。对垂体腺瘤、颅咽管瘤等鞍区病变的患者，甲状腺功能和各种激素水平的测定也是必要的。

5. 凝血功能

术前血细胞计数、凝血功能等各项实验室常规检查，可对患者的凝血功能做出判断。出血时间是评价血小板功能及凝血功能的重要指标。肾功能衰竭、肝脏疾病、接受抗凝治疗等都会造成患者凝血功能异常。术前应停止使用阿司匹林或华法林（香豆素）等抗凝药物。

（二）神经外科疾病对身体其他系统功能影响

神经外科疾病可引起患者其他系统的生理功能紊乱，在麻醉及手术过程中出现不良反应。例如颅脑肿瘤引起颅内压增高，患者常有呕吐症状；降颅内压治疗时使用甘露醇等脱水剂，可造成患者脱水、低血压甚至体内水电解质紊乱；应用激素治疗脑肿瘤引起的脑水肿，不仅使患者体内血容量增加，还可引起高血压和血糖升高。

由于脑膜瘤可产生前凝血质，所以发生血管内栓塞的概率较高。变性的正常组织释放出的促凝血酶原将引发高凝状态，深静脉血栓的发生率很高。DIC 及血小板减少症常见于脑转移瘤的患者。对上述患者凝血功能的检查十分必要。

垂体腺瘤患者手术前存在内分泌功能障碍，可表现为甲状腺功能低下和可的松分泌缺乏。甲状腺功能低下使药物代谢减慢，降低心室对低氧的耐受力，继而出现水电解质紊乱，如低血钠、低血糖和低体温。可的松分泌不足可致肌肉无力、体重下降、恶心、呕吐和低血压，继而发展低血钠、低血钾。垂体腺瘤分泌的促肾上腺皮质激素增多，患者可发生高血压、低血钾、高血糖、骨骼肌无力和血管内容量增加。垂体腺瘤分泌的生长激素增多促使生理功能改变，出现高血压、巨人症和肢端肥大症等人体形态变化，这些内分泌功能障碍增加麻醉及手术的危险性。

动脉瘤破裂、蛛网膜下隙出血可以造成心电图 ST 段改变。

脊髓肿瘤可能造成尿潴留、泌尿系感染以及皮肤压疮等，以上情况均应给予对症治疗。

（三）手术前药物治疗

除了对患者的并发症进行治疗外，手术前需要针对神经外科手术给予药物治疗（表4-2），包括围术期预防感染，类固醇激素和抗惊厥等药物的应用。

表4-2 神经外科手术前药物治疗

药物治疗种类	治疗原则
围术期预防感染	麻醉前应用一个剂量抗生素，整个手术过程维持有效血药浓度直到缝闭切口（有感染或伤口污染除外）
类固醇激素使用	对减轻脊髓损伤、脑肿瘤所致的水肿及颅内压增高有帮助；首剂地塞米松 10～20mg，每 6h 4～6mg 维持（成人）
高渗溶液	甘露醇 1g/kg 治疗颅内高压；3% 氯化钠盐水治疗持续性低钠血症
抗高血压药物	预防术后出血以及治疗蛛网膜下隙出血
抗惊厥药物	有癫痫病史或发生癫痫后给予，保持有效的血药浓度

（四）术前动脉栓塞

术前对巨大动静脉畸形和富于血管的肿瘤（实性血管网状细胞瘤）供血动脉栓塞，可减少肿瘤术中出血。栓塞后 1 周内应行开颅手术，否则闭塞的血管会再通。但有些巨大的肿瘤或动静脉畸形，栓塞后反而造成病灶内出血和脑水肿，出现急性颅内压增高，有时甚至需要急诊手术。

三、签署手术知情同意书

任何人得知自己患了神经外科疾病需要手术时心情都会紧张。每位患者对手术效果和危险性都会有不同的理解、要求和担心，这取决于患者的文化背景及以往患病经验等因素。重视患者及其家属的意愿，将患者所患疾病有关知识和手术相关问题解释清楚是神经外科医师的责任。

颅脑肿瘤和脑血管病手术都是高风险的治疗，尽管近年手术技术不断提高，手术后死亡率和致残率都已降至很低，但术后仍会发生各类并发症。手术医师应以高度负责的精神、精湛的手术技术来获得良好的手术效果。同时，医师也必须在手术前与患者（家属）认真地签署手术知情同意书。美国在 1914 年就建立了"手术同意书签署"这一制度，后获得美国法律承认。

文明社会的每一个社会成员在职业、社会家庭、个人隐私等问题上都拥有自主权，可以自主选择和拒绝对疾病的治疗。同样，患者对自身所患疾病，不论何时做出哪种选择，医师都应尊重患者的意愿。手术知情同意书应视为保护患者权益的法律文件。

手术知情同意书包含两个概念：第一是患者有对手术的知情权。患者主动收集与自己疾病有关的信息，医务人员也应将这些信息主动告知患者。第二则是患者和家属（患者家属）有权在获得真实、充分的信息基础上自主选择治疗方法、医疗机构、施治医师等。在此知情基础上，如患者家属同意手术方可签署手术同意书。在手术前患者或其家属签署书面手术知情同意书，证明医师得到了患者家属同意或授权，可为患者实施手术治疗。知情同意必须满足法律需要，在一些危险治疗前，患者家属事先有权了解潜在的危险和可能造成的损伤。

我国 1999 年 5 月 1 日实行《职业医师法》以后，这一工作更为重要。医师应该认识到，医患之间对手术知情同意书的签署属法律程序，必须认真严肃执行。知情同意书的签署应在完成对患者病情的评价后进行。

（一）与手术相关的知情同意书

与手术相关的知情同意书包括"手术知情同意书""麻醉知情同意书"和"输血知情同意书"。除麻醉知情同意书应由麻醉科医师与患者进行签署外，其他由神经外科医师负责处理，医师和家属（患者）双方签字，由手术者亲自负责。因为术者是整个手术的执行者和指挥者，能纵观全局并对治疗结果负责。助手对疾病尚未能达到更透彻的理解和认识，解释病情往往欠全面。

（二）手术知情同意书的签署过程

除急诊手术外，手术知情同意书的签署需待全部检查完备，对患者病情有了初步评价后进行。签署时间可由医师提出，请需要知情的家属到场一起交谈。签署知情同意书是医师和患者之间的事务，只有需要监护的患儿、临床危重和意识不清患者，方可由患者的监护人（父母、子女、配偶）代替患者完成签署。但是我国习俗，医师往往与患者家属交代病情和手术，而不是直接向患者本人交代，特别是手术风险大、效果差的疾患或恶性肿瘤。这与欧、美等国家直接与患者交代病情，由患者本人亲自在手术知情同意书上签字不同。

医师应根据家属（患者）对疾病的理解程度、文化水平、接受能力、肿瘤的性质和手术预后，有针对性地交代病情。手术知情同意书的签署可分为 4 个步骤：①向患者（家属）说明其患病情况。②列举治疗该疾病可选择的治疗方法及各自的优点和危险。③说明推荐手术目的和手术风险，介绍护理标准和医院的制度。④解答患者（家属）问题，医患双方签字。以上均在手术前完成。

（1）向患者（家属）说明患者患病情况，应在相关神经外科检查如 CT、MRI、DSA 和患者主要脏器功能实验室检查齐备后进行。病情交代应包括对颅脑肿瘤的部位和性质、患者的全身健康情况、病情的严重程度做出判断；并说明不治疗将可能导致的结果和有无突然发生脑疝的可能。

（2）列举治疗该疾病可采取的治疗方法，提出有说服力的临床证据，把适用于患者治疗的各种真实可信的方法全部向患者（家属）讲清，并说明各种治疗方案的利弊。例如，当前治疗颅脑肿瘤的手段较多，可以采取临床观察（暂时不必立即治疗，观察病情变化）、开颅手术、放射治疗（包括 X 刀和 γ 刀治疗）以及化疗等。对不同的治疗方法，医师应客观、实事求是地介绍，对自己不十分精通的领域，可建议咨询其他专科医师。在介绍的过程中医师切忌诱导患者接受某种治疗，夸大某种治疗的疗效。医师可提出自己对某种治疗的建议，但决定选择哪种治疗的权力在患者（家属）。

（3）说明手术目的和手术风险。患者（家属）同意采用手术治疗后，医师可进一步介绍手术治疗的目的，列举手术治疗的成功经验，增强患者（家属）战胜疾病的信心。另外，在交谈中，医师应充分了解患者（家属）对疾病治疗效果的期盼和具体要求。医师应评价患者耐受手术的身体条件、开颅手术的一般知识、手术的目的、手术可能切除的范围（全切、部分切除等）。手术潜在的危险包括：①外科手术共有的危险性，如麻醉意外、伤口感染、大出血和输血反应等。②神经外科手术特有的危险性，如神经系统功能丧失、脑水肿、脑膜炎等。③相关危险因素，包括既往存在的疾病，如糖尿病、慢性阻塞性肺病、高血压等。医患双方都不希望出现的手术效果，如患者长期昏迷、痴呆、癫痫、脑神经损伤、偏瘫失语等术后并发症，甚至术后死亡的可能性。可能因术后血肿再次手术、气管切开及其颅内感染的可能。值得注意的是，医师在交代上述各种意外的同时，还必须介绍对可能发生的意外准备采取的预防措施和处理方法，以减轻患者（家属）对手术治疗的担心。

（4）解答患者（家属）的问题，医患双方签字。医师说明手术相关情况后，医师应细心负责解答患者和其家属的各种疑问，直至他们得到满意的解答并同意手术方可签字。如患者和其家属对手术犹豫不决，在病情允许的情况下，可待其进一步理解并协商后再签字。手术知情同意书应包括患者姓名、术前诊断、手术方法、术中术后可能发生的问题、签字日期，由主刀医师和家属分别签字。签字书应放在病历中妥善保管。由患者委托的签字人，应注明与患者的关系，并有委托书。

应该说明，医师对推荐治疗的预期效果不能作保证。

完成知情同意书签署是医师与患者和其家属之间的相互交流，增进理解和信任的过程。交流时医师的语言要通俗易懂，要视谈话对象的文化程度、地域风俗、接受能力反复讲明。与手术有关的其他知情同意书，如输血、麻醉等知情同意书也需参照上述方法在术前认真签署。

第二节 手术室布局与手术体位

良好的术野暴露是开颅手术成功的前提和基本要求。因此，患者的体位十分重要，体位不合适，不但会给术者造成操作上的困难，严重者还会造成术后并发症。术前在研究手术方案时，应结合病变暴露、手术入路和切口部位，确定患者最佳的体位，必要时采用头架辅助固定。

一、手术室布局

现代神经外科手术需要很多大型的手术器械，例如手术显微镜、高速颅钻、神经导航、术中造影、超声吸引器、超声波、麻醉监测仪、呼吸机、脑血流和神经电生理监护仪等。神经外科显微手术在显微镜下进行，器械护士、麻醉医师无法直接看到手术进行的情况，影响手术的配合，为此，还需配备与手术显微镜相连的监视器。如此众多的手术器械以及相连的管道与电源线，占据了手术室很大空间和地面。为了不出现人为的干扰，保证手术能安全高效地进行，术者、助手和器械护士，以及呼吸机、相关仪器手术显微镜等手术设备均应有固定的位置。有些设备，如各类管道和手术显微镜监视器应装在天花板上，以减少占据手术室空间。不同的神经外科手术对手术室布局的要求稍有不同，但保证患者的整个手术过程安全，术者操作方便、快捷是共同的目标。总的原则就是为了保证主刀医师能够在最清楚的术野暴露、最舒服的操作空间和最默契的医护麻醉配合下，顺利地完成神经外科手术。

下面介绍目前较通用的开颅手术室布局，以供参考。

以幕上右侧切口手术为例介绍手术室参考布局。手术者站在患者的头顶部，助手位于术者右侧，器械护士站在手术台右侧，麻醉医师在手术台的左侧。呼吸机及手术显微镜等手术设备的固定位置如图4-1所示。幕上左侧切口手术时，器械护士和麻醉医师站在手术台的位置可调换。左、右侧枕下切口时手术室布局如图4-2～4-3所示。

在一些有条件的神经外科中心，手术室的布局还需要考虑术中超声波、术中CT、术中电生理监测等辅助设备的因素，根据不同情况灵活掌握。

二、患者体位摆放原则

开颅手术中，患者体（头）位摆放方法应符合以下要求：

（1）一般常采用轻度头高脚低位（20°左右），开颅部位保持基本水平（不同病变和入路需要略有调整）。因颈部和颅内静脉无静脉瓣，颅内静脉压水平高低的主要依据与右心房水平之间的高度有关。头位过高切口时可造成静脉负压，当静脉破裂时形成血栓。头位过低可造成手术中出血增多。

（2）避免压迫、扭曲患者气管内插管，保持呼吸道通畅，避免压迫头部静脉回流受阻。

（3）避免身体突出部位（如髋、肘关节）的血管神经和皮肤受压，特别注意保护好易损伤的眼、耳。

（4）手术医师术中操作舒适，能在直视下分离深部结构。为了满足上述要求，患者的体（头）位摆放应当由手术医师、麻醉医师及手术室工作人员协同完成。另外，术中调整手术床的高度与角度，也可弥补体位摆放的不足。手术医师最好能观察麻醉诱导过程。对延髓、颈髓病变的患者，麻醉插管时，避免过度牵拉颈部，以免影响患者呼吸。

有学者建议手术前一天，对于特别复杂的体位可在病房内模拟摆放。医师依照手术体位的要求，将患者身体屈曲度和头位摆放好，并让患者保持5min，了解患者有何不适，同时检查生命体征和神经系体征，观察不良反应。

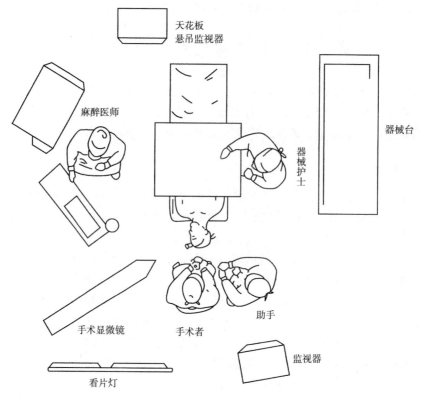

图 4-1　手术设备的固定位置

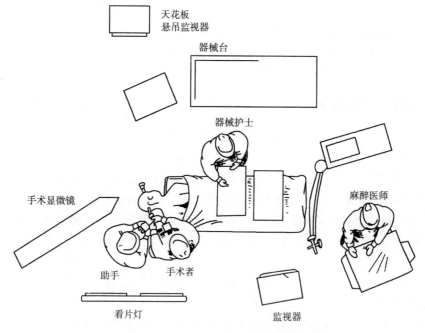

图 4-2　左侧枕下切口时手术室布局

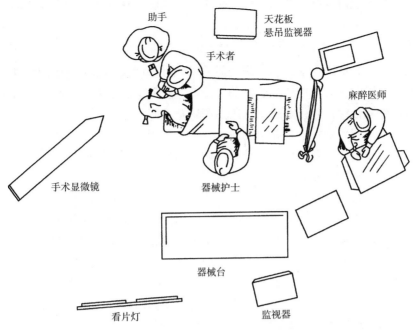

图 4-3　右侧枕下切口时手术室布局

患者体位的摆置程序：

（1）完成麻醉插管，盖好眼罩。

（2）医师安装头架，翻转患者时须注意气管内插管。

（3）根据手术部位和切口摆好所需体位。

（4）巡回护士协助将患者头部固定在适当位置。

（5）巡回护士用约束带固定好患者体位，保护好关节突出部位。

（6）与麻醉医师共同检查气管插管位置是否正常、颈静脉是否受压。

三、手术常用体位

（一）仰卧位

仰卧位是开颅手术最常用的体位，适用于额部、颞部、顶部和翼点等多种手术切口。患者仰卧于手术台上，双臂固定在身体两侧，肘部垫以棉垫，保护尺神经不受压迫。

可根据不同手术切口要求，通过调整头架，转动头部角度从 30°~60°。眼睑内涂眼膏封闭，防止角膜干燥和有害光照射。

患者头部应稍高于心脏水平，以防止头部静脉血回流障碍。头部位置应有利于术中通过脑组织自身重力作用自然下垂，加大脑底与颅底的间隙，增大手术空间，减少术中对脑组织牵拉。可根据需要旋转头部，但角度过大时，患者肩下应置一枕垫，以防颈部过度扭转影响静脉回流。麻醉所用的管道不要压迫颈部血管，保障患者呼气道通畅。另外，显微手术时，患者身体上方的手术器械托盘应超过头顶部 40cm，以不妨碍装置手术显微镜为度。安装头架时注意勿使头架压迫双耳。

（二）侧卧位和倾斜侧位

侧卧位适用于颞部、颅中窝底切口和枕下切口手术，也可用于椎板手术。侧卧位时，需用枕垫将患者胸部略垫高，以减少对患者身体下方腋窝内神经、血管的压迫。头部摆放适中位即可。令患者一侧下肢（靠上侧）髋和膝关节屈曲，以避免躯体向一侧倾倒。用约束带将患者上面的手臂，自肩部向下牵拉，并固定在手术床上，这样可获得头部满意的暴露。

行枕下开颅时，还可采用倾斜侧卧位。侧倾斜卧位较单纯侧卧位患者身体向前倾斜，更适用于乳突后切口，切除桥小脑角肿瘤。安装头架固定头时，将患者下颌尽量靠近胸部，颈部屈曲以充分暴露后颈部。这样可使头颅和寰椎后弓间隙变宽，增加手术视野显露，在体胖、颈部较短的患者，枕下中线切口时尤为重要。

（三）俯卧位

俯卧位用于枕下切口、椎板手术，颅—颈交界手术也可采用这一体位。使用特殊的架子支撑骨盆和侧胸壁，尽量减小对腹腔的压力，保持膈肌运动，降低下腔静脉的压力，以减少硬脊膜外出血。俯卧位时要避免压迫腹股沟处股神经，防止术后出现股痛等感觉障碍。

有些颅后窝和颅—颈交界处手术，如颈关节不稳定需要用头架牵引固定头部。弯曲颈部使下颌尽量靠胸，最大程度暴露后颈部。患者手臂放在身体两侧，勿压迫上肢的周围神经。用约束带系在肩部两侧并在背部十字交叉，向下牵拉充分显露后颈部术野。

上述原则适用于成年人。对儿童和婴幼儿，应使用头托，避免使用刚性头架损伤颅骨。手术时要用泡沫塑料或手术巾衬垫身体，小心勿压迫患者眼球。应用保温毯保持婴幼儿体温。

俯卧位摆置完成后，必须确定患者通气道是否正常。若患者的头颈被过度屈曲，使气管插管扭曲，会造成通气困难。使用螺旋弹簧气插管，可防止这种意外发生。另外患者在俯卧位时，低头屈颈，下颌靠近手术床的边缘，要注意勿使下颌受压。通过调整舌与口咽通气道及气管插管的位置，可以预防术后患者舌体下垂性水肿。双眼应涂眼膏后封闭，预防术后球结膜水肿。俯卧位的缺点是胸腔内压力升高、颈部过屈、手术时不利于观察颅后窝侧方。

（四）坐位

坐位适用于颈部、枕部、枕下中线切口和经小脑幕下、小脑上切口，其优点是可减少术中出血，尤其适用于颅后窝富于血运的肿瘤和巨大动静脉畸形切除术；经小脑幕下、小脑上切口，小脑因重力自然下垂，适用于暴露小脑上面和第三脑室后部松果体区；因患者胸腔不受压，手术中呼吸道保持通畅；宜保持患者头部的中线位置，减少椎动脉扭曲的危险。坐位切口手术的最大缺点是手术中出血后易引起血压降低，手术后颅内血肿率较高；空气易进入静脉或静脉窦内引起空气栓塞，增加了放置中心静脉压管的危险；臂丛神经易受损；手术医师的手臂易疲劳等。由于坐位手术的气栓、术后血肿发生率高，同时神经外科医师对此体位的不熟悉，对于手术中麻醉监测要求较高，目前临床上使用较少，但对于小脑幕下部位的病变还是有其优势的。

气管内插管全身麻醉后，放置动脉内三腔肺动脉漂浮导管（Swan-Ganz 管）；膀胱内留置导尿管。

将 Mayfield 型坐位用头架弓固定在手术床上。手术床抬高大腿，床的尾部降低，以保护腓总神经和坐骨神经。然后以 3～5min 增加 10°～15°的速度升高床的背部，同时监测脉搏和心电图。当床的背部升至 45°～50°，待患者生命体征稳定后，医师托住患者头部并尽量屈曲至理想位置，保持颏部和胸骨间的距离至少一指宽空间。与此同时，助手安装 Mayfield 头架，将头架弓连接固定在理想位置，避免头架移动。使 Mayfield 头架保持水平，脑自动牵开器的基座则会处在适当的角度以利于连接支持臂。但需注意，坐位切口手术时会出现气栓或低血压。中心静脉压导管可防止气栓，方法是在 X 线透视下，通过手臂外展或抬高调整导管末端的位置。使导管恰当地插入右心房，当导管刺激心壁时会引起心律失常，手术结束后应快速将导管从心腔退回到下腔静脉中，并要防止心肌灌注失常及心肌填塞障碍。另外，超声波监测可查出小的气栓，可由麻醉师操作监视。术中一旦损伤静脉窦，应立即压迫吸收性明胶海绵，修补破口，防止气体进入静脉窦形成气栓。

坐位手术时，麻醉师要严密注意血压及脉搏变化，一旦出现低血压，要立即恢复患者平卧位并采取必要的措施。通过调节手术床、保证充足循环血量、双下肢用充气泵包裹、背部升至 45°～50°等措施，可保证患者耐受因体位改变引起的心血管系统改变。

同时屈髋、屈膝，防止压迫患者腘窝。乳突后切口时，向对侧旋转头颈以利暴露病灶。头颈体位摆放后，需再次验证气管内插管的位置，将头架确实固定。

患者的手臂放在两旁的扶手上，避免肩部下垂牵拉颈神经根，这点对有颈椎病的患者更为重要。同时尚需注意保护尺神经。长时间麻醉可发生坐骨神经麻痹，屈膝或在大腿屈曲时小腿下垂。注意腓骨头两侧防护，防止出现腓总神经麻痹。

建议在术前先让患者模拟摆放体位，使患者体验术中准备摆置的头颅的弯曲、旋转位置是否舒服。对儿童或青少年患者应将臀部垫高，以弥补身高的不足。

术毕先去除头架，缓慢放平手术床。待患者呼吸及血压稳定后，再拔除气管内插管和搬动患者。坐位手术关颅前要认真止血，因坐位时脑动脉压比其他体位低，止血不彻底易发生术后血肿。

（五）半俯卧位

半俯卧位可用于做大脑后部如第三脑室后肿瘤、小脑幕肿瘤以及桥小脑角肿瘤等手术，也适用于颅后窝急诊手术。

摆放好的患者体位类似睡眠状态，上面的手臂下垂，前臂弯曲，可靠近下颌，胸前垫一小枕。头部自手术床头伸出，头颈弯曲。患者下面的腿伸直，注意保护腓神经，上面的腿保持膝、髋关节屈曲。体位摆放后检查气管内插管，防止出现压迫和梗阻，并保持腹部放松而不影响肺部通气。

（六）特殊体位

有些特殊类型手术，例如经蝶垂体腺瘤切除术，立体定向手术和颅底手术等，对体位有特殊要求，请参阅相关章节。

综上所述，手术体位是各种难度级别神经外科手术开展的第一步。各种手术体位的选取和布局，与主刀医师对于各种手术入路的熟悉程度和理解息息相关，总的原则就是获得最合适的入路、最清晰的术野暴露和最舒适的操作角度，同时尽量避免可能的并发症。对于神经外科医师而言，正确体（头）位的摆放应当与选取恰当的手术入路是一致的。对于上手术台的患者，除了常规的手术入路和体位以外，神经外科医师还应该注重每个手术的个体化差异，以选取最佳的手术体位。

第三节　手术切口设计

手术切口设计是否合理关系手术成败，准确的肿瘤定位是选择切口手术切口的前提。传统的切口手术，术前定位依据患者神经系统体征、头颅 X 线平片、脑血管造影、气脑造影等。由于颅内占位病变使正常的脑沟回移位，这种定位方法往往不准确。CT 和 MRI 的出现，使颅脑肿瘤的定位十分准确，尤其是加权 MRI 的 T_1 像对脑定位起到十分重要的作用。脑血管造影的肿瘤血管染色也有助于脑瘤定位。近年 fMRI 的出现，为大脑半球肿瘤定位提供了新的途径，使手术切口设计更可靠地避开脑功能区，有效地保证了手术安全。

手术切口设计的基本要求是：①切口尽量藏在发际内，不影响患者美观。②暴露充分，对脑组织损伤小，到达肿瘤路径更近。③充分利用脑组织自然下垂，尽量利用颅前窝、颅中窝底、纵裂等正常解剖间隙进入，暴露所需要的部位。本节重点介绍大脑半球病灶手术切口的设计方法。

手术切口设计分三步进行。

第一步，确定病灶在颅内位置。如果应用神经导航确定病灶部位，设计手术入路和头皮切口，可以更加准确和方便，还可以应用 fMRI 图像，标出肢体运动和语言区，使手术入路能避开这些重要结构。

尚未具备神经导航设备时，确定病灶在颅内位置的方法是，在 CT 和 MRI 影像上先确定某些解剖标志为参照物，如外耳道、耳的上、后缘、枕外隆突、冠状缝、人字缝，以及大脑深部的室间孔、侧脑室、小脑幕等，计算病变与这些主要参照物的距离，依照上述资料，确定抵达肿瘤的手术入路，设计头皮切口。自脑沟进入侧脑室，神经内镜下观察肿瘤的供血动脉，手术切除肿瘤后神经内镜所见。

另外一种简易的定位辅助办法是 MRI 检查时，在患者头皮上放一个或几个标记物或维生素 E 胶囊作为参照标志，尽量使标志靠近病变在头颅的投影区，获得 1～2 个平面图像。用这种方法，可使皮瓣设计得既小又精确。

利用脑血管造影像的异常表现，如肿瘤染色对脑肿瘤定位、定性也有应用价值。但应注意，在脑血管造影的侧位像，颅骨前后径缩短，会将颞后脑肿瘤误诊为顶部肿瘤，应结合 MRI 定位，防止误差。

另外，脑血管造影还可显示肿瘤与重要的脑深部静脉的关系，应尽量避免手术损伤。颅内肿瘤位置及其与颅脑解剖标志的距离确定后，肿瘤的头颅表面投影便可确定。

第二步，设计手术切口。根据肿瘤的部位考虑手术切口时，应注意肿瘤与岛盖、优势半球的缘上回、中央回、距状裂、岛叶间的关系。手术切口尽量避开基底节、脑干、侧裂等这些重要部位，CT 与MR 都可确定肿瘤与脑室的毗邻关系，MRI 还能清楚显示肿瘤与侧裂的关系。MRI 的 T_1 加权像和脑血脑造影，还能清晰地显示与肿瘤毗邻的主要脑血管。

选择病变距皮层最近的部位切口，允许暴露范围最大，脑组织损伤最小。如病变在优势半球的侧脑室三角区，虽然经角回切口病变距离皮层可能最近，但最好选择经顶内沟切口，而不要选择角回、缘上回切口，以避免术后失语和视野缺损。

第三步，选择切口部位和头皮切口设计画线。依据颅内肿瘤的定位诊断，确定切口部位后，即可设计手术切口。术前讨论病例时，选择颅骨标本或以医师头部为模特，模拟画出头皮切口线。手术当日，患者麻醉后画头皮切口。画切口前，术者应再次核对患者的 CT、MRI，确认体位和切口侧别无误。为了便于画线，必须掌握颅脑重要解剖结构的体表投影。确定切口前，先标出这些投影作为参照。这里介绍的投影线可以根据脑血管造影、CT、MRI 以及 X 线平片，在患者头部标出，它们是：

（1）基底线：此线通过眶下缘及外耳道上缘。

（2）耳后线：经乳突垂直于基底线。

（3）髁突线：经下颌骨髁突垂直于基底线。

（4）上矢状线：连接眉间与枕外隆凸之间的头部正中线，K 为中点；是上矢状窦的头皮投影，枕部稍偏右侧。

（5）中央沟线：是中央沟在头颅的投影，为耳后线与上矢状线的交点、髁突线与侧裂线的交点两点的连线。

（6）侧裂线：眼外眦与上矢状窦线后 3/4 点连下线为大脑外侧裂投影。

（7）上项线：乳突与枕外隆凸边线，是横窦的头皮投影线。

（8）冠状缝：自眉间沿矢状窦向后 13cm 处（成人）。

（9）角回：位于耳上，优势半球的语言中枢。

（10）翼点：颧弓上 4cm，额骨颧突后 3cm。

以上这些解剖标志投影可供设计切口时参考。

确定头皮切口大小取决于切口部位，应考虑到肿瘤的大小、性质、深度，切除肿瘤的方法。头皮切口应大于肿瘤，尤其是对准备完整全切除的脑膜瘤，切口过小会造成肿瘤暴露和止血困难。头皮切口可呈曲线形、马蹄形、S 形、直线型。

上述设计手术切口和画线方法主要用于幕上大脑半球病灶，对颅后窝病灶和颅底肿瘤，因病灶与特定颅脑解剖结构有关，通常选定固定的手术切口。

第四节　幕上开颅术

一、幕上开颅术切口设计

切口设计对手术成功十分重要，设计偏差会导致骨窗位置不准确，造成探查和切除病灶困难。设计头皮切口要考虑头皮血液供应，防止术后头皮坏死，应尽量设计在发际内，不影响患者的头面部的外观。

常用的幕上头皮切口有：额部切口、额颞部切口、顶部切口、颞部切口和枕部切口等。分别介绍如下。

1. 额部切口

适用于处理额叶前部及额极、颅前窝底和鞍区等部位的病变。若病变位于额极，或为处理颅前窝底及鞍区病变，可采用发际内冠状切口。骨瓣可在中线或过中线，后者适用于结扎、切开矢状窦和大脑镰。要求骨窗抵达颅前窝底，充分暴露额叶底面和眶顶，以便于抬起额叶底面，充分暴露病变。

对于鞍区病变及颈内动脉、大脑前动脉及大脑后动脉动脉瘤也可采取切口较小的额底外侧入路。切口下缘平同侧眶顶，向上向前达额部中线附近或过中线（依患者发际高低而定）。较传统的翼点入路偏前。对于颅底病变，骨窗要求抵达眶顶以方便暴露额底，外侧显露外侧裂上缘以利于释放脑脊液，上部则不必大，骨窗高度 3~4cm。该入路因切口小，暴露充分，开关颅简便，可不剃发或少剃发等优点日益受到神经外科医师的青睐。

2. 额颞切口

用于处理颞叶前部、鞍区及岛叶等部位的病变。切口起自同侧耳屏前约1cm，上行并弧向眉弓正中上方。皮瓣翻向额部，采用筋膜间或筋膜下入路的方法显露颞肌后将其自颞骨分离并翻向颞侧。暴露翼点、蝶骨大翼、颞骨鳞部及额部颅骨。钻孔部位选择是暴露的关键，因此钻孔应尽可能低并靠近颅底。骨窗的暴露标准以能见到眶顶和颅前窝底为适宜，以减少对脑底的牵拉。以咬骨钳咬除或磨钻磨除蝶骨嵴以方便分离侧裂。

若额窦较大，术中钻孔或铣刀铣除骨瓣时可能使其开放。单纯额窦开放，黏膜完整无破损时，只需骨蜡封闭破口。若额窦黏膜破损开放，需将骨瓣侧的额窦黏膜刮除。骨窗一侧的额窦开放需用骨蜡封闭，然后游离马蹄形帽状筋膜，翻转缝合在颅前窝底的硬脑膜上。术后皮下不要放引流，以防鼻腔内分泌物反流。为防止术中器械被开放的额窦污染，钻孔时应将位于额窦部位的钻孔放在最后进行。额窦修补结束后，被污染的器械应弃之不再用。

3. 顶部切口

用于暴露大脑半球顶部表面。半环形或马蹄形切口，切口的高度一般不超过基底宽度，以保证皮瓣的血供。若病变较小，在定位准确的基础上，也可采用直线切口，以撑开器撑开皮瓣后再处理颅骨。

顶部近中线切口适用大脑镰旁、矢状窦旁脑膜瘤，胼胝体肿瘤切除术。皮骨瓣应准确地设计在中线上。翻骨瓣时，靠近中线的硬脑膜表面静脉易出血，应留在最后处理并准备好凝胶海绵等止血材料。在大脑镰旁和矢状窦旁脑膜瘤开颅钻孔时出血较多，可将矢状窦旁的骨孔留在最后钻。翻转骨瓣时，有时骨嵴会刺伤硬脑膜，可在骨瓣基底两孔之间咬除部分颅骨，这样易于骨瓣翻开。

4. 顶部过中线切口

为充分暴露大脑半球中线结构，皮骨瓣可过中线设计。矢状窦两侧对应钻孔，中间骨桥用咬骨钳咬除，这样可减少矢状窦出血。如有铣刀，则可在充分剥离内板与硬脑膜外层及上矢状窦壁后以铣刀直接铣下骨瓣。

5. 颞部切口

用于暴露颞叶或颅中窝底。切口起自颧弓上，以外耳孔为中心，后缘终点达横窦中外 1/3 交界处，呈 U 形或矩形。目前，对于上斜坡、岩骨尖等部位的病变，可采用耳前颞下入路来处理。切口起自颧弓下方约 0.5cm，斜向耳上或直行后弧形抵达外耳孔上约 5cm 的位置。切开头皮及颞肌后以撑开器撑开皮瓣，显露颧弓及颅底。于颧弓根部后上方钻孔，铣刀铣下骨瓣后，再以磨钻磨除颅底骨质，以方便自颞叶底部抬起颞叶，直达小脑幕缘。

6. 枕部切口

用于处理枕叶、松果体区、第三脑室后部等部位的病变。切口可在中线上或中线旁，皮瓣基底多位于横窦。若病变位于松果体区或第三脑室后部，骨窗多要求显露横窦及上矢状窦，以便于抬起枕叶，显露深部病变。

以上幕上切口不是一成不变的，术者可根据病灶的不同部位灵活运用。设计切口时，皮瓣大小、前后、高低可有所变动。

事实上，若定位精准，直线切口的开关颅更加简便，术后皮下积液、切口愈合欠佳等并发症也更少见。随着导航等定位技术的广泛应用和神经外科医师技术的提高、理念的更新，直切口或弧形切口在临床实践中的运用也越来越普遍。

二、手术方法和步骤

1. 术前用药和麻醉

术前一天可给镇静药物。颅内肿瘤术前24~48h，可应用地塞米松改善神经系统状态，减轻因手术操作引起的术后脑水肿。有癫痫者需给予抗癫痫药，并保持有效的药物浓度。术前根据患者意愿、手术切口特点等情况选择剃头或不剃头，后者需术者依据切口的位置及长度进行相应的局部剃头。

2. 切开头皮和止血

用画线笔或甲紫棉签画出头皮切口。根据具体情况选择是否采用头架固定。40%碘酒＋70%乙醇消毒头皮。消毒头皮时，应防止消毒液进入眼和外耳道内，尤其是使用碘酒消毒时，应使用乙醇脱碘干净。术野周围铺消毒手术巾。

切口头皮前可用适量利多卡因、去甲肾上腺素盐水或生理盐水注射于皮下，以减少头皮出血。切皮时，术者和助手用手指紧压切口两缘，压迫止血。每次切开的长度不要超过手指能压迫的头皮范围。头皮出血可用头皮夹或止血钳止血。一组止血钳用橡皮圈编扎成一组。如皮瓣不涉及颞肌，可直接切至颅骨，连同骨膜一同翻开。如涉及颞肌，可采用筋膜间或筋膜下入路的方法显露颞肌后将其自颞骨分离并翻向颞侧。切开头皮后，自帽状筋膜下锐性分离并翻开皮瓣。皮瓣小动脉出血，应使用双极电凝彻底止血或锋线结扎。颅骨表面出血可涂抹骨蜡或以高频电刀处理。头皮止血后，皮瓣用纱布覆盖，内层以盐水浸湿，以防止其干燥萎缩。

3. 骨瓣切开

（1）钻孔时应注意两孔之间距离不要过宽，一般在6~7cm。老年患者颅骨与硬脑膜粘连甚紧，大脑凸面脑膜瘤颅骨多有增厚，遇此情况，钻孔间距应适当缩小，并以窄的剥离子小心剥离内板与硬脑膜，以防止铣刀铣除骨瓣或线锯磨破硬脑膜。

（2）靠近矢状窦和脑膜中动脉的骨孔应留在最后钻，这样，即使出现意外大出血，可立刻翻开骨瓣，迅速止血。每个颅骨孔用脑膜剥离器，将硬脑膜与颅骨内面之间剥离开，必要时可用咬骨剪咬除部分颅骨内板，以利于线锯导板通过。自一个骨孔向另骨孔穿过线锯导板时，使用脑膜剥离器接应线锯导板，注意不要将硬脑膜刺破，当导板一端从相邻骨孔露出时，将线锯套在导板的小钩上，推抽导板引出线锯。此时注意不要将导板插到硬脑膜下。如发现误插到硬脑膜下，应立即抽出，再从对侧骨孔插入另一线锯导板。

（3）依次锯开骨瓣的每个边，在锯骨瓣时，线锯导板应留置在颅骨下方保护硬脑膜。线锯两端套以线锯柄，术者手握线锯手柄，手指抵住线锯，使线锯成100°，并向骨瓣的相反方向倾斜，使锯下的骨瓣呈45°斜面。关颅时，骨瓣还纳后不会陷入骨窗内。锯骨瓣时应在骨孔的外缘，充分利用切口，保证骨瓣足够大。如以铣刀铣除骨瓣，则可以钛片或钛夹固定骨瓣，也可于骨瓣四周打孔以丝线固定。

（4）用骨膜剥离子自骨瓣缘撬起，硬脑膜剥离子在颅骨内面与硬脑膜之间小心分离，最后将骨瓣翻开。将骨瓣骨折处不整齐部分以咬骨钳咬齐或磨钻磨齐。

目前很多医院都使用电（气）高速颅钻、铣刀完成骨瓣切开。这种切口方法只需钻一孔，使用铣刀沿骨瓣切口切开。以铣刀开颅时应注意检查保持铣刀锋利程度，如铣刀刀刃迟钝，撕破硬膜的概率会增加。如颅骨内板与硬脑膜粘连紧时，铣刀会损伤硬脑膜，应特别小心。骨瓣取下后需用湿纱布包裹，妥善保管。另外，如骨瓣切口在矢状窦、横窦等重要静脉窦处，应用铣刀切开骨瓣有损伤矢状窦及其引流静脉的危险。可在静脉窦上或窦旁钻孔，以凝胶海绵将窦与颅骨内板分离以避免铣刀铣破硬膜及静脉窦。颅底有骨嵴处，铣刀的硬脑膜防护装置不易通过，可采用磨钻磨除或钻孔后以咬骨钳咬除的方式处理。

4. 硬脑膜止血

骨窗四周颅骨缘出血可涂以骨蜡止血。硬脑膜表层的出血可用小功率双极电凝止血。为防止骨窗周边出血或硬脑膜剥离，可在骨窗四周悬吊并放置宽度约3mm的条形吸收性明胶海绵，其长度依骨窗长度而定。只要将条形吸收性明胶海绵放置骨窗边缘即可，不必向骨窗下方深埋，以防止硬脑膜与颅骨内板剥离，加剧出血。

硬脑膜四周悬吊常用的简便方法是将以小针细线将硬脑膜悬吊在骨窗边缘的骨膜或帽状筋膜上。如有微钻，也可用微钻在骨瓣边缘钻孔后将硬脑膜悬吊在骨孔上。悬吊硬膜时小针最好自硬脑膜两层间穿过，以防针尖损伤脑组织，造成脑挫裂伤及硬膜下出血。如脑组织张力较高，又并发脑积水时，可切开少许硬膜后先行脑室穿刺，待颅内压下降后再悬吊硬脑膜。

骨窗四周悬吊硬脑膜可防止术后发生硬脑膜外血肿。在骨窗边缘装置自动脑牵开器的底座，会造成颅骨与硬脑膜离，目前已很少使用。切开硬脑膜前，应以生理盐水冲洗术野，将骨渣、骨蜡等碎屑冲洗干净，将硬脑膜外的出血，包括头皮、骨缘、硬脑膜表面的出血全部止好，防止切开硬脑膜后出血流入脑表面。切开硬脑膜前，更换包裹皮骨瓣的湿纱布，骨窗四周铺盖棉条，使术野干净、整洁。

5. 切开硬脑膜

用硬脑膜钩提起硬脑膜，切开硬脑膜5mm长小口，此时应特别小心，尤其是在颅内压增高时，不要伤及脑组织。硬脑膜剪刀为弯头，使用时弯头向上、向内剪开硬脑膜，剪刀下方可置棉条保护脑表面，防止误伤。

硬脑膜切口可根据需要选择不同形状，常用的有"十"字和"H"等形状剪开硬脑膜，基底保留在静脉窦，切开时注意防止损伤上矢状窦和桥静脉。凸面脑膜瘤的硬脑膜切口应环绕肿瘤，且大于肿瘤的边缘。如肿瘤浸及硬脑膜，应将硬脑膜一并切除。这种切口暴露范围大，不易损伤脑组织。

硬脑膜切口边缘离骨窗距离约0.5cm，以便关颅时缝合。硬脑膜切口出血可先用银夹夹闭，或双极电灼止血。不要过多电灼硬脑膜，以免硬脑膜收缩造成缝合困难。剪开硬脑膜后，硬脑膜周围用缝线血管钳重力牵引，或将硬脑膜翻开固定在骨窗外。

6. 脑皮层保护

常用的脑表面保护材料有凝胶海绵及棉条。天然棉条在脑表面的贴敷性好，但易残留一些细丝在脑表面。一种人造纤维棉条，不易碎裂，而且应用X线可发现，如手术中清点棉条有误时可拍头颅X线片，可以除外棉条遗留在颅内，因此越来越多地应用在手术中。

7. 缝合硬脑膜

肿瘤切除后，术野彻底止血，缝合硬脑膜。止血时，血压应恢复至患者术前正常水平。麻醉使用过度换气时，应使血二氧化碳分压（PCO_2）恢复正常。硬脑膜可采用间断或连续缝合。如因脑压高硬脑膜无法缝合，应将硬脑膜充分剪开减压，防止术后脑组织自狭窄的硬脑膜窗疝出。脑表面可用止血纱布覆盖予以保护。

连续缝合硬脑膜时一定要严密，针尖距硬脑膜缘的距离应为1.5～2mm。将最后一针留在骨窗中硬脑膜的最高点，打结前向硬脑膜下注满静脉用生理盐水，将硬脑膜下腔的积气充分置换出来，然后再打结，这样可减少术后气颅发生。硬脑膜缺损时，可使用人工硬脑膜或帽状筋膜修补。

8. 骨瓣复位固定

若骨瓣与颞肌相连，复位后，可在肌肉或骨膜上固定数针。若骨瓣是游离的，骨瓣复位后，将开颅时骨窗四周备好的金属丝或丝线依次穿入骨瓣相应的微孔中，扭紧金属丝或结扎丝线将骨瓣固定牢靠。如骨瓣较大，可在骨瓣中心钻2～4微孔，将硬脑膜中央部吊起，穿过微骨孔，在骨瓣外打结，以减少硬脑膜与颅骨内板之间的残腔，预防形成硬膜外血肿。有条件者，也可用钛片或颅骨锁固定，这些办法固定骨瓣牢固，不影响手术后复查CT及MR。另外，在骨瓣中心钻两孔，将硬脑膜中央部吊起，通过骨瓣孔，在骨瓣外面打结，确保硬脑膜与复位良好，减少硬脑膜外与颅骨内面的残腔，预防形成硬脑膜外血肿。骨瓣需固定好，避免术后骨瓣松动漂浮。如颅骨缺损较大，可用适当的颅骨修补材料（如钛板、骨水泥等）进行一期修补。

因骨瓣被切开时留有不同程度的缺损，骨瓣复位固定时，应尽量先将靠近前额部位对合好，以免影响患者外观。同样原因，对额部发际外的骨孔，可用切口钻孔时留下的骨屑填满骨孔。

9. 缝合颞肌、帽状筋膜和头皮

骨瓣复位固定好后，间断缝合好颞肌和筋膜，避免术后肌肉萎缩、颞部下陷影响患者外观和咀嚼功能。

皮下的缝线打结应藏在组织深面，剪短线头，不要高过皮肤，以免术后引起伤口感染。间断缝合头皮，也可使用皮肤缝合器缝合头皮。注意皮缘对合良好，以利于其愈合。

10. 包扎伤口

用几层棉纱布敷盖伤口，绷带包扎。术后第1~第3天应更换一次敷料，观察切口愈合情况并再次充分消毒。术后5~7d拆去头皮缝线。

开颅手术的伤口缝合过紧，可能出现头皮坏死。缝合时组织之间无效腔大，发生感染的机会增大，均应避免。

第五节　幕下开颅术

幕下开颅术用于切除小脑半球肿瘤、松果体区肿瘤、第四脑室肿瘤、脑干背侧和侧方肿瘤、桥小脑角肿瘤、颅—颈交界区肿瘤以及斜坡肿瘤，包括乙状窦后入路、枕下后正中入路、远外侧入路。

一、乙状窦后入路

乙状窦后入路，即桥小脑角入路，可以暴露脑干的外侧和脑桥前池内的第Ⅴ、第Ⅵ、第Ⅶ、第Ⅷ、第Ⅸ、第Ⅹ对脑神经，以及小脑后下动脉、小脑前下动脉。

1. 适应证

用于切除桥小脑角肿瘤以及小脑半球外侧肿瘤以及三叉神经痛或面肌痉挛的微血管减压术。

2. 体位

曾有各种体位报道，包括：侧卧位，侧俯卧位，俯卧位，坐位，侧仰卧位。有学者主张采用侧卧位，可减少空气栓塞和低血压引起脑灌注不足的风险，术野宽阔，易于暴露肿瘤。患者取侧卧位，头部头架固定，抬高头部到心脏水平，尽量前屈，避免压迫气管插管。头架安放时既要避开中线，又要避开翼点等骨质薄弱处，既不影响手术操作，又要兼顾术后美观。

3. 头皮切口

头皮切口位于耳后发际内，上缘达耳郭上缘水平，下缘达下颌角水平。切开头皮，垂直分离肌肉直达枕骨，牵开器向两旁牵开肌肉，暴露星点。注意不要伤及椎动脉和枕静脉丛，向下分离肌肉时，警惕位于茎乳沟内的枕动脉，要电灼确切后切开。对三叉神经痛或面肌痉挛的患者行微血管减压术时，乙状窦后入路可改行耳后横切口，于发际内外耳道上缘水平横切口即可。这一位置打开小骨瓣后，术野正对三叉神经和面听神经。有人认为，桥小脑角肿瘤巨大时，行乙状窦后入路应该用耳后"7"形头皮切口，认为这样才能暴露更多的小脑半球。即使肿瘤巨大，耳后直切口也能胜任。直切口开关颅速度快，不易发生皮下积液，暴露范围足够广泛，可以作为乙状窦后入路的标准切口。

4. 骨瓣成形

于星点钻骨孔，确认横窦乙状窦夹角，分离硬膜与骨板的粘连，用铣刀铣下骨瓣，暴露横窦乙状窦夹角及乙状窦上段内侧缘即可，不必暴露乙状窦和横窦全程。如硬膜和骨质粘连紧，不要直接铣到乙状窦内侧缘，以免把乙状窦铣破。可用高速磨钻磨除乳突骨质，暴露乙状窦内侧缘。也可以先用电钻将乙状窦表面的骨质磨薄，再用咬骨钳咬除颅骨暴露乙状窦。有的患者颈静脉球较高，易被损伤。有赖于术前阅片仔细识别，或应用术中导航技术，实时定位识别。如乳突气房开放，必须用骨蜡严密封补。

5. 剪开硬脑膜

悬吊硬脑膜，以乙状窦为基底，弧形剪开硬脑膜。用蛛网膜刀切开延髓外侧或枕大池蛛网膜，放出脑脊液，降低颅压，用脑板牵开小脑即可探查。

6. 处理内听道

如需磨除内听道后唇，要用硅胶片保护小脑、脑神经和血管，可避免钻头缠绕棉片造成损伤。

7. 关颅

肿瘤切除完毕，严密缝合硬脑膜。骨瓣复位，用钛片固定。逐层缝合肌肉和皮肤。

内听道的上外侧有弓状下窝，有小静脉通过。弓状下窝长 0~13mm，宽 0~7.5mm，约有 50% 的弓状下窝不太明显。内听道下外侧有一裂隙状孔，为前庭小管外口，此口又称内淋巴囊裂，通过前庭小管远端段，其末端膨大，形成内淋巴囊，突入硬脑膜，位于内淋巴囊小窝内，此窝为内淋巴囊裂外下方的一个浅压迹。

在行听神经鞘瘤切除时，为了最大程度切除内听道内的肿瘤，常需要磨除内淋巴囊和后外侧的后半规管以及前内侧的内听道后唇三者之间的骨质。该处内耳结构隐藏在骨质内，如果损伤会造成永久性失聪。

二、枕下后正中入路

1. 适应证

枕下后正中入路适用于小脑蚓部、小脑半球肿瘤和血管畸形，第四脑室管膜瘤，髓母细胞瘤，部分脑干肿瘤以及环枕畸形减压术。

2. 体位

患者可取侧卧位、俯卧位或坐位。如采取俯卧位，不利于术中护理，患者生命指标受干扰的程度较大。坐位术中出血虽少，但术者操作体位不便。患者术中坐位如果静脉窦破裂气体栓塞的可能性较侧卧位及俯卧位为大。习惯采用侧卧位，该体位患者生命指标受干扰小，易于术中护理，术者操作体位也较舒适。取侧卧位时，头颈前屈，使小脑幕呈垂直位。

3. 枕下后正中直切口

头皮切口上端起自枕外隆凸上 1cm，下端达 C₂ 棘突水平。切开头皮，用高频电刀严格沿项韧带切开，这样切出血少，对肌肉干扰小。切筋膜时，在枕外隆凸处留下一小块菱形筋膜和肌肉，以便手术结束时严密缝合，以防术后皮下积液和脑脊液漏。剥离环枕筋膜时应注意其下方的延髓，两侧注意保护椎动脉。用骨膜剥离器向两侧分开肌肉，自动牵开器牵开肌肉固定。

4. 钻孔及骨瓣成形

高速颅钻于枕外隆凸钻孔后，用铣刀铣下枕骨，上自枕外隆凸，下到枕骨大孔。多可直接铣开枕骨大孔，但如颅骨凹陷或环枕融合时，不能直接铣开枕大孔，否则容易损伤延髓和椎动脉。是否部分咬除寰椎后弓，视具体病变部位而定。

一般采用"Y"形剪开硬脑膜，也可"H"形剪开硬脑膜。"H"形剪开硬脑膜有两个好处，一是易于控制枕窦出血；二是硬脑膜切口下端暴露的范围更开阔。如患者颅内压高，要于枕大池处硬脑膜剪一小口，先放出脑脊液减压，待颅内压下降后，再剪开硬脑膜全程，这样可避免剪开硬脑膜时损伤小脑。剪开硬脑膜后，四周悬吊止血。

颅内自动牵开器轻牵开小脑扁桃体，在小脑蚓部或枕大池处剪开蛛网膜，进一步放出脑脊液，降低颅内压。

5. 颅后窝探查

观察双侧小脑半球是否对称；皮层颜色有无异常；是否存在小脑扁桃体下疝和小脑蚓部增宽。如为小脑囊性占位，可先穿刺抽取囊液减压。还应确认双侧小脑后下动脉的走行，手术操作时不要将其损伤。

6. 缝合硬脑膜

要严密缝合硬脑膜，如缝合不严，术后会出现枕部皮下积液，患者持续发热，甚至伤口感染。颅后窝的硬脑膜缝合困难时，可用自体筋膜或用人工硬膜修补减张缝合。

7. 还纳骨瓣

严密缝合硬脑膜后，还纳开颅时取下的骨瓣，用钛片固定，恢复颅腔的生理状态。

8. 缝合肌肉和头皮

间断分层缝合枕下肌肉。枕外隆凸处头皮较薄，必须将肌肉和留在枕外隆凸的菱形筋膜缝好。如缝合不严留下无效腔，易术后漏液、感染，小儿患者还可能发生术后假性囊肿。

三、远外侧入路

1. 适应证

适用于下斜坡、颅颈交界、延髓腹侧肿瘤和椎动脉入颅处动脉瘤等。

2. 体位和头皮切口

该部位手术对后组神经打击较大，枕大孔区病变有时伴有环枕骨质畸形或颈椎不稳定，麻醉时尽量行经鼻气管插管。取侧卧位，头部抬高15°，可减少术中出血。如需行颈椎骨质融合或行血管修复，备皮范围就包括髂嵴、下肢远端。头架固定。头皮切口有人用"拐"形切口，切口起自乳突上方，平上项线，转向中线并延伸至 C_6 棘突水平。目前多用耳后弧形切口。耳后弧形切口上至耳郭上缘水平，下到下颌角水平，向内达乳突内侧2.5cm处，略呈弧形。这种切口开关颅速度快，不易发生皮瓣下积液，暴露范围也更靠近环枕交界的腹侧。

切开头皮，分离皮下组织、肌肉组织、肌肉筋膜。通过胸锁乳突肌后缘内侧的脂肪间隙到达脊椎侧方，这个脂肪间隙最早由 Henry 描述。其背侧肌群包括头夹肌、半棘肌、头最长肌，其腹侧肌群包括肩胛提肌和斜方肌。钝性分离此间隙并向后内侧方向牵开背侧肌群，可抵达寰椎横突和枢椎侧块，即可从侧方非常充分地暴露颅颈交界处。显露枕下颅骨、枕大孔、寰椎和枢椎侧块，在寰椎—枢椎横突间显露椎动脉的垂直部。椎动脉位于枢椎前、后神经根的汇合处，可沿神经根寻找。椎动脉总是位于神经根的腹侧、下斜肌的下缘，此处有丰富的静脉丛围绕椎动脉。

游离寰椎后弓直至椎动脉丛。如果行远外侧经髁入路，需要切除枕髁背内侧1/3。可于环枕水平游离椎动脉，沿椎板和侧块在骨膜下分离，使椎动脉从寰椎的椎动脉切迹内游离，一直到动脉进入硬膜处。在骨膜下分离椎动脉，可避免静脉丛出血，在环枢椎之间分离椎动脉时，常遇凶猛出血，可用吸收性明胶海绵、棉条压迫，必高时升高手术床头以利于止血。若损伤椎动脉，应尽可能直接修补。术前的MRA 或 CTA 可帮助判断椎动脉损伤后是否需要修复。如对侧椎动脉缺如或供血明显减少，则有必要行端—端吻合或移植大隐静脉搭桥。若对侧椎动脉供血充分，可结扎受损的椎动脉，一般不会造成脑干供血障碍。

3. 相关解剖

枕大孔的侧壁有颈静脉结节和枕髁，枕髁与寰椎侧块形成环枕关节。枕髁的位置因人而异，位置越靠后对远外侧路的暴露限制越大。枕髁外侧有颈静脉球，后方有一个小凹结构，叫髁窝。髁窝是颈静脉结节的外表面，后方有髁管，内有髁后导静脉。髁管位于颈静脉结节和枕髁的后方，髁后导静脉向前与乙状窦末端相连。颈静脉结节位于髁管和舌下神经孔的上方。颈静脉结节的后外侧紧邻乙状窦，内侧是枕大孔。椎动脉在穿出横突孔后，经过寰椎椎动脉切迹，绕行环枕关节经硬脑膜入颅，椎动脉于此处发出脊髓后动脉。椎动脉颅内段起始部与第一齿状韧带相连。枕大孔侧方有很复杂的引流静脉池：椎静脉丛、枕窦和颈静脉球。这三大静脉池由髁后导静脉及舌下神经管内的静脉相连。髁后导静脉在髁窝处与椎静脉丛相连，向前与颈静脉球或舌下神经管内的静脉相连。枕窦有时也引流到颈静脉球。

4. 游离骨瓣

病变的位置和大小决定了骨瓣大小。用高速颅钻在枕鳞部钻孔后，铣刀铣下骨瓣，用咬骨剪咬开枕骨大孔。为显露脊柱和枕大孔病变，应行单侧椎板切除，用磨钻去除寰椎横突孔上覆盖物，使椎动脉松动。为了切除寰椎腹侧占位或暴露脑干腹侧，枕骨骨窗侧方要到达枕髁，侧方的骨切除对术野的显露十分重要。根据暴露的骨窗范围不同，远外侧入路又可细分为经典远外侧入路、远外侧经髁窝入路和远外侧经髁入路。

远外侧经髁窝入路，在硬脑膜外磨除颈静脉结节，保留枕髁的完整性。这是经髁窝入路与经髁入路的关键区别。经髁窝入路需要磨除颈静脉结节的后部，因此也可称为髁上经颈静脉结节入路。髁窝、髁管和髁后导静脉是这个入路的重要解剖标志。术中根据病变大小，可确定枕下开颅骨窗的大小。骨窗可以在横窦水平以下，外侧到乙状窦，内侧可到枕大孔的后正中，下方打开枕大孔及寰椎后弓侧方。电凝、剪断髁后导静脉，确认髁管，髁管前上方即是髁窝及颈静脉结节。于硬脑膜外磨除髁窝及颈静脉结节后部直至舌下神经管。髁管内侧的骨质一并磨除后，就可以获得充分的术野暴露范围。下斜坡、颈静脉孔、舌下神经孔、后组神经、椎动脉、小脑后下动脉均可显露于术野。

远外侧经髁入路需磨除枕髁背内侧 1/3，这一入路扩大了舌下神经孔下方、枕大孔前方的显露范围，但不可避免地影响了环枕关节的稳定性。

这三种亚入路的颅骨切除范围略有区别：经典远外侧入路将髁窝向外侧磨除的范围越大越好；远外侧经髁窝入路髁窝磨除的范围不仅外侧至乙状窦，前方还要到舌下神经管。经髁窝入路是在完成了经典远外侧入路后，还要磨除颈静脉结节后部处于乙状窦和枕大孔之间的部分骨质，但枕髁保持完整。所以远外侧经髁窝入路又可称作髁上经颈静脉结节入路，这一入路对颈静脉孔和舌下神经管的肿瘤达到了更充分的暴露。

5. 剪开硬脑膜

沿寰椎经枕骨大孔至骨窗的顶端、在椎动脉入硬膜处内侧切开硬脑膜，将硬脑膜向侧方牵开悬吊。用蛛网膜刀切开蛛网膜，放出枕大池脑脊液。椎动脉的入颅处位于第 1 齿状韧带的前方，要注意识别并保护。副神经脊髓支和脊髓并行，走行于后根和齿状韧带之间。舌下神经位于椎动脉后方。切断第 1 齿状韧带后可显露更大的腹侧空间。辨清椎动脉、小脑后下动脉后，方可开始切除肿瘤。

肿瘤切除后，需严密缝合硬脑膜。

骨瓣复位后固定。若枕髁的背内侧 1/3、寰椎侧块及枢椎关节面没有切除，也未被肿瘤组织破坏，不必行内固定或融合术。

如脊椎不稳定，可用自体髂嵴行单侧枕颈融合：调整头架使患者的头置于中立位，取自体髂嵴修整成合适形状，放置在枕下骨质的后侧方到第一个完好的侧块间，用钛缆或钛片固定。

分层缝合颈部肌肉、筋膜和皮肤。术后需戴颈托限制颈部活动。

第六节　开颅手术中意外的原因及处理

一名外科医师，若术中判断错误，即使有再好的手术技巧也毫无价值。在制订手术计划时，尽量全面地考虑到手术中可能出现的异常情况，做出预防对策，有备无患；一旦手术中发生意外，能及时做出正确判断、果断决策和迅速处置，尽量减少其不良后果。

通常，开颅手术中可预料或不可预料的意外有以下几种：病变定位偏差；病变病理不符合术前诊断；病变位置非预期；术中大量出血；麻醉意外和颅内压突然升高，分别介绍如下。

一、病变定位偏差

现代影像学技术对颅内病变的定位诊断非常精确，造成开颅手术定位错误的情况已十分罕见。但要求神经外科医师熟悉不同类型的影像学资料及其特点，对外单位的影像学资料更应小心，须坚持与报告单逐项核对，以免搞错。为了减少发生开颅位置错误，手术前应充分讨论，结合病史、神经系统体征和影像学资料，仔细确定脑组织、血管、颅骨和硬脑膜和病变的解剖关系，决定手术切口。在手术室内画线标头皮切口时应再次核对。依据外单位影像学资料开颅手术时更须警惕，有时不同医院影像学资料标识的侧别存在差异。为了防止开颅部位有误，最好以本院的影像学资料为依据手术。

个别患者影像学资料距手术时间较长，在此期间颅内病变可能有变化（缩小或增大），造成手术探查阴性或对肿瘤增长变大估计不足，使开颅部位出现偏差。为防止上述意外发生，应该根据病变性质合理估计影像学资料采集时间，一般生长缓慢的颅内病变不应超过 3 个月，生长迅速颅内病变不应超过 1 个月。如果患者出现新的临床表现，必须重新复查 CT 或 MRI，以避免误判病情。

现今手术中超声波探测应用较为广泛，以此可确定多种性质的肿瘤，尤其对于寻找脑深部病变及确定病变边界有帮助。更为先进的是术中磁共振，分辨率及敏感度更高，能更好地显示目标病变，也已经有成熟的应用经验。术中实时影像的应用更加便于术中病变切除过程中的控制。

二、病变定性诊断意外

根据手术前的病史、神经系统功能缺损和影像学技术的发展，颅内病变定性诊断符合率有所提高。但是仍有不能确定或与术前诊断不符合的病例。特别是颅内多发病变、不典型肿瘤和脑变性病变，术前很难做出明确定性诊断。其原因有以下几种。

（1）手术中获取病变标本困难肿瘤很小或肿瘤切除困难。在一些微小肿瘤（如垂体微腺瘤）手术中应注意分辨肿瘤组织并保护，留取送病理。假如手术中发现位于大脑半球运动或感觉功能区的脑内胶质瘤或转移癌，如果切开大脑皮质可能造成较严重的神经功能缺损，为此很难决定是否切开脑组织暴露肿瘤。如果肿瘤是脑实质内的恶性胶质瘤，切除后可能损伤脑皮质功能区，冷冻切片明确诊断即可，不必勉强切除肿瘤。

（2）病变的定性诊断与手术前不同开颅手术中，病变的定性诊断（快速病理）与术前不同，会给临床工作带来困扰。术中冷冻切片的病理科结果，有时与神经外科医师术前估计的病变性质或手术所见差异很大，这其中可能有病理标本选取的原因。如有些炎性病变和肿瘤在肉眼下很难区分；有时病理切片很难鉴别肿瘤周围的胶质增生和低度恶性的胶质瘤。如果病理科医师没有足够的临床资料和手术所见，无法做出精确的诊断。为避免上述问题发生，神经外科医师应该认真在申请单上填写患者手术前的详细临床资料和手术所见。有可能的话，神经外科医师与神经病理科医师当面交流，提供更多的信息。当冰冻结果不能确定时，应该和病理科医师讨论协商，是否进一步手术切除病变，以减少与病理诊断有关的意外情况发生。

三、开颅术中严重出血

开颅手术中一旦出现难以控制的出血，将严重影响患者预后。为避免此类出血和控制术中出血，手术前医师应预见到手术中可能会发生的情况。对每一例颅脑手术，都应该给患者建立良好血管通路和液体（血液）支持，以备术中严重出血时使用。术中发生严重出血时，必须保证患者足够的血容量。另外，手术中发生重要血管意外破裂出血，医师首先需要的是镇静，谨防在慌乱中夹闭正常血管，甚至造成新的血管破裂出血。对不同的血管严重出血处理原则如下。

1. 重要动脉意外破裂出血

幕上开颅手术，特别是颅底脑膜瘤手术，出血有可能来自颈内动脉、大脑中动脉及前动脉等动脉意外破裂。此时，需尽快暴露并阻断该动脉的近端。采用临时动脉瘤夹阻断血管，不会造成血管内膜损伤。盲目的夹闭出血血管，也可能止血，但是往往因止血部位不准确，甚至撕裂血管破口。

2. 静脉窦意外破裂出血

在开颅或切除肿瘤的过程中静脉窦可能被撕裂。设计好手术切口，确定手术暴露的范围并清楚周围的解剖结构，按照规范方法开颅，可防止静脉窦意外破裂出血。

虽然静脉窦出血看起来很猛，但静脉的压力低，有时可以通过改变头位减少出血，以便准确地发现出血部位。手术中硬脑膜静脉窦意外破裂出血，最简单的处理办法是用棉条直接压迫静脉窦破口。然后，去除可疑出血部位前方、侧方和后方影响暴露的颅骨，准确找到静脉窦的破损部位更有效地止血。确定破口的大小，与静脉窦横向、纵向关系，可以用一块吸收性明胶海绵，覆予棉条压迫止血；出血止住后，去除棉条并经过缝合将吸收性明胶海绵固定在硬脑膜上。这种方法可以有效闭合大部分的静脉窦破口。如果静脉窦破损很大，需要移植骨膜、帽状腱膜或颞肌筋膜等组织修补关闭破口。大多数的幕上静脉窦是不能结扎的。鞍旁的静脉窦、矢状窦的前1/3以及小脑幕缘的窦可以急性结扎，或手术前有脑血管造影证实静脉窦已缓慢闭塞将其结扎没有风险，横窦和直窦不能结扎。

3. 硬脑膜剥离出血

这种硬脑膜外的静脉出血，经常发生在开颅时未悬吊硬脑膜，硬脑膜外的静脉出血使硬脑膜从颅骨内板上逐渐剥离，常局限在颅骨骨缝之间的区域；或手术过程中切除颅内病变、放出脑脊液过快，颅内压迅速降低所致，个别情况还可能形成硬脑膜外血肿。这时，采用双极电凝，或者吸收性明胶海绵压迫止血效果均不明显，有效的办法是设法恢复硬脑膜和颅骨紧密贴附。

4. 切除富于血管的病变出血

切除富含血管的脑膜瘤、血管网织细胞瘤或脑巨大动静脉畸形时出血较多，特别当手术前定性诊断有误，准备不够补充分时。手术处理富含血管的病变，必须注意遵循一条原则，即不能分块切除病变，只能从病变边界周围的蛛网膜或正常脑组织分离。这样便于处理病变周边的小血管，同时也能较为方便地辨认病变的供血动脉。切除病变时，如果一旦进入病变内部，就会出现难以控制的大出血。这时应该迅速寻找病灶周边相对正常的脑组织，然后进行分离。有时需要快速切除病灶，但是，快速切除病灶要冒一定风险，在此过程中受到很多因素的制约，如医师临床经验和手术基本功，病变的位置和类型，以及患者的全身状态（血压、心功能）等，要认真权衡利弊。

四、颅内压增高

开颅手术尚未结束，患者缓慢或者突然出现颅内压增高，表现为手术野空间缩小，脑组织肿胀甚至急性脑膨出，使手术无法继续进行。

术前患者颅内压高，可导致术中出现脑膨出。因此，若患者术前存在颅内高压，可采取措施减低颅压，如给予脱水、激素治疗，控制升高的颅内压。麻醉用药选择也应注意，在麻醉前用药和麻醉诱导阶段，避免使用使颅内压增高的药物。

对周边有脑水肿的颅内恶性肿瘤，术前应用激素可以控制颅内高压，待药物发挥作用后再进行开颅手术；因脑室系统梗阻，例如第三脑室或侧脑室内肿瘤，患者并发脑室旁水肿，切除肿瘤前可以先行侧脑室—腹腔分流术，或手术前侧脑室穿刺，持续外引流，以保证手术中颅内压不至于过高。

如果手术中出现没有预见到的颅内压增高，首先要想到的是产生这种情况的各种可能性，从而寻找进一步处置的措施。例如，在患者开颅翻开骨瓣时，突然出现颅内压增高，应该考虑到是否存在患者体位摆放、患者头部位置，或者患者血液中二氧化碳水平过高等问题。手术开始前和手术中出现颅内压增高，需考虑是否因过量的补液，使升高静脉压力而致。通气压力增加过高，有可能造成气胸或其他一些胸部疾患。使用甘露醇等利尿剂降低颅内压的同时，也可能因脱水后脑组织的移位，从而导致颅内出血，造成颅内压比手术前还高。

如果是因为颅内出血造成的颅内压增高，应首先探查手术区域。对于在脑内、肿瘤内，或者是在囊肿内的出血，应迅速清除血肿和（或）切除肿瘤。手术区域未发现血肿，应该警惕开颅部位对侧的出血，此时可以采用术中影像学检查，如术中超声确定有无远隔部位血肿及其他异常。若无术中影像学检查手段，应立即行头部 CT 扫描，除外对侧颅内出血。

五、急性非手术区硬脑膜外血肿

急性非手术区硬脑膜外血肿属少见的颅脑手术并发症，是发生在手术进行中或结束后数小时内，术野周边或远隔部位的硬脑膜外血肿，表现为术中急性脑膨出，术后苏醒延迟，甚至昏迷、脑疝，如果不能及时发现处理，将危及患者生命。

1. 发生原因

急性硬脑膜和脑膨出是最主要原因，尤其术野远隔部位硬脑膜外血肿。患者高颅内压、大骨瓣开颅时，在掀开骨瓣刹那，颅脑内外压力发生骤然变化，压力高的脑组织连带硬脑膜向压力低的骨窗方向移动，由于中青年患者硬脑膜与颅骨粘连不紧密，移位较大时，硬脑膜与颅骨之间的小血管断裂出血，由于开颅后颅内外压力差，血肿逐渐增大，硬脑膜不断剥离，形成硬脑膜外血肿，在较粗的脑膜动脉或静脉窦剥离断裂情况下，血肿可以迅速增加。颅内压增高、硬脑膜与颅骨粘连不紧、骤然减压使硬脑膜和脑组织较大移位造成血管断裂出血，是形成血肿的条件。

其他可能原因有：①开颅时，四周未妥善悬吊硬脑膜，减压后硬脑膜塌陷或悬吊牵拉硬脑膜造成硬脑膜剥离、血管断裂形成血肿。骨缘附近止血不满意，压迫止血造成出血流入硬脑膜外，均可能导致术野周边硬脑膜外血肿。②头架时用力不当，或选择位置不当，头架钉刺破颅骨内板或造成颅骨内板骨折，血管断裂出血，形成血肿。

急性非手术区硬脑膜外血肿可以发生在术野周边，也可以发生在手术区域远隔部位，以往归咎于头架放置不当，头架钉刺破颅骨所致。

2. 临床表现

急性非手术区硬脑膜外血肿术中的主要临床表现是：①硬脑膜张力高，剪开硬脑膜困难。②剪开硬脑膜后脑膨出明显，高于骨窗边缘，经脱水，过度换气无改善。③剪开硬脑膜时脑表面张力尚正常，但术中进行性脑膨出。④切除肿瘤后，脑膨出缓解不明显，有些甚至逐渐加重。⑤可有双侧瞳孔不等大等脑疝症状。

发生血肿病例的共同特点是：①中青年患者，年龄 15～45 岁。本年龄段患者与儿童和老年人相比，硬脑膜与颅骨粘连不紧密，容易发生剥离移位。②术前大多数有高颅内压症状，如肿瘤巨大、脑水肿严重或存在脑积水者。③开颅骨瓣为中、大型，最大径在 10cm 左右。④颅内压增高患者手术前未经降颅压治疗，术中骤然掀开骨瓣。

3. 治疗

术中切头皮时给予甘露醇降颅压；合理选择骨瓣大小，采用微创小骨瓣使脑膜脑组织无移位空间，可减少本并发症；囊性肿瘤应先钻孔穿刺，缓慢放出囊液后，再锯开骨瓣；脑积水患者术前应穿刺侧脑室并缓慢放出脑脊液，使压力均匀缓慢降低后再开颅。

术中发生无法解释的急性脑膨出，应想到本并发症。除了应探查术野周边有无硬脑膜下血肿外，还应注意骨窗四周硬脑膜有无塌陷变软，并查看瞳孔大小，必要时立即行急诊 CT 检查，及时发现和清除血肿，避免延误病情。对于术中虽然有脑膨出但并不严重，或经脱水、颅内减压缓解者也不能放松警惕，一旦术后苏醒迟缓，出现颅内压增高症状，甚至昏迷、脑疝应立即复查 CT。本并发症如能及时发现处理，预后良好。

第五章

开颅术后并发症

开颅术后并发症直接影响患者预后。贯彻微创神经外科理念、术前周密准备、爱护组织以及精细操作等是减少术后并发症的关键。术后严密观察病情变化和及时准确治疗，是减少术后并发症的重要环节。

手术结束拔气管内插管时应避免患者剧咳，尽快使患者脱离麻醉状态后苏醒，以便及时评价手术引起的神经系统功能缺损。理想的麻醉技术是在手术结束、缝合硬脑膜时麻醉变浅；缝合头皮时患者出现反应；拔出气管时患者有咳嗽反射。拔管后患者仰卧，头稍偏向一侧。待患者完全清醒后转入麻醉复苏室或 ICU。如果患者手术后迟迟不醒，应该及时行 CT 检查。手术后应观察患者脉搏、血压、呼吸、神志和神经系统表现。术后早期观察间隔时间 15min 一次。患者恢复良好，可半小时至 2h 观察一次，术后 24h 后观察间隔可延长。观察的目的是及早发现术后并发症，如术后颅内血肿、癫痫等。为便于观察，术后尽量不使用镇静药和强止痛药。清洁伤口术后不必常规使用抗生素预防感染。

患者完全清醒后，血压正常时可鼓励患者坐起，在床上活动，预防发生肺炎、深静脉血栓。患者术后在麻醉复苏室或 ICU 观察 1d，病情平稳可返回病房。

神经外科已进入微创手术时代，手术并发症不断降低，但任何手术都会有创伤。患者手术后能否顺利康复，不仅与医师手术技巧有关，还与麻醉、能否及时发现和准确治疗术后并发症以及患者体质密切相关。

神经外科手术并发症多发生在手术后 7d 内，手术结束至 48h 为早期并发症（表 5-1）；48h 以后为晚期并发症（表 5-2）。有些术后并发症较轻，可治愈；而有些却很严重，甚至可造成患者死亡。这些术后并发症包括颅内压增高、颅内出血、感染、脑积水、脑脊液漏、脑缺血、凝血功能障碍和代谢紊乱等。

表 5-1　神经外科手术后早期并发症

并发症	处理
蛛网膜下隙/脑室内出血	蛛网膜下隙脑脊液引流
蛛网膜下隙出血后血管痉挛	维持血容量和脑灌注压
手术部位脑脊液漏	脑脊液引流，恰当的体位
呼吸功能不全	严重时气管内插管（或鼻插管）辅助呼吸
癫痫发作	除外出血刺激皮质后给予抗癫痫治疗
低血压	检查血红蛋白后补充液体或输血

表 5-2　神经外科手术后晚期并发症

并发症	原因
感染	脑脊液分流，颅骨修补术感染
出血	大脑半球切除术后含铁血黄素沉着
脑脊液漏	手术或外伤后脑膜炎

并发症	原因
晚期脑积水	蛛网膜下隙出血，颅后窝手术
深静脉血栓形成	肺栓塞和死亡风险
垂体腺功能不全	甲状腺功能，性腺功能和类固醇激素不足
癫痫发作	由于瘢痕或其他刺激出现癫痫灶

术后并发症可能发生在病房、手术室、麻醉恢复室、ICU 等不同单位。神经外科医师需要在不同环境中，与相关科室医师协同处理患者手术后并发症。

第一节　颅内压升高

开颅手术后颅内压增高使脑灌注压降低，严重时影响脑代谢，一旦发生脑疝，将危及患者的生命，因此需及时发现和处理术后颅内压增高。

一、发生原因

1. 二氧化碳潴留

在气管插管、气管切开或使用性能良好呼吸机的情况下，很少发生通气不良和二氧化碳潴留。但拔除气管插管后，由于麻醉药、麻醉性镇痛药和肌松药等可能抑制中枢性或外周性呼吸功能，同时自主呼吸或辅助呼吸不够，可能发生通气不足，导致血二氧化碳浓度升高，引起脑血管扩张、颅内压升高。患者表现为意识淡漠、反应迟钝。纠正方法是立即进行过度换气。当血二氧化碳分压低于 20mmHg 时，脑血管收缩后颅内压降低。因此拔除气管插管后，如果患者术前呼吸功能差，或合并肺部感染应监测血气指标，并及时纠正异常。

过度换气降低颅内压的效果，取决于脑血管对二氧化碳浓度的反应。脑损伤和脑血管病变，血管反应性降低，此时单纯过度换气并不能降低颅内压，需同时应用脱水剂和糖皮质激素。

2. 开颅术后血肿

开颅术后血肿是术后颅内压升高常见原因，出血多发生在术后几小时到几天。因出血量或出血部位不同出现不同临床表现，包括意识障碍、瘫痪、瞳孔变化等。手术后病情变化应及时行头部 CT 扫描。颅内血肿较大或已经造成颅内压过高应及时手术清除。

3. 静脉回流受阻

静脉回流受阻也会引起颅内压升高，如阻断 Labbé 静脉后颞叶脑组织肿胀，甚至发生瘀血性脑梗死，严重时可形成颞叶钩回疝。术中或术后患者头位不当或颈静脉局部压迫，也会因脑静脉回流不畅而产生颅内压增高。

心肺功能不良或充血性心衰使静脉回流不畅，也可发生脑水肿。中心静脉压监测或放置 Swan-Ganz 导管，有助于及时发现静脉回流障碍，防止脑水肿发生。

4. 发热

患者发热脑血流和脑代谢都会增加，颅内压也会随之升高。如颅内同时存在积气，升高的体温使积气体积膨胀，会加剧颅内压增高。因此，如术后早期患者高热，应及时明确发热原因，采取积极措施降低体温。

5. 脑积水

术后局部脑室扩大和交通性脑积水都会使颅内压升高。头部 CT 和 MRI 检查可明确诊断脑积水原因，为治疗提供依据。

6. 脑水肿

脑水肿与手术中脑组织暴露时间长、牵拉脑组织、损伤脑动脉、静脉回流不畅等有关。脑水肿多发生于术后 2~3d，一般要持续 1 周。年轻患者手术后脑水肿发生较早，术后当天即可出现。单纯局限性脑水肿经脱水和糖皮质激素治疗可好转。广泛脑水肿或合并脑出血、患者意识恶化、保守治疗无效时应去骨片减压。

7. 脑血管自动调节功能障碍

由于脑血管自动调节功能异常，不能依血压的变化自动收缩和扩张。脑血管处于麻痹状态，随血压升高被动地扩张，颅内血容量增多，颅内压升高。这种异常多见于脑外伤、巨大动静脉畸形及血二氧化碳蓄积时。

颈动脉内膜剥脱术暂时阻断颈动脉血流，当血流恢复后，脑组织可能发生反应性充血，引起脑肿胀和颅内压增高。许多麻醉药物如氟烷能增加脑血流，从而使颅内压升高。降血压药物如硝酸甘油也可引起颅内压升高。

二、颅内压监测

开颅术后颅内压增高的临床表现与一般颅内压增高无差异，但由于患者术后短时间内仍受麻醉药物的影响，临床判断术后早期颅内压增高有一定困难。颅内压监测可客观反映出颅内压变化，有助于及时发现颅内压升高。

颅内压监测有 3 种途径，最简单的是硬脑膜下压力监测，方法是在硬脑膜下腔置一根软管，管的另一端与液压式传感器相连接。脑脊液压力变化以曲线方式记录。此种传感器测压范围较小（40mmHg）。二是利用导管内置光导纤维，头端带有压力传感器插入脑实质内，另一端连接监测装置，以压力曲线连续记录脑脊液压力变化。三是将压力监测器放在脑室内，不仅能监测脑脊液压力，颅内压高时还可放出脑脊液减低颅内压。压力传感器应放置在外耳道水平，使颅内压不受头部位置变化影响。导管可以留置数日，但需应用抗生素预防感染。

以上 3 种方法有助于连续监测颅内压，当患者术后出现颅内压增高时能得到及时处理。

第二节　开颅术后血肿

开颅术后血肿是颅脑手术后严重并发症。颅内可代偿空间有限，20~30mL 血肿即可造成病情恶化，发现或处理不及时对患者术后康复极为不利，甚至危及患者生命。

一、发生原因

1. 术中止血不彻底

是发生术后颅内血肿最常见的原因。神经外科手术止血比较困难，病灶切除后脑表面止血不彻底；肿瘤部分切除肿瘤残面出血；动静脉畸形有残存等，都会造成硬脑膜下或脑内血肿。硬脑膜下穿刺引流和颅内压监测装置也会引发脑内血肿。

2. 脑静脉回流受阻

术中过度牵拉脑组织，损伤主要静脉，如颞下入路损伤 Labbé 静脉，术后脑组织发生瘀血性坏死。这种血肿多发生于脑内，同时伴有脑挫伤。

3. 头皮颞肌止血不彻底或颅骨板障渗血

关颅过程中血液流入骨瓣下、硬脑膜悬吊不确实、硬脑膜剥离等都可能造成术后硬脑膜外血肿。因此在开关颅过程中应严格止血，妥当悬吊硬脑膜，注意防止硬脑膜的过度剥离，板障渗血处用骨蜡封堵。

4. 皮层引流静脉断裂

多发生于术前伴有颅内压增高患者，如切除颅后窝肿瘤后脑脊液梗阻解除、颅内压骤然下降、幕上脑组织塌陷，皮层引流静脉断裂，出现远隔手术区部位血肿。为防止此类情况发生，术中注意放脑脊液时不宜过快，量不宜过多等。

5. 凝血功能异常、脑动脉硬化、糖尿病

均可使术中止血困难，易发生术后血肿　患者术前合并肝炎、肝功能异常；或刚接受完化疗患者，免疫功能和骨髓功能受到抑制；长期服用阿司匹林等，都可能影响患者的凝血功能，容易发生术后血肿。

患者术中发生弥散性血管内凝血（DIC）可导致脑内多发性出血，止血困难。血生化检查，血纤维蛋白原减少、纤维蛋白降解产物增多。手术中大量输血发生溶血反应，也可以导致凝血功能障碍。患者合并高血压和动脉硬化，也是术中止血困难的重要原因。对于各种可能影响凝血功能并发症，术前应给予适当治疗。

6. 术中止血方法不当

如过分依赖止血药物、生物胶；关颅时患者血压过低；手术结束不久患者突然癫痫大发作，都可能造成手术后血肿。

二、临床表现

开颅术后血肿可以发生在头皮帽状筋膜下、硬脑膜外、硬脑膜下和脑内。

开颅手术后血肿多发生在手术后 3d 内，个别病例可发生在手术后 1 周，如颅内大动脉（颈内动脉）破裂应用生物胶修补。早期术后幕上血肿表现为手术结束后，患者迟迟不清醒；或术后患者已清醒，继之意识逐渐变差；肢体运动障碍，病理征阳性。颅后窝术后血肿病情变化快，患者可能突然呼吸停止。

上述临床表现也可见于手术后脑水肿、原发脑损伤和脑积水等手术后并发症，CT 扫描可供鉴别。

三、不同部位术后血肿处理

（一）帽状腱膜下血肿

开颅术后单纯帽状腱膜下血肿不会危及患者生命，但影响伤口愈合，增加感染机会。帽状腱膜下出血还会流入硬脑膜外造成硬脑膜外出血。术中仔细止血，帽状腱膜下血肿是可以预防的。肌肉血管和头皮主要动脉如眶上、颞浅、枕动脉出血是帽状腱膜下出血主要来源。为彻底止血，头皮应双层缝合，帽状腱膜缝合针距为 1cm，头皮或皮下缝合可防止皮缘渗血。手术后如敷料无渗血，24h 内不要拆除敷料，以保证头皮止血效果，避免伤口污染。

少量出血帽状腱膜下血肿可吸收，出血量较多时可穿刺抽出积血，然后加压包扎。

（二）硬脑膜外血肿

开颅手术后硬脑膜外会有少量血液积聚，但一般不会对硬脑膜造成压迫。开颅时骨瓣边缘应用骨蜡止血，沿骨窗四周悬吊硬脑膜是防止发生硬脑膜外血肿的可靠措施，这一步骤应在开颅时进行。如果开颅时不及时悬吊硬脑膜，手术过程中出血会流入硬脑膜外形成血肿。

在骨瓣中央钻孔，悬吊硬脑膜能使硬脑膜与颅骨内面紧贴，可有效减少硬脑膜外积血。

硬脑膜外不应放置过多吸收性明胶海绵和其他止血材料，因为这些止血材料本身有占位效应，放置过多术后复查 CT 时表现为硬脑膜受压现象。切开硬脑膜前其表面出血可电凝止血。为避免过多电凝硬脑膜影响硬脑膜缝合，剪开硬脑膜时其边缘出血可以先用银夹暂时夹闭，待缝合硬脑膜时再电凝出血点。

应用头架固定头部时，若头钉穿破颅骨，板障出血可渗入骨板下方或因头钉刺破硬脑膜造成硬脑膜外出血，甚至造成硬脑膜与颅内板剥离，逐渐形成血肿。预防办法是按要求装置头架，头钉的固定点应避开颞肌，防止头钉穿破颅骨。尤其对婴幼儿开颅时更应警惕，需使用儿童专用的头架。

对伴有梗阻性脑积水的颅后窝肿瘤，手术切除肿瘤后，流失大量脑脊液，虽然脑积水得以改善，但有时会引起硬脑膜的剥离，造成远隔部位硬脑膜外血肿，手术中出现急性颅内压增高。为防止上述意外发生，切除颅后窝肿瘤前先行侧脑室—腹腔分流术，既可缓解颅内压增高，又能防止一次手术脑脊液迅速流失造成颅内血肿。

（三）硬脑膜下/脑内血肿

发生术后硬脑膜下/脑内血肿有 3 种原因。首先，肿瘤切除后关闭硬脑膜前止血不彻底，血肿位于硬脑膜下和脑内肿瘤残腔。其次，术中主要静脉损伤或牵拉脑组织过重，脑组织挫伤较重，血肿多在硬脑膜下或（和）脑内。再次，脑积水患者经侧脑室—腹腔分流术后，或伴脑积水的颅后窝肿瘤切除后，脑脊液引流过度，脑组织塌陷移位，大脑皮质桥静脉断裂造成硬脑膜下血肿，可发生于远隔部位。

硬脑膜下血肿较大时临床症状迅速恶化，手术后几小时出现。第三种原因造成的血肿可能发生在术中，表现为术中脑急性膨出。出现上述情况需立即探查术野，如未见异常迅速关颅后行 CT 检查。

术后颅内血肿量较大（幕上血肿 30mL，幕下血肿 10mL），占位效应明显需立即手术清除血肿。再次手术时注意仔细止血，并清除硬脑膜下血肿及坏死脑组织。再次开颅手术会增加伤口感染的机会，术后应给予抗生素。术后少量硬脑膜下血肿，患者无临床症状，可严密观察，血肿可能自行吸收，但少数可发展为慢性硬脑膜下血肿。

（四）脑室内血肿

中脑室未开放可能发生脑室内血肿。脑室一旦开放，应及时用棉条将脑室破口封闭以防血液流入脑室。

脑室内手术止血较脑表面止血困难，切除脑室内肿瘤或血管畸形时术野必须仔细止血。脑室内止血尽量采用电凝和止血纱布，吸收性明胶海绵会被脑室内脑脊液漂浮，失去压迫止血作用。脑室内手术操作过程中，需随时以棉片阻塞室间孔和导水管开口，以防血液继续流向脑室系统。

手术中脑室开放，术后脑室内可放置引流管，也可连接脑室内颅压监测器检测脑室内压力。术后复查 CT 观察出血吸收情况。脑室内出血会造成脑脊液循环受阻或脑脊液吸收障碍而形成术后脑积水。

四、预防

1. 手术前检查

患者心血管功能和凝血功能术前评价时应详细询问病史，血小板计数，凝血酶原时间（PT）和部分凝血致活酶时间（PTT）应维持正常。如患者凝血功能应及时纠正。

2. 针对不同组织采用正确止血方法

每一步手术操作都应彻底止血后再继续进行手术。

3. 严格执行开关颅技术操作规范

每一步都应确切认真，正确应用止血材料。

4. 肿瘤切除后仔细止血

使用生理盐水冲洗术野，对任何微小的出血（形如"冒烟"）都应寻找来源认真处理，直到冲洗生理盐水清澈。

5. 置换积气

关闭硬脑膜前应用生理盐水将硬脑膜下间隙充满，置换出颅内积气。

6. 血压控制

关颅时应将患者血压恢复至接近术前水平，以判断止血情况。

7. 注意放出脑脊液速度

施行脑积水分流术和伴脑积水颅后窝肿瘤切除术，不要快速放出脑脊液。侧脑室—腹腔分流术采用压力适当分流管。颅后窝开颅术后严格缝合硬脑膜，防止脑脊液外溢。

8. 小心搬动患者

术后运送患者时应小心搬动患者头部，避免强烈震动头部。

第三节 气颅

开颅手术打开硬脑膜和蛛网膜后空气进入颅腔，置换蛛网膜下隙脑脊液，关闭硬脑膜后蛛网膜下隙和硬脑膜下腔积聚一定量气体，称为气颅。可见于幕上和幕下开颅手术，患者坐位手术时更多见。缝合硬脑膜时术野中气体置换不充分；术中额窦、乳突气房开放和术后脑脊液漏，都可能出现颅内积气。

通常开颅手术后 CT 检查会显示颅内少量积气，很少造成脑移位，几天后气体可自行吸收，一般不会加重病情。但术后颅内积气过多，患者术后发热或合并脑水肿，会促进颅内压增高。颅内积气达到一定量时可引起占位效应，患者出现临床症状，称为张力性气颅，患者表现为淡漠和麻醉苏醒缓慢。张力性气颅 CT 表现为术野低密度，可合并少量出血，中线移位，脑室受压。

出现张力性气颅可钻孔穿刺把气体释放出来。穿刺释放颅内积气无效时应开颅放出积气，重新缝合硬脑膜，并修补开放额窦和乳突气房。为减少术后颅内积气，缝合硬脑膜时应由低位到高位，缝合硬脑膜前最后一针打结时，用生理盐水填满硬脑膜下腔充分置换出积气。

第四节 开颅术后感染

开颅术后感染分为直接感染和间接感染。直接与手术相关的感染有头皮切口感染、脑膜炎、脑脓肿等神经系统感染。另外，开颅手术后还可继发呼吸系统、泌尿系统感染。开颅术后感染以神经系统感染最严重，可能发生在术后 30d 内；体内有植入物如分流管、人工颅骨，甚至术后 1 年内仍可能发生感染。

一、开颅手术相关感染

开颅术后切口感染率为 2%～5%。开颅术后感染原因，有头皮消毒不彻底、术前上呼吸道感染未愈、慢性肺部疾病、慢性泌尿系统感染等。术前检查发现患者正患有感染性疾病，应待治愈后再行手术。体内置入异物，如分流管、颅骨修补材料，可使用抗生素生理盐水冲洗。

1. 切口感染

发生于头皮和帽状腱膜。帽状腱膜缝合不良、皮下缝线残端过长、遗留头皮缝线未拆等，是造成伤口感染最常见的原因。手术后去骨片减压、硬脑膜缝合不严（经岩骨入路）、手术后脑脊液外溢，是造成伤口感染的重要诱因。枕下中线入路，特别在儿童枕骨隆凸处头皮较薄，如帽状腱膜缝合不良也易发生伤口感染。

伤口感染早期症状多不明显，数日后头皮红肿。头皮下积脓患者发热，周围血象见白细胞增高，需穿刺抽吸放出脓（积）液，并做细菌培养。选用适当抗生素，如治疗及时有些头皮感染可不需切开引流。

头皮感染转为慢性，伤口经久不愈，拍头部平片或 CT 骨窗扫描，确定是否存在颅骨骨髓炎。骨髓炎应及时去除骨瓣，伤口会很快愈合。骨瓣去除后影响患者外貌，颅骨修补术应在感染控制后 6～12 个月施行。

感染伤口再次开颅手术时，要特别注意预防切口感染，术中确切止血，不留无效腔，尽量减少损伤头皮。

2. 细菌性脑膜炎

开颅术后细菌性脑膜炎与手术室环境、无菌手术技术紧密相关。病原菌可来自皮肤、手术器械、植入异物如脑室分流管或手术区引流管。开颅时鼻旁窦和乳突气房开放，潜伏细菌可能成为感染源。

术后化脓性脑膜炎多发生在术后 3d，患者突然高热、颈项强直、精神淡漠，脑脊液白细胞数增多，氯化物、糖定量降低，蛋白量增高。脑脊液应行细菌培养，针对细菌对抗生素敏感程度，选用透过血—脑脊液屏障能力较强的抗生素控制颅内感染。

定时腰椎穿刺放出炎性脑脊液，脑室炎行脑室外引流，能降低颅内压并引流感染脑脊液。颅内存在异物，化脓性脑膜炎治疗极为困难，必要时应去除。

急性化脓性脑膜炎治疗不及时或细菌对抗生素耐药，经久不愈转变为慢性脑膜炎。有效通过血—脑脊液屏障的抗生素类型较少，有时化脓性脑膜炎治疗困难。因此，预防化脓性脑膜炎发生尤为重要，其方法是：

（1）改进手术室无菌环境，现代化手术室应有净化空气系统，使术野区域几乎无尘埃，减少手术室空气中细菌量，有效减少颅内感染。

（2）严格无菌手术操作。

（3）为预防术后化脓性脑膜炎，对无污染手术可采用通过血—脑脊液屏障好的抗生素，如头孢曲松类，手术前半小时快速静滴，整个手术过程保证高血药浓度。手术超过4h，可再补充一次剂量。患者术后不再使用抗生素。如术后患者发烧，行腰椎穿刺，进行脑脊液细胞数、生化检查及细菌培养和药敏试验。证实为化脓性脑膜炎，选用敏感抗生素治疗。

（4）术中尽量减少暴露范围，提倡微骨窗入路。手术时间与感染率成正比。

（5）关颅前用生理盐水反复冲洗术野。

（6）尽量不放置引流管（条）。如放置引流管，术后也应尽早拔除。

（7）严密缝合硬脑膜、帽状筋膜，防止脑脊液漏。

3. 硬脑膜外积脓

硬脑膜外积脓局限于硬脑膜外腔，多伴游离骨瓣骨髓炎。如硬脑膜缝合不严，感染可能向硬脑膜下扩散。患者表现为局部炎症和体温升高。开颅手术后切口长期不愈合者，需拍头部X线片，以除外颅骨骨髓炎。CT检查可见硬脑膜外有占位征象。硬脑膜外积脓妨碍骨瓣愈合，除应用抗生素治疗，必要时需去除骨瓣，清除硬脑膜外积脓，刮除炎性肉芽组织，彻底清创。

4. 开颅术后脑脓肿

为罕见并发症，多与脑室引流管和硬脑膜下引流的放置时间较长有关。开颅术后患者发热、癫痫，怀疑脑脓肿时应及时行CT或MRI检查。确诊为脑脓肿可抗感染治疗，待脓肿局限后，对伴有颅内压增高者手术切除脓肿。

5. 无菌性脑膜炎

无菌性或称非细菌性脑膜炎，各种开颅术后均可发生，占儿童颅后窝手术患者的30%。头痛、颈抵抗、恶心和呕吐及精神状态改变等与细菌性脑膜炎无区别。但伴脑脊液漏者多为细菌性脑膜炎。无菌性脑膜炎病例，脑脊液白细胞计数较低。血和脑脊液培养出现细菌可排除无菌性脑膜炎。另外，术后3~4d血和脑脊液C反应蛋白浓度水平较高提示细菌感染可能。基因扩增技术（PCR）也有参考价值。

无菌性脑膜炎机制尚不清楚。多数人认为，由于非细菌性物质（如血液或肿瘤内容物）对脑膜刺激引起。无菌性脑膜炎康复过程差异很大，有些患者需很长时间，抗生素对缩短病程帮助不大，采用激素治疗病情可以得到缓解。

二、肺部感染

肺炎是开颅术后常见的严重并发症。麻醉诱导时患者误吸、术后患者意识不清、后组脑神经麻痹、长期卧床等都是造成肺炎的重要诱因。术前伴有慢性阻塞性肺病的患者术后更易发生肺部感染。术后肺炎影响患者气体交换，造成缺氧，继而加重脑水肿。

为降低术后肺炎的发生，应注意以下几点：术后拔管时应彻底吸除口腔和气管内分泌物，防止误吸；伴有后组脑神经损伤，咳嗽反射差、吞咽发呛者应注意吸痰；患者意识差应及早气管切开；术后病情允许让患者采取半卧位；鼓励患者早日下床活动。

发生肺炎后应进行痰培养，使用敏感抗生素。定时雾化吸入和翻身叩背是治疗肺炎的重要辅助措施。

三、泌尿系统感染

慢性泌尿系统感染是术后泌尿系统感染主要诱因，术前应彻底控制。发生泌尿系统感染后，除全身应用抗生素外还可进行膀胱冲洗。

四、败血症

上述各部位感染均可导致败血症，静脉和动脉插管维持时间过长也可发生败血症。长期保留在患者体内的静脉通道（周围性或中心性），必须每隔 3~7d 更换导管。一旦出现不明原因发热，应考虑拔除导管，拔除导管顶端行细菌培养，对判断感染原因有帮助。

第五节　术后脑脊液漏

一、发生原因

开颅术后脑脊液漏是指脑脊液通过硬脑膜漏口流入筋膜下间隙，容易发生切口和脑膜感染。脑脊液丢失过多，患者可出现低颅压头痛。严密缝合硬脑膜是预防脑脊液漏关键。颅后窝开颅止血时硬脑膜被烧灼后回缩，严密地缝合硬脑膜有时很困难，可以用人工硬脑膜，保证硬脑膜严密缝合。

另一种脑脊液漏因开颅时乳突气房或鼻旁窦开放，未能用骨蜡封闭好，硬脑膜缝合不严密，脑脊液经鼻旁窦或乳突气房，发生脑脊液耳漏和鼻漏，多见于颅底入路。术后出现脑脊液耳漏或鼻漏，应分析脑脊液漏口可能在何处。颅中窝或桥小脑角手术乳突气房开放，脑脊液可沿耳咽管流至鼻腔，出现脑脊液鼻漏。脑脊液耳漏发生率较低，因为鼓膜将中耳和外部隔开，只有鼓膜破裂时脑脊液才会从外耳道流出。开颅时额窦开放，脑脊液经额窦进入鼻腔，患者可出现脑脊液鼻漏。预防脑脊液鼻漏、耳漏的方法是以骨蜡封闭乳突气房和额窦，严密修补硬脑膜以防止脑脊液渗漏。术中硬脑膜缺损可用筋膜或人工硬脑膜材料修补。

去骨片减压术后，脑压仍高会出现脑脊液自伤口外漏，甚至造成伤口感染。此时，单纯补缝头皮漏口处或应用静脉脱水剂是不够的，可腰椎穿刺置管持续脑脊液引流，有利于切口愈合。

二、诊断

鼻孔流出的脑脊液糖定量检查在 1.9mmol/L（35mg/dL）以上者有助于脑脊液鼻漏的诊断。脑脊液漏确诊可行脑池造影 CT 扫描。具体方法：经腰椎穿刺注入水溶性非离子性造影剂，如碘普罗胺，头低俯卧位半小时后行 CT 扫描，可发现脑脊液的漏口。

三、治疗

腰椎穿刺置管，持续脑脊液引流，保持头高位，可有效减少渗漏，促进漏口愈合。如反复引流数日渗漏未减轻，则需手术修补漏口。瘘口修补办法：原切口开颅探查，用骨蜡重新封闭乳突气房或额窦，严格修补并缝合硬脑膜。术后脑脊液漏合并脑膜炎时应给予抗感染治疗。伤口渗出脑脊液，则需重新严密缝合伤口，缝合伤口时应慎用局麻药，避免局麻药进入脑脊液导致患者脊髓休克、呼吸衰竭或脑神经麻痹。脑脊液丢失过多会引起低颅压，应注意补充液体。

第六节　术后脑梗死

开颅术后脑梗死并不少见，可分为全脑梗死和局灶性脑梗死。

一、易患因素

（1）高龄。老年人脑动脉硬化、脑侧支循环功能较差，动脉硬化血管内栓子脱落，引发术后缺血性脑梗死。

（2）术前 1 个月内短暂性脑缺血（TIA）发作 2 次以上者，提示患者血流动力学状态不稳定。术前低血压（BP＜最高血压的 85%）、高碳酸血症（$PaCO_2＞45mmHg$）、低碳酸血症（$PaCO_2＜35mmHg$）、血细胞比容减少、贫血等，都是诱发缺血性脑梗死的危险因素。

（3）控制性低血压。脑血流降低也会发生术后脑梗死。

（4）术中脑压板应用不当会造成局灶性脑梗死。牵拉脑组织时间过长，受压脑动脉闭塞，降低局部脑血流量（rCBF），从而引发脑缺血。CT 检查可见脑组织点片状出血和脑水肿。

（5）术中损伤主要脑动脉及其穿支。肿瘤分离和切除过程中，损伤肿瘤周围动脉穿通支或止血不当，伤及主要脑动脉，如大脑中动脉分支，是造成术后脑梗死的重要原因。颅后窝手术损伤椎—基底动脉的终末支，导致小脑或脑干梗死，术后出现严重脑干梗死综合征。小脑梗死后脑水肿压迫脑干，术后病情会急性恶化，多见于听神经瘤手术。及时行脑室穿刺脑脊液引流，必要时开颅切除坏死液化脑组织，可能挽救部分患者生命。

手术切除额叶、颞叶胶质瘤时，大脑中动脉可能被肿瘤包裹，造成大脑中动脉或分支误伤，手术后基底核或内囊脑梗死。切除蝶骨嵴或鞍区脑膜瘤，肿瘤与颈内动脉、大脑前动脉、大脑中动脉相邻，操作不注意会伤及。

颅内压明显升高，脑灌注压不能随之升高使脑灌注不足，发生广泛性脑梗死，CT 显示大面积低密度病变，药物治疗无效时应去骨瓣减压。大脑前动脉和大脑中动脉及其分支受损后会出现相应部位脑梗死。

（6）术中损伤重要静脉。重要脑静脉损伤可由其他侧支静脉代偿，侧支静脉代偿不足时，可因血细胞渗出引起脑水肿和脑内出血，最终出现出血性梗死。出血性脑梗死部位和程度与引流静脉引流范围及侧支静脉多少有关。

术中短时间内大量脑脊液流失，脑组织移位使引流静脉扭曲，也可造成出血性脑梗死。如经翼点入路夹闭动脉瘤、额颞部胶质瘤切除术等手术，手术后会发生脑水肿，患者出现偏瘫（失语），甚至意识障碍。颞下入路抬起颞叶损伤 Labbé 静脉，术后会发生颞叶出血性梗死。幕上脑膜瘤切除手术时损伤中央静脉，手术后也会发生严重脑水肿。

颅后窝静脉系统侧支循环较丰富，因静脉移位梗阻引起脑梗死发生率较低。通畅的横窦被阻断，术中可出现小脑肿胀和小脑膨出，应立即切除小脑外 1/3，避免脑干急性受压，造成严重后果。

（7）其他。术中患者颈静脉被压静脉回流不通；患者心功能不全；女性患者口服避孕药和产褥期血液高凝状态，都是造成开颅术后脑梗死的原因。

二、诊断

术后脑梗死多发生在术后 2～3d。患者意识恍惚，严重者可昏迷，出现肢体运动障碍，伴有颅内压增高时甚至可能发生脑疝。头部 CT 检查与术前相比，出现新的低密度病灶。

三、治疗

（一）药物治疗

经确诊为术后脑梗死，应立即给予溶栓、保护脑细胞、脱水治疗。

1. 脱水治疗

CT 见有大面积脑水肿时，可静脉滴注甘露醇（0.5～1.0g/kg）和糖皮质激素减轻脑水肿。

2. 溶栓治疗

主要脑动脉及其主要分支引起的轻到中度缺血性脑梗死，在急性期可进行溶栓治疗。动脉内注溶栓剂如尿激酶可使血管再通，但有导致脑出血的可能。

3. 使用脑保护剂

巴比妥类药物对预防和治疗脑缺血发作有一定作用。常规应用苯巴比妥和硫喷妥钠。依托咪酯可以保护缺血的脑组织，并有轻度的镇静作用。

4. 亚低温治疗

正常体温下脑组织只能耐受数分钟的严重缺氧。脑组织耐受缺氧的能力随体温降低呈线性增加。体温降至33℃以下，对脑细胞有较好保护作用，术后脑梗死患者可试用。

（二）手术治疗

术后出现大脑半球缺血性梗死，占位效应明显，或经保守治疗颅内压增高无法控制，可以行去骨瓣减压术。小脑梗死后恶性水肿可行枕下去骨瓣减压。如有出血性脑梗死，需清除血肿和液化坏死的脑组织。

四、预防

1. 术前处理

术前对血流动力学状态不稳定患者适量输液、口服抗血小板凝集药物，对预防术后脑梗死有一定帮助。

2. 麻醉

应用利妥醚酯可减少术后脑梗死的发生。术中维持正常血压，输入适当量的液体，维持正常血气，纠正贫血，都是预防脑梗死发生的重要措施。

3. 手术操作应注意的事项

（1）体位：摆放患者体位时应稍抬高头部，防止颈静脉受压，保证脑静脉回流通畅。

（2）正确使用脑压板：间断运用脑压板可以预防发生术后局部脑梗死。术者要随时注意脑压板位置，尽量减小脑压板压迫。应用腰椎穿刺持续引流，放出蛛网膜下隙脑脊液，使脑充分回缩，得到尽可能大的手术操作空间，避免过度牵拉脑组织。

（3）血管保护：有边界肿瘤，如脑膜瘤和神经纤维瘤，肿瘤与正常血管、神经之间有一层蛛网膜相隔，切除肿瘤时尽量保护蛛网膜的完整，可使神经、血管得以保护。尤其在切除鞍区、蝶骨嵴肿瘤时，更需小心保护颈内动脉及其分支。切除边界不清的胶质瘤时，需注意肿瘤包裹重要动脉，注意避免伤及大脑中动脉、大脑前动脉。

（4）超声吸引器（CUSA）的使用：应保持在肿瘤内切除肿瘤，穿破肿瘤壁即有损伤肿瘤周围血管、神经的可能。

4. 术后处理

开颅术后可采用晶体液和胶体液，维持较高血容量，增加脑血流，使脑血管处于扩张状态。同时与升压措施相结合，可以解除潜在血管痉挛。升压和扩容治疗时，用 Swan-Ganz 导管监测心排出量，根据 Starling 曲线评价患者心肌收缩力。脑梗死发生后再应用预防药物疗效多不明显。

第七节　术后脑积水

开颅术后早期脑积水，提示脑室系统梗阻未得到解决或出血阻塞脑室系统。患者表现为头痛、呕吐、精神淡漠、反应迟钝或尿失禁。以上症状多为隐匿性、缓慢加重，脑室穿刺压力正常或轻度升高。

术后晚期脑积水多因脑室系统肿瘤复发或继发性蛛网膜炎致脑脊液吸收障碍。头部 CT 或 MRI 可明确诊断。开颅术后脑积水可分为 3 种类型，介绍如下。

一、交通性脑积水

开颅术后交通性脑积水多因手术时血液流入蛛网膜下隙或脑室内，影响蛛网膜颗粒对脑脊液的吸收所致。自发性蛛网膜下隙出血和术后脑膜炎也可能导致脑积水。患者表现为淡漠、反应迟钝、二便失禁等症状。CT 检查可见脑室系统均匀扩大。

应用脑室外引流系统检测颅内压。根据颅内压调节引流阈值，脑室内压高于此值时脑脊液引流。脑脊液引流量较少时可以间断闭管，最后拔除脑室引流。如脑室引流放置 1 周仍无法拔除，应考虑行分流手术，尽早行分流手术可减少感染机会。

二、局限性脑积水

局限性脑积水多因室间孔及其邻近部位的手术时造成室间孔或导水管阻塞所致。患者表现为颅内压升高症状。CT 或 MRI 可见一侧或双侧侧脑室扩大。治疗方法：患侧脑室穿刺引流，引流可保留 1 周。如拔除引流后颅内压增高症状未缓解，应行侧脑室—腹腔分流手术。

三、假性脑膜膨出

开颅手术时硬脑膜未严密缝合或行去骨瓣减压术，脑脊液溢出至骨瓣下、骨瓣外或帽状腱膜下间隙，可造成头皮下积液。如未及时处理，硬脑膜内外长期交通，部分患者出现假性脑膜膨出。患者表现为术后颅内压未缓解，脑组织"疝"出等。CT 检查可见皮下囊肿，经头皮穿刺抽出脑脊液，蛋白含量通常较高。伴有脑积水时应先予以解决，待颅内压力正常后再行硬脑膜修补术。修补硬脑膜后需监测颅内压以防发生脑积水。上述情况与儿童脊髓脊膜膨出修补术后继发脑积水相类似。

四、硬脑膜下积液

手术后脑组织与硬脑膜之间可聚积脑脊液，称为硬脑膜下积液或硬脑膜下水瘤，CT 扫描可确诊。手术后硬脑膜下积液常见于脑室极度扩大，分流手术时采用的分流管不适合。有时手术中脑室开放，脑脊液蓄积在硬脑膜下形成硬脑膜下积液。

如积液尚未引起脑中线结构移位，可不予特殊处理，CT 随访待其自行吸收。如脑中线结构发生移位、患者出现神经系统症状应行穿刺引流。

第八节 术后癫痫

开颅术后患者可出现癫痫发作，称为术后癫痫。大脑半球脑膜瘤、胶质瘤、鞍区肿瘤、颅后窝髓母细胞瘤等，患者术前虽未发生过癫痫，术后癫痫的发生率也较高，称为潜在癫痫。发生癫痫原因与手术操作有关，如未缝合硬脑膜，应用吸收性明胶海绵等止血材料等。术中行脑室引流或脑室—腹腔分流术，术后癫痫发生率也较高。另外，术后早期酸中毒和低钠血症也可诱发癫痫。术后几个月发生迟发癫痫则与幕上脑出血、脑膜炎和脑积水有关。

术后早期发生癫痫，不利于患者康复。癫痫大发作会引起脑缺氧、术后血肿等并发症，因此应积极、有效地预防术后癫痫。

术前有癫痫病史患者，术后应继续抗癫痫药物治疗。麻醉药物可抑制癫痫发生，但因手术当日禁食，患者已漏服抗癫痫药，术中应静脉滴注抗癫痫药物，术后继续给予适量抗癫痫药，维持有效血药浓度。一般认为对潜在癫痫患者，尤其是凸面脑膜瘤、出血性动脉瘤，即使无癫痫病史，术前 1 周也应给予抗癫痫药物预防性治疗。

常用抗癫痫药物如苯妥英钠、卡马西平和丙戊酸钠类等都能很好地预防癫痫发作。预防癫痫发作应在术前及术中应用抗癫痫药，术后继续静脉泵入或口服以维持有效血药浓度。

苯妥英钠不良反应包括神经毒性和造血系统抑制，使血白细胞、血红蛋白和血小板降低，皮疹及肝脏损害，牙龈增厚及毛孔增粗等。皮疹在停药数日后可消失。卡马西平的不良反应与苯妥英钠近似，口服给药可出现胃肠道反应。另外，服用卡马西平还可出现感觉异常。丙戊酸钠为原发性强直—阵挛发作和失神发作的首选药物，对局限性发作和症状性全身性发作，作用较前两者稍差，但肝损害作用较轻，所以也被列入一线抗痫药物。苯巴比妥有抑制代谢和催眠作用，随用药时间延长催眠作用减轻，但有可能药物蓄积。目前，苯巴比妥已不再列入一线抗痫药物。

苯妥英钠不良反应较多，肝损不良反应大，所以术后癫痫的首选药物为卡马西平；应用抗痫药物尽量避免不必要的更换和同时使用两种药物；如需更换药物，两种抗痫药物应同时服用数日，待第二种药物血药浓度达到有效范围后再逐渐停用第一种药物；定期行血药浓度、肝功能和血象检查，如发现异常应及时调整抗痫药物；尽量避免突然停药；术前无癫痫发作者，术后应预防性使用抗痫药物1个月；术前有癫痫发作，术后应使用抗痫药物至少1年，若无癫痫发作可逐渐停药；如服药期间出现癫痫发作，应首先检查血药浓度是否在有效范围，若未达到中毒剂量仍可适当增加服用剂量，否则可在医师指导下更换抗痫药物。

另外，术前存在潜在性癫痫患者，开颅术后低钠血症、酸中毒会促进癫痫发生。维持水、电解质平衡，预防高热和感染，术中精细操作和尽量减少破坏脑组织，可减少术后癫痫发生。

第九节　术后凝血功能异常

一、开颅手术对凝血功能影响

手术创伤可促使受损组织和血小板释放凝血酶原激酶和血管收缩因子，促进凝血。手术时间长、术中输血较多、组织损伤严重，血液呈高凝状态，并可诱发弥散性血管内凝血（DIC）。高凝状态、酸中毒和失血使凝血时间缩短，可能诱发深静脉血栓（DVT）和肺动脉栓塞。有报道，经超声检查证实的深静脉血栓占神经外科手术患者的19%～50%，2.3%神经外科患者临床表现有深静脉血栓，其中1.8%发生肺栓塞。肺栓塞死亡率为9%～50%。

二、深静脉血栓和肺栓塞处理

开颅术后患者血液处于高凝状态，加之患者卧床、活动少等因素，下肢深静脉易形成血栓，老年患者发生率更高。患者表现为不明原因发热，下肢压痛和肿胀。遇此情况应及时进行多普勒超声或静脉造影检查明确诊断。

下肢深静脉血栓形成是开颅术后常见并发症，血栓形成过程不易发觉。多发生在术后1周。深部血栓脱落会造成肺栓塞，严重的可危及患者生命。一旦发现血栓形成，可应用肝素行抗凝治疗或在下腔静脉内安置滤过装置，以防肺栓塞发生。患者应绝对卧床、禁止活动，直到临床证明血栓已经消融。出现下肢静脉血栓可选用低分子肝素（速避凝）治疗。

手术时间长更易发生深静脉血栓，患者在术中或术后卧床时，使用间歇性腓肠肌泵，可有效预防术后深静脉血栓形成，术后患者可穿着弹力性袜，尽早下床活动，瘫痪肢体可被动运动。有人建议，术中和术后应用小剂量肝素，每12h 5 000U，可以预防深静脉血栓形成。但也有人认为术后10～14d内不宜进行抗凝治疗，避免颅内出血。

剧烈胸痛、胸膜摩擦音、心电显示右心室高电压、低血压、心动过缓、低氧血症等均提示发生肺栓塞。术后早期肺动脉栓塞处理较为困难。下腔静脉折叠术或放置格林费尔德滤器是较为有效的方法。

三、弥散性血管内凝血（DIC）处理

目前，开颅术中、术后并发DIC已越来越引起重视。DIC通常发生在严重创伤、败血症、大量输血和溶血反应之后。DIC可导致凝血因子的消耗和纤溶系统的激活。凝血和纤溶过程的相互作用，决定了患者临床表现。DIC主要表现是出血性休克和急性肾衰，出现全身瘀斑、静脉穿刺针眼处渗血。诊断DIC需检测血纤维蛋白定量、凝血酶原时间（PT）、凝血激活酶时间（PTT）、血小板计数、血中纤维蛋白降解产物。治疗可采用补充新鲜冻干血浆、纤维蛋白原和血小板。应用肝素和6氨基己酸治疗DIC仍存在争议。

患者合并先天凝血功能障碍，术前补充新鲜血浆和相应的凝血因子。

四、其他疾病对凝血功能影响处理

显微神经外科手术已很少需要大量输血。若术中输血量超过2 000mL，可能影响患者凝血功能。肝

脏疾病、消耗性凝血疾病、血小板功能障碍、凝血因子 V 和Ⅷ缺乏，术前应用双香豆素或阿司匹林等，都可造成术中止血困难。

饮食摄入不足、胆道梗阻、吸收障碍、不适当应用抗生素使菌群失调等可引起维生素 K 缺乏。凝血酶原、凝血因子Ⅶ、Ⅸ、Ⅹ的合成均需维生素 K 参与。合并严重肝脏疾病的患者，除Ⅷ因子外各凝血因子均减少，还可能存在低纤维蛋白原血症。肝脏疾病合并凝血功能异常者，应补给新鲜冻干血浆和维生素 K。

双香豆素有拮抗维生素 K 的作用，抑制凝血因子Ⅱ、Ⅶ、Ⅹ、Ⅺ的激活。停止应用双香豆素，并给予维生素 K 后，凝血功能可以在 6～12h 内逐渐恢复正常，如同时给以新鲜血浆可迅速纠正凝血异常。

第十节　其他少见术后并发症

一、皮层盲

皮层盲多见于大脑后动脉损伤或脑血管痉挛，也见于脑积水分流手术。患者术后皮层盲表现为双目失明，部分病例可逐渐改善。

二、静脉空气栓塞

坐位行颅后窝手术时，如静脉窦损伤破口处进入空气，可形成空气栓塞。栓子阻塞肺动脉，患者有呼吸困难、全身青紫、呼吸道血性分泌物、右心衰竭，可迅速致患者死亡。采取坐位手术时应特别小心避免损伤静脉窦及大脑静脉。一旦损伤应及时用吸收性明胶海绵压迫并缝合封闭破口，同时控制大幅度呼吸动作，患者取右侧卧位可延缓空气进入肺动脉而减轻症状。

三、体位性压疮

坐位手术时患者体重主要落在臀部，手术时间长，患者没有被充分垫衬，可能出现压疮。腓总神经受到体位性牵拉或直接压迫也容易受损。

坐位手术时颈部过屈可能损伤颈髓，或因解剖变异血管受压，出现不完全四肢瘫。坐位还可出现面部和舌部瘀血。因静脉回流受阻，面部及颈周围组织可出现水肿和肿胀，术后需要延期拔除气管插管。

四、小脑性缄默症

儿童颅后窝肿瘤切除术后，出现罕见完全性语言丧失，称小脑性缄默症。多见于 2～11 岁儿童，性别无明显差异。好发于涉及中线结构的小脑肿瘤，如髓母细胞瘤、囊性小脑星形细胞瘤和室管膜瘤，肿瘤体积通常较大。

小脑性缄默症典型表现，手术清醒后言语正常，18～72h 后患者逐渐变得缄默。意识水平不受影响，语言理解正常。患者可用一种非言语方式与他人沟通。与术前状态相比没有新的脑干、脑神经或小脑功能障碍，没有颅内高压症状。这种缄默可持续 4d～12 周。也有文献报道，患者术后苏醒时无神经功能缺失，随后出现假性延髓性麻痹，伴脑神经功能障碍、情绪不稳定、言语不清和共济失调，一段时间后症状自动缓解。小脑性缄默的解剖学基础或生理学机制尚不清楚。目前尚没有特殊的预防和治疗方法。

第六章

颈动脉内膜切除手术

第一节　颈动脉内膜切除术概述

一、发展历史

　　脑血管疾病，即脑卒中或中风，是严重威胁人类生命和健康的三大疾病之一，在中国，其发病率、致残率和死亡率居首位。随着我国人口老龄化和群众生活方式的改变，卒中的发病率还将呈显著上升趋势，2012 年国家卫计委脑卒中防治工程委员会主办的中国脑卒中大会的资料显示，我国脑卒中发病率正以每年 8.7% 的速度上升，成为严重影响国计民生的重要公共卫生问题。由于 70% 以上的脑卒中都是首发事件，有效预防仍然是降低脑卒中负担的最佳途径。

　　过去人们往往把目光集中在出血性脑血管病上，事实上缺血性脑血管病占整个脑血管病的 3/4 以上。其中颈动脉粥样硬化导致的颈动脉狭窄是其中最常见的原因之一。动脉粥样硬化造成管腔狭窄，当狭窄大于 80% 则出现脑血流的降低。当局部脑血流量降低至每 100mg 脑组织 16mL/min 时，体感诱发电位消失，但细胞外 K^+ 活性无改变；此时的神经元损害是可逆的。局部脑血流量降至每 100mg 脑组织 6mL/min 时，细胞外 K^+ 活性突然增高，此时的结构损害是不可逆的。提示临床早期治疗缺血性脑血管病的必要性和重要性。导致脑梗死的机制，目前大多认为是动脉—动脉栓塞。栓子多来源于大动脉壁的硬化斑块或破碎的微栓子。其中颈动脉重度狭窄可通过外科干预，即颈动脉内膜切除术（CEA），即俗称的颈动脉剥脱术。确切地说，称为颈动脉斑块内膜切除术更为合理。

　　CEA 问世至今已有约 60 年的历史了，20 世纪 90 年代一系列前瞻性随机对照研究如 1991 年的北美症状性颈动脉内膜切除试验（NASCET）、1991 年的欧洲颈动脉外科试验（ECST）和无症状颈动脉粥样硬化研究（ACAS）奠定了 CEA 在颈动脉狭窄治疗中"金标准"地位。毋庸置疑，CEA 能有效降低脑卒中的风险。尽管颈动脉支架成形术（CAS）问世时间很短，但发展很快，自 21 世纪以来，随着 CAS 技术和器械的成熟与完善，二者的比较一直在进行，CEA 一直在接受 CAS 的挑战。2006 年的重度症状性颈动脉狭窄患者颈动脉内膜切除术与支架形成术比较（EVA-3S）试验和保护性支架血管成形术与颈动脉内膜切除术比较（SPACE）研究，及后来的国际颈动脉支架研究（ICSS），内膜切除术高危患者的保护性支架置入和血管成形术试验（SAPPHIRE）和新近完成的颈动脉血运重建内膜切除术与支架置入术临床随机对照研究（CREST），都没有撼动 CEA 的"金标准"地位。2011 年，美国心脏病协会（AHA）和美国卒中协会（ASA）关于颅外颈动脉、椎动脉疾病治疗的最新指南中，CEA 仍维持"金标准"地位。国内神经外科最早开展 CEA 手术的周定标教授认为，"CEA 已被公认为颈动脉粥样硬化性狭窄的最佳外科治疗手段"。周定标教授主编的《颈动脉内膜切除术》及王涛教授主译的《颈动脉内膜切除术：原理和技术》是国内最早出版的关于颈动脉手术的专著，也深深影响了后续开展 CEA 手术的神经外科、血管外科医师。

　　尽管如此，CEA 手术在国内尚未普及。因此，熟悉、掌握 CEA 手术精要及意外情况、并发症的处理尤为重要，有利于提高手术的成功率，降低围术期风险的发生。

二、颈动脉狭窄病因和病理

通常情况下，颈动脉狭窄属于老年性疾病，多见于伴有动脉硬化、高血压、糖尿病的老年患者。较少见于青年人，后者多见于自发性狭窄、肌纤维发育不良、动脉炎、颈动脉挫伤、放射性损伤、外伤等。

颈动脉狭窄的主要原因是颈动脉粥样硬化性斑块的形成，其高危因素有高血压、高脂血症、高龄、糖尿病、冠心病、吸烟、肥胖、久坐少动等。同时发现此类患者中同型半胱氨酸（THCY）、C反应蛋白（CRP）或超敏C反应蛋白（hsCRP）、血小板聚集率、纤维蛋白原、尿酸（UA）等均比普通人群增高。

颈动脉狭窄主要是由于颈动脉分叉部粥样斑块形成引起的。颈动脉分叉部狭窄是缺血性脑卒中的重要原因，特别是近期有TIA或小卒中的患者。

由于颈动脉分叉部涡流等血流动力学的变化造成该处内膜损伤，血液中血小板等有形成分易于沉积于此，久而久之形成粥样斑块，内膜及平滑肌细胞异常增生，造成局部血管狭窄。微生物感染被认为是其独立的危险因素，尤其肺炎衣原体、巨细胞病毒、幽门螺杆菌等的慢性感染，其炎症反应造成内皮细胞受损，促进颈动脉粥样硬化的发生和发展。

颈动脉狭窄最严重的后果是脑卒中。脑卒中是由于颈动脉狭窄使脑血流减少到临界状态以下，或者斑块碎片、血栓脱落随血流漂流到脑部阻塞较大的脑动脉而致。而CEA的手术目的就是预防脑卒中。

脑血液供应的主渠道是颈动脉系统和椎动脉系统，其中两侧颈动脉为脑组织供血，占人脑所需血液的80%以上。这些动脉在颅内又分成众多分支穿入脑内，供应脑组织的各个重要结构。一旦这些血管本身狭窄、闭塞或由于来自其他血管的栓子脱落而堵塞，同时又没有足够的侧支循环血管代偿供血，就会引起相关脑组织缺血乃至坏死，造成严重的神经功能障碍，如昏迷、肢体瘫痪、语言障碍、感觉障碍、偏盲、智能障碍等，某些部位如脑干的梗死甚至可以造成患者死亡。

三、颈动脉狭窄临床表现

临床上主要分为有症状颈动脉狭窄和无症状颈动脉狭窄两大类。

有症状颈动脉狭窄患者的常见症状为TIA，如一侧肢体一过性麻木、无力，一过性不全失语，一过性眼前发黑或视物不清，即黑蒙，更典型的为病变侧的一过性单眼盲。也有患者表现为反复发生的腔隙性脑梗死或非致残性脑梗死。也可表现为不典型的、慢性脑缺血的症状，如头晕、头昏，甚至听力下降，反应迟钝，记忆力下降，嗜睡等。颈部听诊可闻及血管杂音，过重的狭窄有时反倒听不见颈部血管杂音。颈部血管杂音的突然消失往往出现在突发血栓形成、闭塞的患者。

有相当部分患者平时无明显症状，而在体检时发现颈部有血管杂音或彩超、CTA、MRA甚至DSA发现颈动脉狭窄，均属于无症状颈动脉狭窄。

四、手术适应证与禁忌证

（一）适应证

根据大规模随机联合试验所推荐的内容和最新的美国心脏病学会（AHA）指南，建议对所有症状性狭窄≥50%的患者（围术期卒中/死亡率≤6%）、无症状狭窄≥60%（围术期卒中/死亡率≤3%）的患者均应手术。有溃疡、溃疡出血、溃疡较深、表面多处不规则之易损斑块（不稳定斑块、软斑），更应积极、尽早手术。高龄或存在介入治疗禁忌的患者，建议首选CEA。

易损斑块（不稳定斑块，纤维帽薄或破裂、溃疡形成、斑块内脂质成分较多或出血）较之稳定斑块容易产生症状。

NASCET、ECST建议对症状性颈动脉狭窄70%～99%的患者应手术，对狭窄50%～69%的患者，若因此狭窄引起症状，尤其有溃疡存在，应积极手术；无症状狭窄≥70%的患者应手术。

（二）手术禁忌证

狭窄率小于 50%，或颈动脉分叉过高、已达颅底（C_2 以上），手术难以抵达，但神经外科在专用显微镜下 C_2 水平的几乎都能做；非粥样硬化性狭窄，如动脉炎、放疗术后颈动脉狭窄；颈动脉闭塞时间过长、慢性闭塞，或闭塞颈内动脉远端不显影；有严重冠心病，近期（<6 个月）有心肌梗死或不稳定性心绞痛，或严重心力衰竭；难以控制的严重高血压、糖尿病；严重慢性阻塞性肺病（COPD），全身情况差、难以承受全麻手术，或有严重精神障碍；重度脑卒中，同侧大面积脑梗死、伴意识障碍，尤其伴有同侧大面积梗死，再通后因过度灌注容易导致脑出血或梗死性出血。

五、手术时机

最好在发生 TIA 后 2 周内手术。合并冠脉支架置入术后者，一般要求在 1 年以后手术；但在不停"双抗"（阿司匹林、氯吡格雷）的情况下（手术当天停药）可在 1 个月后手术。

有明确的急性脑梗死，如磁共振弥散加权像上显示高信号影，应该过了急性期再做，即发病 3 ~ 4 周后做较为稳妥。

六、术前影像学检查

（一）颈动脉超声

颈动脉超声是发现颈动脉狭窄的首选检查，因其简便易行、无创实时成像、价格低廉、设备普及等而广泛用于颈动脉狭窄的初筛、术中监测和术后随访，可检出颈动脉的管壁、管腔和斑块性质。与血管造影（DSA）诊断符合率高达 91%。除普通 B 超（灰阶超声）外，其中超声多普勒双功仪能同时检查各部位血流动力学改变，以血流频谱形态和血流速度反映血流动力学改变，推测管腔改变（图 6-1）。

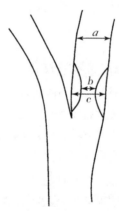

图 6-1 超声多普勒检查颈动脉狭窄计算方法

直径狭窄率的计算方法：a 代表颈动脉窦远端正常颈内动脉的最大内径，b 代表最狭窄处的内径，c 代表最狭窄处假想的正常内径。面积狭窄率很难反映真实的狭窄程度。

NASCET 法：　　　　　狭窄率 $s（\%）=（a-b）/a×100$

ECST 法：　　　　　　狭窄率 $s（\%）=（c-b）/c×100$

而现在超声更多采用的是流速狭窄率：根据血流动力学原理，在一定范围内动脉狭窄程度与血流速度呈正比。澳大利亚墨尔本奥斯汀血管外科实验室研究表明，当颈总动脉狭窄率在 75% ~ 89% 时，颈动脉血流速度明显上升，狭窄率达到 90% 血流速度达到高峰，而当狭窄 >95% 以上时，由于管腔内血流明显受阻，颈动脉血流速度反而下降，从而说明血流速度的变化可在一定范围内反映颈动脉狭窄程度。

流速狭窄率分为 4 个级别，见表 6-1。

表 6-1　流速狭窄率分级

狭窄率	流速
<50%	<125cm/s
50%~69%	125~230cm/s
≥70%~99%	>230cm/s
完全闭塞	血流信号消失

由于超声能实时了解前后交通动脉开放情况，能测流速、阻力、斑块性质，因而有 CTA、DSA、MRA 等其他影像不可替代的优势。

（二）磁共振血管成像（MRA）和高分辨磁共振血管成像（HRMRI）

MRA 对颈动脉狭窄有高度敏感性和特异性，具有无创性的优点，其缺点是有时出现夸大效应，普通 MRA 成像质量远不如 CTA 和 DSA；而 HRMRI 其轴位像因能显示斑块和管壁的情况，显示斑块性质而越来越受到重视。

（三）CT 血管造影（CTA）

随着 CT 技术的发展，加上比 DSA 价格低，基本上无创，成像质量高，所用时间极短，门诊就能做，近年来 CTA 在术前诊断、评估颈动脉狭窄方面基本上可替代 DSA。其图像清晰逼真，重建的三维立体图像可旋转，可从不同角度观察，同时能显示骨性标志，同时能显示弓上头颈部动脉全貌。可以说，做 CEA 手术，术前确诊做 CTA 基本上够了，一般不用做 DSA。CTA 缺点是仍需接受 X 射线及造影剂。与 DSA 比较，敏感性为 92%~100%，特异性为 92%~96%，与 DSA 一致性为 85%。

（四）数字减影血管造影（DSA）

数字减影血管造影（DSA）被认为是迄今为止诊断颈动脉狭窄的"金标准"。其判断狭窄的部位、程度、范围优于其他检查，但缺点是有创、需接受 X 射线及造影剂、价格偏高、需要住院，偶可出现斑块脱落、动脉痉挛等并发症。

七、术前准备

患者原口服的阿司匹林及他汀类药物继续使用，不需要"双抗"。高血压患者需口服降压药控制血压，糖尿病患者用常规药物控制血糖。心肺检查及评估尤为重要，如胸部 X 线片、肺功能测定（必要时加血气分析）、心电图、超声心动图，必要时加做心肌酶化验，甚至冠脉 CTA 或 DSA。术前麻醉耐受性评价。如果下午手术，上午注意给患者补液。

八、手术麻醉

无论是局部麻醉、区域麻醉或者是全身麻醉，颈动脉重建麻醉方式的选择对于外科医师来说具有高度的个体化。目前多数学者采用全身麻醉。经鼻插管、经口插管均可，但颈内动脉狭窄及斑块延伸至 C_2 上缘水平时，采用鼻插管可使下颌角后方的空间加宽 1.5cm。阻断期间常用去氧肾上腺素提升血压，较基础血压升高 20~30mmHg，以增加脑部供血。

九、手术方法及注意事项

患者取仰卧位，肩胛间垫小枕，头部后仰过伸并转向对侧。两个无影灯位于切口平行线上方，一个从头侧照向切口下段，另一个从脚侧照向切口上段。具体方法主要有经典的标准颈动脉内膜切除术（sCEA）和外翻式颈动脉内膜切除术（eCEA）。

（一）标准颈动脉内膜切除术（sCEA）

取胸锁乳突肌前缘做直切口。于操作熟练者，尤其神经外科使用显微镜多数情况下切口 4cm 长即可。切口高低取决于术前 CTA 或 DSA 分叉定位。切口上端最高可达耳后区，下端最低可达胸骨上切迹，切开皮肤后用单极电刀切开皮下、颈阔肌，沿胸锁乳突肌前缘向深处做锐性解剖，结扎、剪断越过术区之面总静脉，显露、剪开颈动脉鞘。当看到颈动脉时静点肝素 5 000U。在颈动脉鞘上用 1-0 丝线缝 4~6 针十分有用，可以使颈动脉从血管床上提升，使之变浅，便于操作，这是任何牵开器做不到的，也不会阻挡视线、影响操作。显微镜下使用颈动脉内膜切除术专用器械进行显微操作，注意勿损伤副神经、迷走神经、舌下神经、喉上神经、喉返神经等。遇高分叉时，为更好地显露颈内动脉，过去认为需切断二腹肌后腹，游离、上牵舌下神经主干。事实上用小甲钩由助手向上牵拉，绝大多数情况下并不需要切断二腹肌即能充分显露颈内动脉远端。其向下走行的舌下神经袢支可切断，但如果不是遮挡颈动脉操作，尽可能不切断袢支。先后游离颈总动脉（CCA）、颈内动脉（ICA）、颈外动脉（ECA）及甲状腺上动脉（STA），分叉部外膜注入 1% 利多卡因 0.5~1mL。先后用专用钳（夹）阻断 ECA、CCA、ICA，STA 用 7 号丝线绕两圈控制。用 15 号刀片纵行切开颈总动脉前壁，并用 Potts 剪向颈内动脉近段延长切口，切口总长通常为 4~5cm（视斑块范围而定），注意用无创镊提起动脉壁切口缘，找到正确的界面非常重要，用专用剥离子从切缘向中心环形分离内膜及斑块，切除斑块。其中要注意，剥除颈内动脉的斑块与剥除颈总动脉的斑块有一些技术上的差异。剥除颈总动脉的斑块几乎总是需要锐性切断其近端，但要从颈总动脉中完全去除斑块几乎是不可能的。但在分离过程中颈内动脉的斑块像羽毛的末端常常逐渐变薄变细，会在颈内动脉上端未暴露的区域留下一个光滑的内膜边缘。和颈总动脉不一样的是，应完全剥除动脉粥样斑块，不留残存是非常重要的。可以用脑棉做成的"花生米"在肝素盐水冲洗下摩擦剥离斑块后的血管内壁使之"抛光"。悬浮、飘起的内膜斑片用圈颗仔细清除平整。剥除斑块过程中如果不断有血液涌出，则注意检查阻断夹是否夹闭可靠，或注意分叉部有时会发出咽升动脉（APA），术中必须控制。如远端内膜有浮动，可用 6-0 Prolene 双臂线纵行"钉合"1~2 针，线结打在血管外。斑块切除后用肝素盐水（肝素 20 000U/500mL 生理盐水）冲洗，6-0 Prolene 线连续缝合。待缝最后一针时，暂时松开 ICA 控制钳见回血良好，再用肝素盐水反复冲洗，排出气泡及斑块碎屑。缝完后先松开 ECA、STA、CCA，10s 后松开 ICA，查无漏血，缝合处外覆两层速即纱。放置 12 号引流管，逐层关闭切口。可以用 2-0 可吸收线缝合内侧鞘壁与胸锁乳突肌。通常不需要鱼精蛋白中和肝素。

（二）外翻式颈动脉内膜切除术（eCEA）

显露、分离、阻断颈动脉同 sCEA。颈内动脉远段要显露足够长，应超过斑块远端 1cm。沿分叉处下缘斜行切断颈内动脉，先松开一下颈内动脉阻断夹，见有明显反流血，表明其侧支循环良好，即可再夹闭颈内动脉。提起颈内动脉，用显微剥离子分离血管断端处一圈，用无创镊夹住颈内动脉外、中膜，轻柔地向上翻起至斑块远端，将斑块切除。仔细修整切除边缘及剥离面，防止碎屑残留，肝素盐水反复冲洗。然后将颈内动脉断端吻合于颈总动脉切断处。如有血管迂曲、扭结，要彻底松解其周围的约束和粘连，拉直并剪掉颈内动脉起始部多余部分，再沿纵轴剪一适当小口，修剪血管断端，使之与颈总动脉切口大小相当，用 6-0 Prolene 双臂线进行端侧吻合，锚定一针后先连续缝合吻合口后壁，再缝合前壁。缝最后一针前松开颈内动脉（ICA）阻断钳，见反流血良好，缝合打结。开放血管方法同 sCEA。

eCEA 优点：术中向远端剥离增厚的内膜和粥样斑块更方便、范围更大；避免纵行切开血管后缝合而引起的再度狭窄；在 ICA 较细、狭窄段较长时不需要补片；必要时可扩大吻合口，缝合时方便，由于吻合口在颈动脉膨大部，且为端端吻合，吻合中再狭窄的概率大大降低，一般为 0.3%~1.9%，而同组报道的传统术式为 1.1%~6.9%，也大大缩短了阻断时间，从而降低了术后脑卒中等并发症；避免切开颈动脉球；如遇 ICA 过长、迂曲、扭结、打折等易于截短拉直，使血管走行更加自然顺畅。

eCEA 缺点：eCEA 对操作者技术要求相对较高，术中难以使用转流管。要求术者非常熟练，如操作不当易造成动脉损伤、出血等并发症；术后早期高血压的发生率较高，可能与广泛分离颈动脉分叉处，损伤颈动脉体神经有关。同时也不适用于颈动脉远端钙化性狭窄。eCEA 需要暴露较长段的 ICA，因此对分叉较高或颈部较短的患者不宜采用。

十、术中常用技术

（一）术中转流

颈动脉内膜切除术期间动脉转流装置应用的必要性，是神经血管外科治疗中最受争议和争论时间最长的问题之一。颈动脉外科医师通常将其分为 3 种情况：一种是所有手术中均使用转流装置的，一种是某种术中监测表明需要时使用转流装置的，另一种是无论临床需要抑或监测结果需要，从不使用转流装置的。

以术中采用 Edwards 颈动脉转流管为例。分离及阻断方法同 sCEA。纵行切开颈总动脉前壁并向颈内动脉近段延长切口，松开 CCA 阻断钳，先将转流管 CCA 端插入 CCA 管腔内，见回血后注入转流管 CCA 端水囊生理盐水 1.25～1.5mL，束紧 CCA 血管外 Rummel 束带或上转流管夹，同法将转流管 ICA 端插入 ICA，见回血后注入水囊 0.25mL 生理盐水、束紧 Rummel 束带上转流管夹。回抽转流管装置中央管，将碎屑、气泡排出，确认转流建立并通畅，然后剥离斑块，肝素盐水冲洗，最后从两端向中央缝合。待缝至最后 1cm 时放掉水囊，拔出转流管，关闭血管方法同 sCEA。围术期脑卒中发生的原因之一是术中阻断颈动脉所致的脑缺血，以及术中斑块及碎屑脱落而导致的脑栓塞，因此需要术中脑保护。多数学者主张根据术中颈动脉反流压、脑电图（EEG）、经颅多普勒超声（TCD）、诱发电位等监测结果，有选择地使用转流管。Schneider 认为，选择性地使用转流管可以基于术前评估，但更多的是决定于术中脑灌注的充足情况。转流管的置入保证了脑灌注，使术者从容地操作，避免出现失误。Ballotta 报道 624 例使用术中转流的 CEA 手术，其围术期脑缺血的发生率仅 0.6%，显示出明显的脑保护作用。尽管有学者主张术中常规运用转流管，但有人主张还是根据情况选择性使用。但转流管可能会造成 ICA 远端内膜损伤、气栓或微小栓子脱落引起栓塞，可增加手术操作难度，延长手术时间。

（二）补片成形术

使用补片的目的是预防发生再狭窄。对 ICA 过分纤细（<3mm 或 5mm）可能引起术后狭窄和可能出现血栓时，可以直接选择人工补片修补。补片成形术是加宽血管、防止再狭窄的重要措施。

颈动脉切开、剥离斑块后，取颈动脉补片，区分内外面，先将补片一端修剪成渐细状，置于颈内动脉远端先锚定一针：取 6-0 双臂 Prolene 线，一针从补片尖端外面进针，从补片内面穿出，再从颈内动脉切口最上端血管内面进针，从血管外壁穿出，打数个外科结。分别用两针由远及近缝合补片和动脉切缘，总是由外向内穿过补片，再由内向外穿过动脉壁，缝线距补片和动脉切缘约 1mm，针距 1mm。在一侧缝数针，对侧再缝数针，以维持对称。缝至分叉部时，轻拉补片近端至动脉切口近端处横断，并修剪成渐细状。取另一 6-0 双臂 Prolene 线从近端开始缝合，方法同前，远近端缝线会合后，先在一侧打结，另一侧在缝线抽紧打结前，暂时松开颈内和颈外动脉控制夹，见血液反流良好，冲出碎屑和气泡，结扎缝线。

Loftus 普遍采用 Hemashield 补片 8 年以来，术后间断行常规多普勒扫描，在扫描观察下明显再狭窄率几乎降低到零。补片有自体的（如大隐静脉）和人工合成的两种。

补片的缺点：可能有动脉瘤形成、补片破裂、感染和阻断时间延长等。

（三）显微外科技术

术中采用显微外科技术，主要体现在高位分叉显露和血管缝合时。高位分叉因暴露困难、易伤及神经曾被视为手术禁忌。对此术中均采用鼻插管，可使下颌角后方的空间加宽 1.5cm。CEA 的成功不但取决于熟练的手术操作，而且专业化的手术器械也是必不可少的。显微镜下向上牵拉二腹肌后腹，分离上牵位于二腹肌深面或下方的舌下神经，慎用或不用电凝，以免造成永久性神经损伤。分离时紧贴动脉壁以防损伤迷走神经。显微镜可使得血管修补更出色，并且较少引起血管狭窄。显微镜良好的照明和适度的放大，使得神经血管的解剖辨认及保护更加容易，可明显降低损伤的概率；显微镜下术者能更迅速、更精确地找到粥样斑块与动脉肌层的界面，有利于斑块完全切除，容易发现剔除残留的斑片；可以清晰显示斑块的"终点"和远端 ICA 腔，确切判断有无内膜游离漂浮，一旦漂浮也易于钉合；能使动脉切口缝合更加精确，避免两端未能缝合全层所致的内膜分离和因外膜卷入引起的血栓形成及缝合不当造成的狭窄扭曲，尤其在 sCEA 时更为重要。分离解剖颈动脉要轻柔准确，避免过度牵拉、挤压或钳夹斑块部位。操作中的每一步都是确保术后不发生脑卒中的关键。

显微 CEA 是治疗动脉粥样硬化性狭窄的有效和安全的方法，借助此可将大量无定形坏死物质、含铁血黄素沉积及吞噬脂质的泡沫细胞清除，而使颈内动脉恢复血流通畅。

十一、术中监测和脑保护

（一）术中监测

颈动脉内膜切除的术中监测技术也有许多进展，具体包括以下两类。

（1）血管完整性监测：残端压测定、局部脑血流量测定（rCBF），术中视网膜动脉压、TCD 等。

（2）脑功能监测：脑电图、体感诱发电位（SSEP）以及近红外线光谱测量（NIRS）等。

目前临床应用最多的是 TCD 和 SSEP。而术中血管造影特别是荧光造影可以马上验证血流重建的情况。

（二）术中脑保护

1. 增加脑血流量

最常用的方法是颈动脉阻断期间升高平均动脉压，较基础血压升高 20～30mmHg，以增加脑部供血。

2. 降低代谢要求

需要术中麻醉师的配合。

第二节　手术并发症及其处理

一、术中心动过缓或心搏骤停

分离颈动脉球部、分叉外侧壁尤其 ICA 起始段外侧壁时，会造成突发心率下降或心搏骤停。分离前要球部外膜注射 1% 利多卡因；要常规嘱麻醉师备阿托品，必要时立即静脉推注，并立即停止分离该处，待心率上升至正常后再继续分离。

二、血管撕裂

找不到斑块与血管壁的正确界面时剥离子会把血管壁剥透，修补不佳会造成术后血栓形成。尤其遇到钙化严重的斑块，斑块往往会侵蚀血管壁，剥离时也会剥离透血管壁。特别是钙化斑块剥离 ICA 时易导致 ICA 远端变薄、撕裂，难以缝合。常规需要准备补片进行修补。撕裂或剥透血管壁，或缝合时外膜卷入，都会造成血栓形成。如果 ICA 严重撕裂、难以修补，甚至血管壁"不够用了"，此时可将 ECA 远端结扎，修剪 ICA，将 ECA 远端吻合在 ICA 远端，而"牺牲" ECA。

三、颈动脉夹层

往往是处理 ICA 远端不当造成的。ICA 远端内膜切除段的斑块切除不完全或不彻底，远端内膜翘起，内膜活瓣形成。术中要延长颈动脉切口至病变以上平面以降低夹层出现的概率；通常要钉合几针，纵行钉合，线结打在血管外。术后影像复查发现夹层后及早介入支架置入是首选；或再次手术，可以加补片修补，但手术可能很难显露夹层最远端而造成术后再次夹层形成甚至闭塞。

四、动脉瘤

颈动脉重度狭窄，缝合颈动脉前壁时担心由于缝合过度而造成再狭窄，于是缝合前壁时缝针距离动脉切缘过近，造成术后前壁动脉瘤形成；或剥离侵入动脉肌层的钙化斑块时造成动脉壁菲薄，术后形成动脉瘤。术后出院前常规复查 CTA 及术后定期复查彩超或 CTA 是发现动脉瘤的关键。一旦发现术后动脉瘤，应尽早处理，以防破裂。根据具体情况采取介入支架辅助栓塞是主要措施；也可开刀再次手术切除动脉瘤，一般加补片修补，以防再次形成动脉瘤。放置顶部补片使 CCA 到 ICA 的血流最大化。

五、急性血栓形成与闭塞

往往术后患者突发对侧肢体活动受限或语言障碍，立即复查头部 CT、弥散相 MRI 除外大面积脑梗死，同时立即查颈动脉超声、CTA 或 DSA，确诊是 ICA 急性血栓形成、闭塞，应急诊手术取栓。原切口打开伤口，夹闭 CCA、ECA，临时控制 STA，ICA 不必夹闭。打开缝合的动脉前壁，清除血栓。可以用吸引器吸出血栓，也可以将 8 号导管剪成 15cm 长，然后连接到 10mL 的注射器上，用来探测颈内动脉。在颈内动脉中前移导管，将注射器拉回建立回吸力，当回抽导管时常常会拉下远端的血栓。但需常规备用 Fogarty 取栓导管，ICA 远端血栓用 2F 或 3F 型号的为佳，2F 更细。ICA 大量的反流血涌出是取栓成功、血流重建成功的标志。如果没有明显的反流血，明智的做法应该是结扎残端，关闭 ICA，而不是试图重建血流，否则上行血流前端的血栓会被冲进颅内循环。按说明书远端水囊不可打水过量，以免血管破裂造成致命性的后果。但是一定记住应用这些装置有形成颈动脉—海绵窦漏的风险。对于颅内段急性血栓形成，规定的时间窗内溶栓治疗是首选。

六、术后患者意识不清

通常手术结束就让患者清醒，拔管检查语言及四肢活动情况。去除麻醉过深的原因，术后患者不清醒，应立即行头颅 CT，看是否有脑出血（过度灌注）或脑梗死，并做相应处理。

七、术后高血压与高灌注综合征

术后高血压的危险性在于脑过度灌注、脑出血，尤其是术后 48h 内。高血压发生机制可能是颈动脉球部压力感受器敏感性增高所致。术中避免过度游离颈动脉分叉处，保留颈动脉体化学感受器，以免术后发生高血压。外翻式更易出现。控制高血压至关重要，一般采用硝酸甘油、乌拉地尔（亚宁定）等静脉点滴，控制收缩压在 120～130mmHg 为佳，进食水后加口服降压药。

高灌注综合征以脑出血最为严重，发生率约 0.5%，可表现为头痛、抽搐，为脑血管自动调节功能失调，颈动脉血流一旦恢复，缺血区血容量急剧增加所致。多见于颈动脉极度狭窄、侧支循环差的患者。如果出现脑组织过度灌注可适当给予甘露醇、依达拉奉、激素治疗。大量出血需要急诊开颅手术。

八、术后低血压

常因颈动脉窦压力感受器功能紊乱所致，抑制了中枢神经系统及交感神经的活动，出现低血压、心率下降。血压过低可能导致脑灌注不够而引发脑梗死。同时，血压过低还会引发冠脉缺血而导致心肌梗死。收缩压通常不能低于 100mmHg。

预防及处理措施：静脉应用升压药，术中颈动脉窦部应用利多卡因。

九、脑缺血及脑梗死

为 CEA 主要并发症，与术中阻断时间过长、低血压或术后血栓形成等有关。升高血压、适当的脑保护、熟练的手术操作、缩短术中阻断时间等可避免其发生。缝合血管时要避免外膜卷入以防血栓形成。大面积脑梗死需急诊去骨瓣减压。

十、心肌梗死

心肌梗死是 CEA 术后最严重的并发症，也是导致患者围术期死亡的主要原因。颈动脉狭窄往往合并冠脉狭窄，术前心脏功能评估至关重要，必要时术前做冠脉 CTA 或 DSA。术后一旦患者出现心前区憋闷、疼痛、憋气、血压下降等症状，应立即抽血化验心肌酶等，做心电图检查，患者卧床、吸氧，急请心内科会诊，插管、抢救。理想的是能快速转往心脏监护病房（CCU）由专科医师抢救治疗，可降低死亡率。如术前明确颈动脉重度狭窄合并冠脉重度狭窄，可行同期颈动脉内膜切除术联合冠脉搭桥手术。

十一、皮下血肿

发生率为 3% ~ 5%。同样由于患者手术前、术中、术后使用抗凝血药物，术后又不能用止血药，易发生皮下血肿。要避免皮下血肿，而显微 CEA 强调术中每一步止血确实，术后颈部伤口敷料外置细沙袋压迫止血 1 ~ 2d，此时，术后引流常常只有 10 ~ 20mL 引流液，出现皮下血肿的概率极低。

十二、脑神经损伤

包括面神经下颌缘支、舌下神经、喉上神经、喉返神经、副神经损伤在内的最常见的并发症，可以表现为伸舌困难、声音嘶哑、喝水呛咳、吞咽困难、局部感觉麻木等。切口上部应距离下颌角 2cm 以上，以免损伤面神经下颌缘支。分离分叉上方，特别是在高分叉的情况下注意避免损伤舌下神经，剪刀锐性分离、避免双极电凝使用可减少损伤舌下神经。而分离、牵拉 ECA 内侧、STA 内侧及其周围、CCA 内侧时要紧贴动脉壁，拉钩也要避免用力向深部内侧牵拉，这样可以减少对喉上神经、喉返神经损伤的概率。分离 CCA、ICA 外侧壁时也要紧贴动脉壁，以免损伤其外后方的迷走神经。这些损伤多数是亚临床的或轻微的并且可自行恢复，多归因于过度牵拉而不是横断损伤（一旦损伤应立即修复）。发生率 1% ~ 5%，0.3% 为永久性损伤。显微手术及熟练的技术操作可大大降低其发生率。

十三、消化道出血

很少见。术后出现消化道出血可能与术前长期抗血小板治疗有关，或患者有潜在的消化道病变，加上术中和术后大量抗凝治疗、难以控制的高血压、手术应激等原因而诱发。早期鱼精蛋白中和、输血、补液、抗休克、抗酸治疗，停用抗凝药物是治疗关键。

十四、远期再狭窄

术后再狭窄除了和缝合操作不当有关外，可能还因损伤反应，或内膜过度增生，很难通过普通的再次 CEA 手术改善。若再手术，往往需要补片成形术加宽血管，也可选用腔内球囊扩张或支架成形术治疗。

第七章

脑胶质细胞瘤手术

胶质瘤是源自神经上皮系统的一大类肿瘤，包括星形细胞肿瘤、室管膜肿瘤、少突胶质细胞肿瘤和少突星形细胞肿瘤等。根据其核分裂象、坏死及囊变等病理特点，可将胶质瘤分为 Ⅰ～Ⅳ级，其中 Ⅰ、Ⅱ级肿瘤生长较缓慢，与脑组织边界比较清楚，患者生存期长，预后较好，又称为低级别胶质瘤；Ⅲ、Ⅳ级肿瘤因生长迅速，与脑组织边界不清，患者生存期短，预后较差，又称为高级别胶质瘤或恶性胶质瘤。脑胶质瘤多呈浸润性生长，手术不易全切，治疗效果差。在全身肿瘤中，恶性胶质瘤 5 年死亡率仅次于胰腺癌和肺癌，居第三位，5 年生存率不足 10%。

第一节　脑胶质细胞瘤手术概述

单纯手术切除脑胶质细胞瘤难以根治，术后还需要采取放射治疗、化疗等综合治疗措施。而目前手术仍是此类肿瘤治疗的首选方法。

一、手术治疗目的

手术治疗的目的：①大量缩减肿瘤体积，为后续放射治疗、药物及免疫治疗等奠定良好基础。②取得肿瘤组织标本，获得明确的病理及分子病理诊断，为指导个体化的综合治疗方案及预后判断提供依据，还可为可能的免疫治疗提供疫苗。③能迅速降低颅内压、缓解脑疝，有效延长生存时间，为进一步治疗提供机会。

已有多项临床研究报告表明，术后患者生存时间与肿瘤切除的程度正相关，尤其是低级别胶质瘤。所以美国国家综合癌症网（NCCN）及我国胶质瘤专家共识均提倡：在保护脑功能的前提下，最大范围安全切除肿瘤。一般而言，低级别胶质瘤，如果不是毗邻运动区、感觉区、语言区、椎体束等对人体功能影响较大的结构（下文统称为功能区，此类肿瘤称为非功能区胶质瘤），由于其边界比较清楚，应尽可能做到全切，甚至可扩大切除肿瘤周边部分受侵袭的脑组织，以充分减少肿瘤负荷。如果肿瘤毗邻上述功能区（此类肿瘤则称为功能区胶质瘤），切除肿瘤时要在其内部进行，尽量避免伤及周围脑组织，必要时甚至残留少许侵入功能区的肿瘤，以最大程度保护其神经功能，提高患者的生存质量。

二、术前评估

胶质瘤手术中仅凭肉眼观察有时很难区别肿瘤和正常脑组织。为做到既能全切除肿瘤，又不致误伤正常脑组织，可在术前及术中综合利用不同的影像技术及肿瘤识别技术。

手术前常规行 MRI 及增强检查、弥散张量成像（DTI）、功能性磁共振成像等。有癫痫症状的患者最好还能行脑电图（EEG）或脑磁图（MEG）检查，以确定癫痫病灶的位置，因为很多时候，癫痫病灶并非肿瘤本身，而是在其邻近部位。若病变邻近神经纤维束，应行 DTI 检查以判断病变与神经纤维束的位置关系及纤维束受推挤或受侵袭的状态。若病变邻近功能区，则可行 fMRI 检查，以了解功能区与病变的关系。如有条件，还应做好术中导航所需的术前检查。对于低级别胶质瘤，利用 T_2 像或液体衰减反转恢复序列（简称 FLAIR 成像）可以更准确地显示肿瘤大小。

三、手术切口

在设计头皮切口时应充分考虑到肿瘤的复发及再次手术，所以有学者建议皮瓣不宜太小。可根据影像学表现，绘制肿瘤在头皮的投影后设计皮肤切口。由于大多数肿瘤复发发生在原术野 2cm 内，所以适当扩大皮瓣可为肿瘤复发后的再次处理提供条件。而骨瓣可根据实际肿瘤大小钻孔，不必太大，以减少患者的创伤。

四、切除伴有癫痫的胶质瘤

如果患者有癫痫症状，应在术中行脑电监测，寻找可能的"癫痫灶"，根据具体情况予以电灼或切除。如果位于上述结构内或与之毗邻，则应根据影像学表现制订相应的手术策略，并利用术中电生理刺激和监护，确定准确的功能区位置，从远离功能区的方向开始切除肿瘤，在距离功能区 1cm 的距离即停止切除。由于大脑的功能具有代偿和可塑性，一些肿瘤残留患者在术后一段时间后复查功能 MRI，会出现功能区转移到与病变有一定距离的位置，这样为再次手术全切肿瘤提供了条件。

五、切除高级别胶质瘤

如果高级别胶质瘤不是毗邻功能区，由于其浸润性生长，边界不清，血供丰富，应尽量避免进入肿瘤内部，而应在病变周边 0.5～1cm 的范围逐步分离，切断其血液供应，从而尽可能全切肿瘤，这便是所谓"切脑组织，不动肿瘤"。其实这里所讲的"切脑组织"，也是切除含有相对少量肿瘤细胞的受浸润的脑组织。在分离血供的过程中，需仔细辨别"供瘤血管"和"路过血管"，千万不要伤及"路过血管"，并注意保护周围静脉。静脉的保护有时会被忽略，事实上，静脉的损伤有时会造成灾难性后果。如果肿瘤位于功能区内或与之毗邻，则不可勉强全切肿瘤，甚至有时做到部分切除即可。切除策略可采取从远离功能区的方向开始切除肿瘤，在距离功能区至少 1cm 的距离即停止切除，以最大程度保护患者功能。

由于恶性胶质瘤，尤其是部分胶质母细胞瘤（GBM）血供极其丰富，术前应注意充分备血，并在术前仔细观察 MRI 表现，判断供血动脉的来源及走向，做到心中有数。

六、术中脑保护技术

（一）术中神经导航

术中神经导航有助于准确的手术切口设计和病变定位，对于位置较深、体积不大的肿瘤尤其必要。可在术前根据影像学表现做好手术规划，还能与 DTI、fMRI 等图像融合，有助于选择适当的手术入路。但应注意：开颅后颅腔的密闭性遭受破坏，特别是在切除大块实质性组织或大量丢失脑脊液之后，脑组织结构在颅腔内的空间位置发生了变化而产生的影像漂移。

（二）术中 MRI

可动态观察病变切除的程度，克服导航系统的图像漂移，从而提高肿瘤的全切率，并可及时发现术中出现的脑内血肿，减少手术的并发症。随着术中 MRI 技术的不断发展，还可以与激光、神经内镜、冷冻、射频消融以及术中脑功能评价等技术结合运用于神经外科手术中，具有巨大的发展前景。但设备昂贵，手术耗时较长，且需特定的手术器械及监护仪器，目前只在有条件的医院开始使用。

（三）术中 B 超

术中 B 超使用方便，操作简单，分辨率较高，可显示肿瘤的血供情况。还可利用超声造影剂提高肿瘤分辨率。游离骨瓣后在硬膜外即可进行肿瘤探测，获得良好的超声颅内解剖和病变图像，并可据此设计硬脑膜切口。一般来讲，实质性肿瘤的回声较脑实质高，为中等回声至高回声；囊液回声为边界清晰的无回声区；脑出血则呈高回声。其显示颅内病变的位置、大小与手术前 CT 或 MRI 图像吻合率极高，很少出现假阳性和假阴性，值得大力推广。

（四）术中荧光实时显像技术

术中肿瘤的实时显像有利于促进肿瘤的准确切除。如果能够在手术过程中将肿瘤组织特异性染色，无疑将大大提高手术效率。荧光实时显像是近年来发展起来的一项新技术，主要通过向患者注入荧光染料，然后在特殊激发光的照射下使肿瘤组织或瘤周的水肿组织产生肉眼可见的荧光，从而能够区分肿瘤组织、正常脑组织及瘤周水肿组织，引导术者最大程度切除肿瘤而避免损伤脑组织。目前有报道的显像剂有δ-氨基-γ-酮戊酸（5-ALA）、荧光素钠（FLS）等。

（五）术中唤醒及电生理监测

利用术中唤醒技术和皮质及皮质下电极刺激，可使患者在清醒状态下进行语言、运动等功能的测试，从而准确定位功能区，达到有效保护功能区、避免和减轻并发症的目的。对于以癫痫起病的患者，术中脑电监测还有助于寻找致痫灶，以便术中干预处理，减少术后癫痫的发生。

第二节　不同部位脑胶质瘤切除方法

一、大脑半球胶质瘤

发生于新皮质各脑叶的肿瘤，大多数为星形细胞瘤和胶质母细胞瘤。临床表现因肿瘤所在部位不同而异：感觉运动皮质（中央区）附近的肿瘤，首发症状经常是单瘫、失语，或局灶性癫痫，容易引起患者的注意，而就诊时可能尚无颅内压增高症状和体征；额叶肿瘤，一般表现为进行性颅内压增高，缺乏神经系统定位体征；枕叶或颞顶枕（三角区）部肿瘤侵犯视皮质或视放射时，检查可发现象限性或同向性视野缺损；颞叶肿瘤多以癫痫发作为临床表现。

手术治疗需结合临床表现和影像学检查所见精心设计，做到既有利于延长生存期、为实施综合治疗创造最佳条件之目的，又不至于增加神经系统的功能缺陷。不同位置的胶质瘤处理方式如下。

（一）额叶胶质瘤（非功能区）

开颅时要考虑到外侧裂的暴露。切除肿瘤前先行解剖关系辨识，确认外侧裂、眶回、额下回后部等结构。额叶胶质瘤有明显颅内压增高和（或）伴随显著占位征象者，可行额叶切除手术。切除范围可以扩大到中央前回以前1cm、扣带回以上、外侧裂以内的全部脑回，仅保留直回和嗅三角，优势半球则需同时保留额下回后部。术中注意保护胼周动脉、嗅神经及视神经视交叉等结构。可用术中B超观察肿瘤边界及脑室的位置。切除过程中尽量避免侧脑室额角开放，一旦发生脑室破损，可适当扩大开放范围，以免因活瓣作用形成张力性憩室或脑穿通畸形，并在术中酌情放置引流管，术后2~3d拔除。

（二）颞叶胶质瘤

颞叶胶质瘤容易引发颞叶沟回疝，危及生命，所以手术应相对积极，术中注意充分减压。切除脑叶的范围包括Labbé静脉以前的颞叶，优势半球可适当缩小切除范围。可先解剖外侧裂，电灼并切断来自大脑中动脉供应肿瘤及颞前叶的血管，可明显减少术中出血，方便全切肿瘤。以癫痫起病的患者，术中可利用脑电监测辨识癫痫灶，一并处理。可用术中B超观察肿瘤边界及脑室的位置。如侧脑室颞角开放，可放置引流管，术后2~3d拔除。如术中发现内减压不充分，可辅助行颞肌下减压，并酌情去除骨瓣。

（三）功能区胶质瘤

功能区胶质瘤包括中央前回、中央后回、额下回后部Broca区及旁中央小叶等的胶质瘤。尽管此类肿瘤手术创伤导致肢体瘫痪，或使已经偏瘫的肢体瘫痪加重的可能性较大，如果手术设计合理且操作精细，则可能不但不增加功能损害，甚至可能因减压带来功能恢复的契机。术前行fMRI及DTI检查，明确功能区的受压或受侵袭情况及与肿瘤的相对位置。体积较大，特别是由额叶或顶叶向中央区侵犯的肿瘤，术中先利用 B 超、导航及电生理检测等手段辨明中央沟的位置，自远离功能区的位置起，采取碎块切除的方式逐步削减肿瘤体积，勿因追求暴露过分牵拉导致感觉运动皮质及其投射纤维损伤，影响减压效果。局限于感觉运动皮质的小肿瘤，于距离最近处切开脑回或脑沟的皮质，有明确边界者用显微剥离子沿肿瘤表面分离，边界不清者分块切除肿瘤。由额叶侵犯中央区的大肿瘤，可首先切除部分额叶取得充分暴露，更有利于彻底剔除肿瘤组织。

累及优势半球额下回后部（Broca 区）的肿瘤，最好术前行 fMRI 检查及语言功能测试，术中行麻醉唤醒，首先通过电刺激找到语言区，然后在动态监测语言功能的情况下切除肿瘤，以尽可能避免损害语言功能。

（四）颞顶枕（三角区）胶质瘤

此区存在视皮质和视放射，脑叶切除会导致象限性或同向性视野缺损，所以应尽量选择经脑沟入路切除肿瘤而尽量避免脑叶切除，除非肿瘤巨大，已经造成完全性同向偏盲。左侧（优势半球）三角区胶质瘤手术入路，则应回避颞上回和顶下回，以免导致感觉性失语。

二、岛叶胶质瘤

岛叶胶质瘤以低级别胶质瘤多见。术前 MRI 有助于精确定位岛叶、盖部、肿瘤之间复杂的解剖关系。由于岛叶低级别胶质细胞瘤呈膨胀性生长，肿瘤边界较清，其向内压迫壳核的同时，间接受到苍白球、内囊坚韧的纵向走行纤维的阻力，因而壳核外缘变直，T_2 加权像上显示肿瘤内缘清晰平直，称为"内缘平直征"，对判断肿瘤能否全切很有帮助。再者，fMRI 及 DTI 可进一步了解肿瘤与功能区及重要纤维传导束的关系（是单纯推挤还是破坏，方向如何等），这对有效保留重要功能很有帮助。

因岛叶位置较深，且有大脑中动脉及其分支走行其中，故全切肿瘤并不损伤其周围组织，难度较大。开颅时建议患者取仰卧位，头向健侧旋转 $30° \sim 50°$，颈部拉伸并稍向下垂，使颧突处于最高点，头架固定。因需要牵拉岛盖以暴露岛叶的边界（即环岛沟），所以建议行额颞包含外侧裂的较大去骨瓣开颅。磨除蝶骨嵴，全程显露侧裂。术中不要急于切除肿瘤，可分离外侧裂至颈动脉池释放脑脊液，待脑组织张力降低后继续分开外侧裂垂直段。尽可能保护好侧裂静脉及其较大分支。若肿瘤较大，也可先切除部分肿瘤，减压后继续分离外侧裂。对于侵及额颞叶的巨大岛叶胶质瘤，可切除额叶或颞叶的岛盖组织，增加肿瘤的显露程度。

术中应耐心细致地分离保护大脑中动脉及其大量分支，尤其是被肿瘤包裹的、较细的分支。尽早显露大脑中动脉 M1 段，并辨识从其上发出的豆纹动脉（LLAs），是保护这一重要血管，并判定肿瘤内侧边界的一个有效方法，也是岛叶肿瘤手术最关键的技术之一。岛叶的血供来自大脑中动脉 M2 段的分支，其中较短、较细的分支应主动电灼后切断，以防在切除肿瘤的过程中这些血管被动从大脑中动脉主干撕脱，造成严重后果；而较长、较粗的血管则应尽量保护，因其可能供应放射冠和皮质脊髓束。肿瘤切除后，M2、M3 段常常出现血管痉挛，可在术中应用罂粟碱或温盐水浸泡解痉。

几个特征有助于确定肿瘤边界。例如，环岛沟底部即为肿瘤的最深界面，豆纹动脉最外侧分支可以作为肿瘤内界的标记。此外，穿支血管的方向也能够提供线索，因为平行于手术床走行的血管可能是豆纹动脉穿支血管。还应准确了解肿瘤颜色、质地和组织结构变化，遇到组织颜色变为淡灰色时，说明已经达到基底节灰质结构，应停止继续切除。术中超声和 MRI 也有助于判定病变的边界，而术中利用超声吸引器（CUSA）装置可显著提高肿瘤切除效率。

三、丘脑胶质瘤

发生于丘脑的胶质瘤，大多数为恶性级别较低的星形细胞瘤，患者除有对侧肢体感觉异常（如自发性灼痛）外，通常无肢体运动功能障碍，颅内压增高可能是最突出的临床表现，诊断主要依据 CT 或 MRI 检查。肿瘤挤压室间孔引起梗阻性脑积水，出现颅内压增高症状和体征时为手术适应证。

近年来随着影像学检查、术中定位及治疗技术的提高，丘脑胶质瘤的手术死亡率明显下降，关于手术策略及技巧进行探讨的文章也有所增多。

根据术前 MRI 检查，了解肿瘤的具体位置、生长方向、与周围结构的关系从而选择合适的手术入颅是减少脑组织损伤及术后并发症的前提。若肿瘤向上方生长，突入侧脑室额角，可使用经胼胝体前部或经侧脑室额角入路；如肿瘤向丘脑内后侧和后上部生长，可使用顶枕叶皮质造瘘（三角区入路）或经后纵裂入颅。如肿瘤向内侧生长突入第三脑室，可使用经胼胝体—穹隆间入路或胼胝体—侧脑室入路；如肿瘤向丘脑外侧生长，可使用经侧裂—岛叶入路或经颞叶皮质造瘘入路：如肿瘤向脑干生长，可使用颞下入颅或颞顶皮质交界区入颅。

切除肿瘤时宜从肿瘤中心开始分块切除，待肿瘤体积缩小后再分离其周边。可利用术中 B 超及电生理监测辅助下逐渐向周边切除，避免损伤重要功能区。经胼胝体入路时应注意：

（1）患者仰卧位，头部抬高 20°，显微镜前倾 20°，应于冠状缝前 2cm 向两耳连线垂直方向分离纵裂抵达胼胝体体部。胼胝体切口控制在 2cm 以内，以免产生失联合综合征。

（2）注意保护胼周动脉、纵裂区较粗大的静脉、脑室壁上的静脉系统及大脑内静脉等，以免造成严重并发症。

（3）分离穹隆进入第三脑室时要沿中线进入，于室间孔上方分离穹隆间腔。少数患者缺失此腔隙，也应严格沿中线分离，以免损伤一侧或双侧穹隆产生记忆力障碍。必要时可行一侧透明隔造瘘，寻找到室间孔及隔静脉，然后继续在室间孔上方分离两侧穹隆体，通常采用钝性分离，不用电凝，防止热传导损伤。

（4）进入第三脑室后，切断中间块，置入 0.5cm 宽的脑板，轻轻牵开一侧丘脑、穹隆、透明隔及胼胝体，即可显露突入第三脑室的肿瘤。丘纹静脉为丘脑的腹外侧解剖标志，术中应注意辨识并保护。对于突入第三脑室内的肿瘤，务必分块全切除，显露中脑导水管上口，以打通侧脑室循环通路。若肿瘤与脑干、下丘脑等边界不清，切勿强行切除，以免造成昏迷、偏瘫等严重并发症。

在脑室内切除肿瘤时应注意用棉片将脑室系统与肿瘤术区分隔开，以防止或减少血液及肿瘤细胞进入脑室。电灼术野内的脉络丛有利于减少术后脑脊液分泌，降低颅内压。如有条件，尽量于术中打开透明隔，切除肿瘤后常规放置脑室外引流，并密切观察引流情况及术后 CT 变化，确认颅内压平稳后方可拔除外引流管，此过程可能需 1~2 周甚至更长。有条件者可行术后颅内压监测。若出现颅内压持续增高，引流效果不明显，可行去骨瓣减压术。若术后存在脑积水，应尽早行脑室—腹腔分流术。

四、边缘系统胶质瘤

边缘系统是由古皮质、旧皮质演化成的大脑组织以及和这些组织有密切联系的神经结构和核团的总称。边缘系统由边缘叶和相关的皮质及皮质下结构构成。边缘叶是指大脑半球内侧面，与脑干连接部和胼胝体旁的环周结构，它由隔区（胼胝体下区和终板旁回）、扣带回、海马旁回、海马结构（海马＋齿状回）、内嗅区、钩回等组成。由于边缘叶在结构和功能上与大脑皮质的岛叶、颞极、眶回等，以及皮质下的杏仁核、隔区、穹隆、穹隆柱、乳头体、下丘脑、丘脑前核、背侧丘脑的前核及中脑被盖的一些结构等，是密切相关的，于是有人把边缘叶连同这些结构统称为边缘系统。上述结构通过帕帕兹环路（Papez 环路）相互联系，并与其他脑结构（新皮质、丘脑、脑干）有广泛联系。边缘系统的功能比较复杂，它与内脏活动、情绪反应、记忆活动等有关。

发生于边缘系统的肿瘤与原始皮质有一定亲和性，极少侵犯邻近的新皮质区（包括壳核、屏核、内囊、苍白球等），癫痫发作可能是唯一的临床表现。边缘系统胶质瘤多属于良性。可根据病变位置选择单额开颅经胼胝体入路或经翼点开颅经外侧裂池切除肿瘤，术前有癫痫症状者 84% 术后不再发作。

五、胼胝体（透明隔）胶质瘤

多数为少突胶质细胞瘤，其次是星形细胞瘤，少数可能是中枢神经细胞瘤，后者常局限于透明隔。肿瘤向两侧额叶延伸时，临床表现为认知能力下降、迟钝或人格改变；主要位于透明隔者晚期表现为颅内压增高。

发生于胼胝体的少突和星形细胞瘤通常无明确界限，CT 或 MRI 扫描多数没有影像学增强，很难做到全切除肿瘤。颅内压增高症状显著者，可行右侧或占位效应显著侧额叶切除，同时剪开大脑镰以便充分解压。

透明隔肿瘤适宜首选手术治疗，可选择：

（1）开放手术。旁中线额后开颅，沿大脑纵裂深入，抵大脑镰游离缘处可见局部隆起的胼胝体或肿瘤，由两侧胼周动脉之间切开胼胝体，沿肿瘤边界分离，肿瘤体积较大时边分离边行碎块切除；进入侧脑室后肿瘤大部分已松动，需特别小心与穹隆柱之间尚有粘连，分离时切忌损伤室间孔后缘及其附近的血管，必要时首先剔除肿瘤大块，取得开阔视野后锐性分离残余的部分。

（2）神经内镜下手术。体积较小且局限于透明隔（与胼胝体关系不密切）的肿瘤可采用内镜手术，通常于右侧额后中线旁 2~4cm 处钻颅，将硬质多功能镜引入侧脑室内进行操作，优点是手术创伤小。

六、松果体区胶质瘤

此区常见的肿瘤除胶质瘤外，还有生殖细胞瘤、松果体细胞瘤、畸胎瘤、胆脂瘤、镰旁或幕切迹脑膜瘤等，术前应注意分辨。松果体区肿瘤向前压迫中脑导水管引起梗阻性脑积水，压迫中脑背盖引起上视不能，向两旁压迫内侧膝状体导致听力下降或失聪，向下压迫小脑上蚓部出现眼震、肢体共济运动障碍等神经系统症状和体征，称作 Paranoid 综合征。

由于肿瘤部位深在、周围解剖关系复杂，开放手术的死亡率和并发症率很高，显微外科技术问世以前，手术切除成功的报道为数不多。即使在显微外科技术高度发达的今天，仍需要由技术熟练者操作。生殖细胞瘤对放疗和化疗高度敏感，多数能够通过 CT 和 MRI 检查明确诊断，一般不再需要借助开放手术的干预；胶质瘤、松果体细胞瘤、血管网织细胞瘤、脑膜瘤以及某些恶性畸胎瘤，体积较小者首选立体定向放射手术治疗。如果已经出现了梗阻性脑积水，可于脑脊液分流术后实施放射治疗。

松果体区肿瘤手术的入颅主要有幕上枕叶下入颅和幕下小脑上入颅，二者的共同特点是，避免探查一开始便遭遇肿瘤前上方的神经、血管结构，手术全程无需损毁正常脑组织。

（1）幕上枕叶下入颅。患者取侧俯卧位，枕部开颅，电凝切断通往横窦的桥静脉，沿小脑幕抬起枕叶底面近中线处，向前探查游离缘，可剪开小脑幕以扩大暴露。切开前方的蛛网膜即进入大脑大静脉池，显露松果体、四叠体及肿瘤。若颅内压较高，也可由腰椎穿刺或侧脑室三角区穿刺放液，待颅内压降低后，进行上述操作。

（2）幕下小脑上入颅。患者取坐位，颅后窝中线开颅，释放脑脊液后，借助重力的作用即可使小脑与天幕之间形成间隙，由此抵达四叠体区切除肿瘤几乎没有任何阻拦。

（3）经胼胝体入颅。额后旁中线开颅，沿纵裂深入，于两侧胼周动脉之间纵向切开胼胝体，经透明隔间腔和两侧穹隆柱之间到第三脑室，或由透明隔间腔造瘘进入侧脑室。此种手术入颅适合处理小儿胶质瘤或其他主要凸向第三脑室的肿瘤。

总之，胶质瘤手术的并发症主要表现为偏瘫或单瘫、各类失语、视野缺损、癫痫发作以及认识能力或意识障碍等神经系统功能缺陷。术前根据影像学检查全面评估病变的位置、大小及与周围结构的关系，制订适当的手术入路及策略，术中采用各类定位、神经导航、监测手段，娴熟的微创神经外科技术等均有助于减少上述并发症的发生。

术中操作应注意：①充分利用自然间隙接近病变，减少或避免牵拉正常脑组织。②在显微镜下尽量锐性分离组织，尽量提高手术指向的精确度。③注意保护各类血管，尤其是较大动脉及关键引流静脉。术后密切观察病情变化，常规行头部 CT 检查可尽早发现出血、血肿、水肿、脑积水和脑梗死等情况，以利于及时采取相应措施。

第八章

脑膜瘤手术

第一节　不同部位脑膜瘤手术方法

颅内脑膜瘤起源于颅内蛛网膜细胞，在颅内肿瘤中，发生率仅次于胶质瘤，为颅内良性肿瘤最常见者，占颅内肿瘤的 15% ~ 24%。脑膜瘤生长缓慢，绝大部分为膨胀性生长，肿瘤常为球状，有包膜，附着于硬脑膜，压迫脑组织，但容易和软脑膜分离。极少部分为片状脑膜瘤，常起源于蝶骨大翼。颅内脑膜瘤分布：大脑凸面脑膜瘤学占 35%，矢状窦旁脑膜瘤学 20%，蝶骨嵴脑膜瘤学 20%，脑室内脑膜瘤学 5%，鞍结节脑膜瘤 5% ~ 10%，幕下脑膜瘤学 10%，其他学 4%。目前完全手术切除是治愈脑膜瘤的唯一方法，切除的程度越高，复发的可能性越低。1957 年，Sinpson 将脑膜瘤的切除范围分为 5 级，用来预计肿瘤的复发（表 8-1）。影响肿瘤术后复发的因素包括肿瘤的位置、肿瘤的形态以及肿瘤的病理特点，位于海绵窦、蝶骨大翼以及矢状窦旁的肿瘤复发率较高，其中蝶骨大翼脑膜瘤的复发率可以高达 20%，分叶状或蘑菇状肿瘤较球状肿瘤复发率高，肿瘤组织血管内皮生长因子（VEGF）表达高的复发率较高。

表 8-1　脑膜瘤切除 Sinpson 分级法

级别	切除程度
I	手术显微镜下完全切除肿瘤、肿瘤累及的硬脑膜和颅骨（包括受侵犯的硬脑膜窦）
II	手术显微镜下完全切除肿瘤，电凝或激光处理肿瘤附着的硬脑膜
III	手术显微镜下完全切除肿瘤，受累及的硬脑膜及硬脑膜外病变（增生颅骨）未处理
IV	肿瘤部分切除伴有硬脑膜残留
V	肿瘤单纯活检

脑膜瘤的影像学检查中，头部 CT 主要用于提供肿瘤和邻近颅骨的关系，包括是否存在颅骨的增生或者吸收。如果肿瘤累及颅骨，大多数表现为颅骨的增生，薄层颅骨 CT 扫描及颅骨和血管三维重建不仅可以提供更为详细的骨质变化细节，还可以显示肿瘤的血供，以及和周围血管的关系。

MRI 可以提供关于肿瘤质地或血供的更多细节，T_2 高信号意味着肿瘤含水量较多，提示肿瘤为脑膜上皮型、血管型或侵袭性脑膜瘤。血管造影仅用于肿瘤切除前的供血动脉栓塞，磁共振波谱分析可能对评估肿瘤的性质有一定的作用。

血管造影可用于术前评估肿瘤的血供以及脑膜瘤和周围血管的关系，但随着 CTA 和 MRA 的广泛应用，目前脑血管造影一般仅用于血供丰富的脑膜瘤的术前血管栓塞，但是术前栓塞对手术没有很大的益处，且有引起脑梗死和伤口难以愈合的危险。

一、大脑凸面脑膜瘤

大脑凸面脑膜瘤占所有颅内脑膜瘤的 35%，其主要特征是位于大脑半球凸面，不累及颅底硬脑膜，一般不累及静脉窦。根据肿瘤的部位可分为冠状缝前、冠状缝区、冠状缝后、中线旁区，顶部、颞部和枕部脑膜瘤。由于肿瘤生长缓慢，所以出现症状时肿瘤体积一般较大。大脑凸面脑膜瘤手术中应主要把握以下几个方面：

（1）开颅的骨窗应该完全暴露肿瘤基底附着的硬脑膜并且暴露其周围的正常硬脑膜。

（2）硬脑膜应围绕肿瘤周围 2cm 的范围切开。

（3）在显微镜下手术，分离肿瘤包膜和大脑皮质时，应注意保留完整的蛛网膜界面。

（4）肿瘤周围的引流静脉及下方的皮质血管应尽量保留。

（5）对于体积大、和周围组织粘连严重的肿瘤，应先行包膜内分块切除，再分离肿瘤包膜并全切肿瘤。

（6）术后脱水治疗脑水肿，术后注意观察有无脑出血，必要时 CT 扫描头部明确情况。

（7）术后发生颅内感染时，在抗感染治疗的同时，行脑脊液引流。

二、矢状窦旁脑膜瘤

矢状窦旁脑膜瘤约占颅内脑膜瘤的 20%，Cushing 将窦旁和大脑镰旁脑膜瘤进行了分别的定义。矢状窦旁脑膜瘤为肿瘤填充矢状窦旁角，在肿瘤与矢状窦之间没有脑组织，而有其他学者将窦旁和镰旁脑膜瘤归为一类，合称为窦镰旁脑膜瘤。矢状窦旁脑膜瘤常见的症状有癫痫、头痛、单瘫以及精神症状。

手术注意事项：

（1）开颅过程中骨膜瓣应单独游离，注意不要损伤上矢状窦。

（2）将肿瘤包膜从皮质分离时应注意保护皮质表面的血管，尤其是静脉。

（3）由于大的矢状窦旁脑膜瘤会有颈外及颈内动脉系统双重供血，因此，应尽量先断掉肿瘤的颈外动脉供血血管，包括从窦壁上切除肿瘤的附着，否则进行瘤内分块切除会引起大量失血。

（4）注意保护重要的引流静脉尤其是中央静脉。

（5）术中尽量减少对脑组织的牵拉。

对于术中发现肿瘤长入矢状窦侧壁，而窦没有完全阻塞的情况，可以有 3 个选择：

（1）如果肿瘤位于矢状窦前 1/3，可以结扎上矢状窦，但有可能出现静脉回流障碍，导致静脉性脑梗死。

（2）不强求切除附着于窦壁的肿瘤，可仅作电凝处理。

（3）切除窦壁及附着的肿瘤，然后修补矢状窦。

在窦镰旁脑膜瘤手术中，恰当地处理受累的矢状窦是最为重要的。如果矢状窦 1~2 个壁被累及，可以选择切除窦壁和肿瘤并进行重建。但如果切除矢状窦并采用静脉进行吻合，则很有可能出现静脉窦的阻塞。因此，对于后 1/3 和中 1/3 后半部分的上矢状窦，应慎重选择切除矢状窦的方法。因此，对于处理矢状窦的选择方法，应综合考虑以下几个方面的因素：患者的年龄和症状，窦的通畅程度，肿瘤的位置，皮质静脉侧支的情况。对于完全阻塞的矢状窦，也不必进行切除手术，因为对侧大脑半球回流静脉可能受到伤害。手术中最重要的是保护好皮质静脉的侧支循环。

三、大脑镰脑膜瘤

大脑镰脑膜瘤起源于大脑镰，肿瘤被其上的脑皮质覆盖，不累及上矢状窦。以冠状缝和人字缝为界，根据肿瘤起源的位置，可将肿瘤分为前、中、后 3 种类型。

手术要点：

（1）显微镜下暴露大脑纵裂。

（2）对于单侧的肿瘤，应首先从大脑镰切断肿瘤基底及血供。

（3）对于大的肿瘤，应先进行瘤内切除减压，再分离包膜。

（4）沿肿瘤包膜分离过程中注意保护皮质脑组织和胼胝体周围的动脉。

四、脑室内脑膜瘤

侧脑室内脑膜瘤占颅内肿瘤的 1%，起源于侧脑室内脉络丛和脉络膜组织内的蛛网膜细胞。90% 的侧脑室脑膜瘤位于侧脑室三角区内，血供主要为脉络膜前动脉，在一些大的肿瘤，脉络膜后动脉也参与供血。

手术可以选择的入路有很多种。包括颞中回切开、旁中央小叶后部切开和颞顶叶外侧切开。由于经皮质入路都需要切开皮质组织，增加了术后发生癫痫和皮质功能受损的可能性，Kempe 提出经中线切开胼胝体切除侧脑室肿瘤，此入路经过改良，只需要轻微的皮质牵拉。但是该入路不能用于有右侧同向偏盲的患者，因为胼胝体压部切开会导致失读症。因此，对于此类患者以及肿瘤巨大的患者，可采用经颞中回或顶枕部旁中央后部皮质切开。肿瘤巨大时，应分块切除。

五、小脑幕脑膜瘤

小脑幕脑膜瘤包括起源于小脑膜游离缘、沿横窦以及镰幕交界处的脑膜瘤。由于肿瘤位置深在，而且毗邻脑干、脑神经、颞叶、动脉血管以及静脉窦，手术的主要困难是采用合适的入路达到肿瘤部位。

尽管小脑幕缘脑膜瘤和岩斜区脑膜瘤在影像学上表现类似，但是在和周围结构的解剖关系上相差很大，因此，两者的手术难度和预后也不同。岩斜区脑膜瘤起源于三叉神经内侧，通常和脑干之间只有一层蛛网膜，二者常有粘连，全切困难。小脑幕脑膜瘤起源于小脑幕缘，是脚间池和环池的交汇处，随着肿瘤的生长，肿瘤将多层蛛网膜推向前方，这使得在肿瘤和脑干、脑神经之间有清楚的界限，手术风险相对较小。

术前通过血管造影或者 MRA 了解血管尤其是静脉系统的解剖结构，对于手术是非常重要的。主要包括直窦、窦汇、双侧的横窦和乙状窦。另外要了解颞叶的静脉引流，包括 Labbé 静脉和颞底静脉，并确定这些静脉和岩上窦、小脑幕和乙状窦的关系。

当肿瘤累及小脑幕缘的内侧和前部时，可以通过颧弓颅中窝入路切除位于岩骨尖区和生长至中脑附近的肿瘤。该入路比传统的颞下入路可以更多向下接近颅中窝底，从而减少对颞叶的牵拉。该入路结合岩骨前部切除可处理向后延伸到脑桥外侧的肿瘤。对于位于小脑幕缘中后部并累及岩斜区至中脑附近的肿瘤，可采用经岩骨入路。位于大脑镰小脑幕交界区主要位于幕下的肿瘤，可以采用幕下小脑上入路。位于小脑幕向上延伸到枕叶、向下延伸到小脑半球的肿瘤，可采用跨横窦小脑幕上下入路。

六、嗅沟脑膜瘤

嗅沟脑膜瘤生长缓慢，随着肿瘤生长，逐渐压迫额叶脑组织。由于额底脑组织缺乏重要功能区，肿瘤在发现时体积会较大。头部 MRI 可以清晰地显示肿瘤的轮廓，瘤周水肿以及肿瘤和筛窦、蝶窦以及鼻腔的关系，还可以确认大脑前动脉和肿瘤后界的关系。CT 可以显示肿瘤钙化和前颅底骨质变化的情况，CTA 可以显示肿瘤和周围动脉血管的关系。嗅沟脑膜瘤的主要血供为筛前动脉，一般无法进行超选择性术前栓塞。肿瘤可破坏前颅底进入鼻腔，对于颅外部分的肿瘤最好和颅内部分一起一期切除，切除肿瘤过程中应遵循先瘤内减压再切除包膜的过程，并要注意保护大脑前动脉和前交通动脉及其分支。如果术中打开蝶窦或者进入鼻腔，应完全去除蝶窦黏膜并用脂肪填充蝶窦腔。颅底重建非常重要，可以用骨膜瓣平铺于前颅底防止脑脊液漏。肿瘤术后复发常常是由于没有切除被肿瘤侵蚀的硬脑膜和前颅底骨质，因此术中应尽可能多地切除受累组织，但是颅底缺损的重建需要很好的技术。

对于嗅沟脑膜瘤的手术入路可分为两类，一类是经幕上开颅手术，第二类是经鼻手术。前者可通过单侧的翼点入路或额下入路，另外，经双额部的眶上入路可以更为接近前颅底，减少脑组织的牵拉，而且可以提供更大的空间进行手术操作并彻底切除受累的硬脑膜并修补颅前窝底，但是眶上入路经常会打开发达的额窦，如果处理不当，可能会造成术后的脑脊液鼻漏。

幕上手术还可以采用经一侧翼点入路，主要用于处理偏于一侧的较小的肿瘤。

经鼻神经内镜下手术主要用于破坏前颅底并主要向鼻腔内生长的肿瘤，术前患者嗅觉已经丧失，该入路的优点是尽早处理肿瘤供血动脉，减少术中出血，并对脑组织无牵拉，可以同时切除受累的硬脑膜和颅骨，但对于颅底修补技术要求很高。

由于嗅沟脑膜瘤的位置和生长特点，术后出现脑脊液漏的概率高于其他颅底脑膜瘤，因此需要术中严密修补颅底缺损，一般可采用自体组织的多层修补技术，如脂肪、阔筋膜、额骨骨膜等，术后如出现少量脑脊液漏，可采用腰大池置管持续引流。

七、蝶骨嵴和床突脑膜瘤

根据肿瘤基底的位置，可以把这类脑膜瘤分为蝶骨嵴外侧、内侧以及床突部脑膜瘤。片状脑膜瘤也常发生于蝶骨嵴，其特点为蝶骨嵴显著的骨质增生和肿瘤弥漫性侵袭性生长。由于肿瘤侵犯颅底的圆孔、卵圆孔，导致突眼或者脑神经受损症状，这类肿瘤的手术要求完全切除蝶骨大翼、前床突以及眼眶上壁、外侧壁，并且切除受累的硬脑膜。

外侧型脑膜瘤可以在硬脑膜外磨除蝶骨大翼后切除，这样也可以切断肿瘤的血供。对于起源于中1/3的肿瘤也可以通过这种方式切除。如果肿瘤累及眼眶和眶上裂并向海绵窦生长，则采用额眶颧入路更为理想。

内侧床突型肿瘤，其解剖关系非常复杂，手术并发症和死亡率更高。根据肿瘤的起源和切除的难易程度将内侧床突脑膜瘤分为3个类型：

Ⅰ型起源于颈内动脉，从海绵窦的下内侧钻出进入硬脑膜下，位于前床突内侧，有1～2mm的颈内动脉缺乏蛛网膜的覆盖，然后颈内动脉进入颈内动脉池并被蛛网膜包裹。如果脑膜瘤起源于前床突下方附近，肿瘤会包裹颈内动脉，直接和动脉外膜粘连，之间没有蛛网膜。随着肿瘤的生长，这种粘连蔓延至颈内动脉分叉部和大脑中动脉，并将蛛网膜向前推挤。这种解剖结构使术者很难将肿瘤从动脉分离下来。

Ⅱ型起源于前床突上部或者外侧，在颈内动脉的上方。随着肿瘤的生长，颈动脉池和侧裂池的蛛网膜将肿瘤和颈内动脉外膜隔开，这个蛛网膜平面允许将肿瘤从动脉上分离。在Ⅰ型和Ⅱ型中，视交叉和视神经被包裹于视交叉池的蛛网膜内，也可以将肿瘤从上述结构分离下来。

Ⅲ型起源于视神经孔并延伸入视神经管内，由于早期压迫视神经导致视力下降，因此这类肿瘤在发现时体积较小。由于邻近颈动脉池，肿瘤和颈内动脉之间存在蛛网膜，但是肿瘤和视神经之间可能没有蛛网膜的存在。对于床突脑膜瘤，可以采用额眶颧入路，该入路可以减少对脑组织的牵拉，术中可以从多个间隙切除肿瘤，而且可以处理进入海绵窦的肿瘤。

这个部位的肿瘤尤其是蝶骨嵴内侧型和前床突脑膜瘤，与眶上裂、海绵窦、圆孔、卵圆孔等结构关系密切，尤其是在肿瘤较大、累及范围较广的情况下。因此手术中特别要注意保护脑神经和颈内动脉及其分支，术后常见的相关并发症包括视力下降、眼球运动障碍、突眼以及面部感觉障碍。术前严格评估神经功能，术中使用多模态影像融合神经导航以及神经电生理监测技术可以帮助术者判断肿瘤切除范围和减少相关血管、神经的损伤。如果肿瘤和重要结构粘连紧密，难以分离，则不强求肿瘤全切，术后可给予立体定向放射治疗。如果肿瘤累及颅骨，术中切除颅骨范围大，应严密缝合硬脑膜，术后应注意引流，避免头皮下积液的发生。

八、鞍结节脑膜瘤

鞍结节脑膜瘤占颅内脑膜瘤的5%～10%，发病年龄在40岁左右，患者中女性是男性人数的3倍。其典型的表现为视交叉综合征：蝶鞍正常，原发性视神经萎缩伴双颞侧视野缺损。大部分视力下降为隐匿性，约2/3的患者起病时主诉为一只眼睛视力下降。肿瘤常深入一侧或双侧视神经管，10%的患者存在精神症状。

手术入路为经眶上入路，有利于减少脑组织牵拉和早期控制供血动脉。该肿瘤常将视神经向外向后推挤，使视神经位于颈内动脉的上方和外侧。如果肿瘤完全包裹或者将视神经推挤成难以辨认的片状结构，术中则很难辨认视神经。由于在肿瘤和视神经之间存在蛛网膜，在进行包膜内分块切除后，可将肿瘤缓慢地从视神经上剥掉。术中应注意保护视神经和视交叉的供血血管。如果肿瘤深入视神经管，应该用高速金刚砂磨钻磨除前床突、视神经管和眶上裂的顶部，在切除视神经周围肿瘤时，术者应注意保护眼动脉和视网膜中央动脉。采用经鼻神经内镜入路也可切除该部位的肿瘤，但是对于肿瘤向两侧生长或者包裹颈内动脉的情况，其安全性还不肯定。

九、海绵窦脑膜瘤

海绵窦脑膜瘤或者起源于海绵窦，或者为床突、蝶骨嵴、鞍结节、蝶岩斜区脑膜瘤累及海绵窦。术前通过磁共振或者脑血管造影检查应对颈内动脉及分支血管的走行以及和肿瘤的关系仔细研究。手术入路为经额眶颧入路。在切开海绵窦之前应控制颈内动脉的近端和远端。进入海绵窦可以通过内侧或外侧三角。应先切开视神经鞘的硬脑膜，然后切开远环，接着向后切开动眼神经三角，打开近环，就可以进入海绵窦的前部和上部。切开远环和近环后，可以将颈内动脉向外侧移位，这样就可以切除海绵窦内颈内动脉内侧的肿瘤。从外侧进入海绵窦可以通过抬起海绵窦外侧壁的远环。通过分离动眼神经、滑车神经和眼神经可以定位颈内动脉。展神经走行于颈内动脉的外侧，其走行常平行于眼神经。在切除海绵窦内肿瘤的过程中，可以发现肿瘤和颈内动脉之间的间隙，由于肿瘤填充海绵窦，在切除的初期，静脉性出血较少，随着肿瘤切除，静脉丛受压得到缓解，海绵窦内静脉性出血会越来越多，可以通过填塞吸收性明胶海绵止血。

海绵窦脑膜瘤手术的主要并发症是脑神经受损，可以达到 20%，因此，术中神经电生理监测需要常规应用，不要求勉强全切肿瘤，术中及术后的脑血管意外发生率不高，但术中出现颈内动脉受损可能是致命性的。因此，对于较小的肿瘤某些外科医师会选择放射治疗。

十、桥小脑角区脑膜瘤

桥小脑角区脑膜瘤常见症状有头痛、小脑半球受压症状以及脑神经受损的表现，如听力丧失、面部麻木或疼痛、面瘫或者面肌痉挛。

脑膜瘤和脑神经的关系通常比较恒定，滑车神经通常位于肿瘤的上外侧，三叉神经在滑车神经的上外侧、肿瘤的上前侧，展神经在肿瘤的前部，而面听神经位于肿瘤的前部，后组脑神经位于肿瘤的下方。

手术通常采用乙状窦后入路，但通常需要暴露乙状窦前的硬脑膜以便于在手术中将乙状窦向外侧牵拉减少其对视野的遮挡。手术需要逐渐电凝并切断肿瘤的基底以减少肿瘤血供，在这个过程中，需要注意保护脑神经。如果肿瘤过大，则应该先瘤内切除，再仔细分离肿瘤包膜和脑神经，脑干以及小脑上、小脑前下动脉。肿瘤切除后，其在硬脑膜的附着处应该进行电凝处理，并去除增生的骨质，去除骨质的时候，注意不能损伤内耳结构。术中如咬开或磨开乳突气房时，要用骨蜡封闭，以免术后出现脑脊液耳漏。术后出现脑脊液耳漏时，如漏液量不大，可通过降颅压、手术侧乳突处加压包扎等观察保守治疗。漏液量大时，应及时手术修补。

十一、小脑幕脑膜瘤

（一）分类

根据附着部位不同，小脑幕脑膜瘤可分为 3 型。

1. 内侧型

与小脑幕游离缘粘连，与枕叶、中脑、大脑后动脉、小脑上动脉、动眼神经、滑车神经毗邻，有时也长到直窦和大脑大静脉附近。对于肿瘤主要向幕上生长者，采用枕部纵裂或枕下入路（Poppen 或 Poppen 改良入路）。如偏侧方累及岩骨尖部或生长于后侧方可经颞下入路、颞枕入路切除，对于跨幕或幕下肿瘤，可采用联合入路、枕叶入路或枕下入路。

2. 外侧型

肿瘤位于幕上后外侧与岩骨后之间的小脑幕区，肿瘤可向 CPA 区或横窦乙状窦的移行部生长。如果肿瘤位于幕上，选用枕叶入路，如果肿瘤主体在颅后窝，采用枕下入路或枕部枕下联合入路，如肿瘤累及幕上幕下，则采用联合入路。

3. 镰幕型

肿瘤位于小脑幕内侧至直窦及窦汇的延续区，可累及幕下或向对侧发展，也可向前挤压脑干，造成颅内压增高及脑干损害。根据肿瘤大小，可采用单侧或双侧枕叶入路，对于巨大型肿瘤，可采用双侧枕叶一枕下联合入路。

（二）手术入路

1. 颞枕开颅经颞下入路

适用于肿瘤主要位于小脑幕上者。

注意事项：骨窗下缘应低至颅中窝或小脑幕水平，肿瘤暴露过程中要注意 Labbé 静脉的保护，避免过度牵拉颞叶造成 Labbé 静脉根部撕裂出血。先离断肿瘤小脑幕基底部，必要时将肿瘤侵蚀的小脑幕一并切除。对横窦的处理应小心，因大部分横窦生长的小脑幕脑膜瘤，横窦并非完全闭塞，所以不能盲目切除，否则有可能造成血管损伤。

2. 顶枕部入路

适用于第三脑室后脑膜瘤。

注意事项：手术开颅过程中应注意对横窦的处理，同时注意保护 Labbé 静脉，切除肿瘤的过程中，对深部静脉系统的走行需思路清楚，避免出现大脑大静脉损伤等致命性事件。

3. 乙状窦后入路

手术入路 CPA 口上下缘的确定，需根据肿瘤的高度来确定，以达到充分暴露肿瘤的目的。

开颅过程中需处理好横窦及乙状窦。尤其是针对肿瘤位于小脑幕上下的，在处理肿瘤与小脑幕基底的过程中，需注意局部解剖，保护大脑后动脉、基底动脉及其分支、动眼神经、三叉神经、滑车神经、面神经、听神经等。

十二、岩斜区脑膜瘤

（一）分类

岩斜区脑膜瘤是颅后窝脑膜瘤中手术难度最大、术后出现并发症概率最高的肿瘤。头痛是本病的常见症状，常以颈部和枕部疼痛为主。颅内压增高多不明显。神经系统损害症状根据肿瘤的发生部位、生长方向不同而有所不同。根据肿瘤累及的部位可将肿瘤分为 3 型。

1. 斜坡型

肿瘤累及中上 2/3 斜坡区，将脑干向后移位，主要表现双侧展神经、滑车神经麻痹和双侧锥体束征，无颅内压增高。

2. 岩斜型

累及上中 2/3 斜坡，并位于三叉神经内侧，肿瘤的主体比斜坡脑膜瘤偏外侧，沿蝶骨枕骨的软骨缝排列，并将脑干及基底动脉向肿瘤对侧推挤，主要表现为一侧第 V ～第 X 对脑神经损害，同侧小脑体征及颅内压增高。

3. 蝶岩斜型

和岩斜型脑膜瘤相似，但是向前侵入海绵窦侧壁及蝶骨嵴的内侧，主要表现为一侧第 Ⅲ ～第 Ⅺ 对脑神经损害，对侧锥体束征，颅内压增高及智力减退。

（二）手术入路

岩斜区脑膜瘤通常包含幕上及幕下部分，因此手术的原则是采用侧方入路减少对脑组织的牵拉，避免损伤静脉，通过磨除岩骨切开小脑幕将幕上和幕下沟通。颞下入路是该部位肿瘤手术的基本入路，在此基础上可以进一步发展，结合对小脑幕的处理，如经小脑幕入路、磨除颞骨岩部前内侧骨质，经小脑幕岩前入路和岩骨后外侧骨质磨除（如乙状窦前入路）。

1. 幕上下经岩骨乙状窦前入路

（1）患者侧卧位，头顶部稍低，使颞骨岩部基底部位于手术最高点，头架固定。

（2）切口位于耳上部分，不必过高，便于颞叶牵拉即可。

（3）术前可行腰椎穿刺置管，切开硬脑膜后打开引流管，如术前有脑积水，术中颅内压较高，不利于颞叶抬起，也可行脑室穿刺放液。

（4）抬起颞叶的过程中，注意保护引流静脉，特别是大脑下吻合静脉。

（5）小脑幕切开的过程中，保护滑车神经，滑车神经紧贴小脑幕缘向前进入海绵窦。

（6）颞叶牵拉应轻柔，避免脑挫伤。

2. 枕下乙状窦后入路

对横窦、乙状窦的保护是手术入路的关键，分离局部神经、血管，减少对脑干的牵拉是切除肿瘤的精髓。

3. 远外侧入路

（1）手术对中线结构的判断非常重要，既能减少局部出血，又方便术后缝合，减少伤口裂开、术后局部软组织疼痛的机会。

（2）辨认并保留局部神经、血管仍然是肿瘤切除过程中的关键。

4. 颞顶直切口颞下颅中窝底入路

适用于肿瘤基底下界不低于双侧内听道连线，基底的上界不超过斜坡上缘，肿瘤的最高界不高于鞍背上缘1.5cm，外侧不超过内听道，向对侧发展不超过对侧内听道，前界位于前床突眶上裂，后界达小脑幕缘后2/3处的肿瘤。

十三、枕骨大孔区脑膜瘤

枕骨大孔区脑膜瘤占颅内脑膜瘤的2.5%。其中90%位于腹侧或者腹外侧。腹侧的肿瘤起源于下斜坡的基底沟，位于延髓的前方。该部位肿瘤的症状包括颈部疼痛、运动或感觉障碍、进行性痉挛性四肢瘫等。

该部位的手术难度主要取决于肿瘤和神经、血管以及脑干的关系，肿瘤包裹脑神经、椎动脉或者肿瘤和脑干之间的软膜界面消失都会造成肿瘤难以全切，另外还有复发肿瘤，肿瘤质地硬、向颅外生长等因素都是影响肿瘤全切的因素。

（1）对于后方或者侧方的肿瘤采用标准的枕下后正中入路即可切除。

（2）对于位于腹侧及腹外侧型的脑膜瘤，由于肿瘤和脑干、脑神经以及椎动脉关系密切，手术难度大，一般采用经远外侧入路。根据肿瘤生长方向，选择不同程度的 C_1 和 C_2 侧方磨除，将枕髁内侧缘少量磨除，如肿瘤位于腹侧且体积较小或骑跨椎动脉，则需扩大枕髁磨除范围至外侧1/3。在剪开硬脑膜时，需确认齿状韧带及肿瘤与椎动脉、后组脑神经的关系，保护这些重要结构。对于腹侧的肿瘤，椎动脉一般位于肿瘤的侧方，小脑下后动脉通常向背侧或内侧移位，或者埋在肿瘤中，前后脊髓动脉通常和肿瘤粘连。一半以上的肿瘤会包裹椎动脉的颅内段。肿瘤还可以将椎动脉向后方和侧方移位，但是在大部分情况下，由于肿瘤和动脉之间有蛛网膜间隙，可以通过仔细分离将肿瘤分离下来。

十四、颈静脉孔区脑膜瘤

起源于颈静脉孔区的脑膜瘤很少见，该部位的肿瘤可以压迫后组脑神经，侵蚀颞骨，或者造成颈静脉球的狭窄或者阻塞，主要临床表现为后组脑神经受损。

对于颈静脉孔区肿瘤应注意鉴别诊断，因为不同性质的病变术前准备和手术方式有很大的差别。需要鉴别的病变包括颈静脉球瘤和后组脑神经神经瘤。该部位脑膜瘤的手术入路主要由颈静脉球的通畅与否决定。主要入路包括颈静脉入路、颈静脉上入路以及颈静脉后入路。

第二节 手术并发症及其处理

一、脑干损伤

大型肿瘤往往和脑干关系紧密，术前磁共振可以提供一些有用的信息。T_2 MRI 显示和肿瘤粘连的脑干有明显的水肿，提示肿瘤已突破软膜生长，和脑干之间膜性界限消失。如在脑干和肿瘤间出现一圈低信号带，则提示肿瘤和脑干有一定的界限。术中应先行包膜内切除，待肿瘤张力下降后，仔细寻找肿瘤和脑干间的蛛网膜界面，分离肿瘤严格在蛛网膜界面操作，同时，注意保护蛛网膜上的血管。对于肿瘤和脑干粘连紧密、难以全切的情况，不强求全切肿瘤，可在脑干表面残留薄层肿瘤组织。

二、脑神经损伤

神经系统的损伤主要是脑神经功能障碍。根据肿瘤的不同累及范围，出现的神经功能障碍也不同。在神经损伤中，吞咽功能障碍最为严重，是引起术后吸入性肺炎的主要原因。枕骨大孔区脑膜瘤术后舌咽神经及迷走神经损伤是最常见的并发症，文献报道其发生率为30%～60%。其次为舌下神经损伤，其发生率为6%～33%。因此，在手术后拔除麻醉插管之前，应评估患者的口咽功能，防止出现误吸。其他的并发症还有共济失调、持续性的下肢轻瘫等。在术后早期阶段（1个月内），70%左右的长束征和小脑损伤症状可以逐渐恢复，而不到30%的脑神经损伤可以恢复。对于三叉神经受损导致角膜反射消失的患者，应注意对角膜的保护，必要时行眼睑缝合，等待神经功能的恢复，防止角膜溃疡的发生。术前应仔细评估脑神经受损状况，可以间接判断肿瘤的起源并对选择手术入路提供一定的帮助。术者应通过对肿瘤起源和生长方向的判断了解脑神经和肿瘤的关系，选择合适的手术入路。术中使用神经导航、神经电生理监测、术中磁共振等技术可以最大限度地帮助术者保护脑神经功能。术后出现脑神经损伤症状，应注意相关并发症的预防。

三、脑脊液漏

主要是由于手术开放乳突气房，用骨蜡封堵不够严密导致。修补脑脊液漏最好使用自体组织，如筋膜、脂肪、肌肉，术后如出现少量的脑脊液漏，可以采用腰大池置管引流脑脊液，但要注意预防颅内感染的发生。

四、血管损伤

脑膜瘤和受累及动脉的关系比较复杂，如推挤或包裹等。术前应行CTA或DSA结合MRI明确相关血管和肿瘤的关系，动脉血管一般和肿瘤之间存在膜性间隙，因此，术中仔细沿界面分离可以很好地保护血管。此外，不同部位的脑膜瘤术中血管损伤的概率不同，如枕骨大孔腹侧脑膜瘤，如为颅内外沟通性，则术中极易损伤颅外段椎动脉。质地硬、有钙化的肿瘤包裹动脉，术中动脉出血的可能性相对较大。对于动脉性出血，切忌盲目压迫止血，应在视野清楚的情况下明确出血点，给予准确止血。

岩静脉损伤导致的小脑肿胀、脑积水以及小脑梗死，岩静脉回流类型可能与术中静脉保留率有一定的关系。汇入岩上窦点位于内听道内侧的岩静脉术中保留难度较大，应仔细辨认和分离。如果术中切断岩静脉，术后应注意观察患者意识状况并及时复查，因小脑肿胀出现严重脑积水时，应行侧脑室外引流，出现小脑出血性梗死时，如面积较大、出血量多，应行颅后窝减压术并清除坏死组织。

五、皮下积液

导致皮下积液的主要原因是硬脑膜没有做到严密缝合，肌肉及皮下组织缝合不严密。对于术后出现的皮下积液，可在严格无菌条件下进行穿刺抽吸，然后加压包扎，如反复出现，可辅以腰大池置管引流。

第九章

小脑肿瘤手术

第一节　小脑肿瘤切除术概述

一、小脑肿瘤分类

小脑肿瘤通常指发生于小脑半球和小脑蚓部的肿瘤，约占颅内肿瘤的10%。小脑肿瘤中常见的是髓母细胞瘤（MB）和星形细胞瘤，在成年人中还可发生血管网织细胞瘤（HGB）。其他还包括室管膜瘤、脑膜瘤、先天性肿瘤（皮样囊肿和表皮样囊肿）以及转移瘤等。成人小脑肿瘤50%~70%为转移瘤。

（一）小脑髓母细胞瘤

小脑髓母细胞瘤（MB）起源于原始胚胎残存组织，其细胞形态颇似胚胎时期的髓母细胞，是高度恶性的颅脑肿瘤之一。MB占儿童颅内肿瘤的15%~20%，占颅后窝肿瘤的30%~55%。MB是儿童最常见的颅脑恶性肿瘤，在成人脑肿瘤中仅占1%。MB多发在10岁左右的儿童，中位的诊断年龄为5~7岁。男性明显多于女性，男女发病比为2：1。临床病史较短（6~12周）。MB经常起自小脑蚓部，后髓帆及第四脑室的顶部，常引起梗阻性脑积水。临床表现为躯干及四肢的共济失调，儿童因脑积水会出现易激惹、昏睡以及进展性巨颅征等。肿瘤椎管内转移会出现背痛、尿潴留以及肢体乏力等症状。临床诊断时10%~35%的患者存在中枢神经系统的种植转移，5%出现颅外转移，可能为分流引起。髓母细胞瘤WHO分为经典型、促结缔组织增生型（成人多见）以及大细胞型。MB为柔软易碎、边界尚可辨认的实质性肿瘤，切面呈紫红色或灰红色。较大肿瘤的中央可发生坏死，囊性变和钙化极少见。MB放射治疗高度敏感而化疗中度敏感。治疗原则是尽最大可能切除肿瘤辅以全中枢神经系统放射治疗，对于与脑干粘连紧密的部分可以适当保留。MB整体预后不佳，但在女性儿童患者预后稍好。

（二）小脑毛细胞型星形细胞瘤

小脑毛细胞型星形细胞瘤经常囊性变，半数含有瘤壁结节，在10~20岁的青少年中多发，占儿童脑肿瘤的10%，占儿童颅后窝肿瘤的27%~40%。此肿瘤也发生于成人，平均发病年龄轻，术后存活时间长。肿瘤发生部位以小脑半球内居多，其次为小脑蚓部，少数可见于第四脑室内。临床表现主要为脑积水及小脑功能障碍。临床诊断时肿瘤一般较大（囊性肿瘤4~5.6cm，实性肿瘤2~4.8cm）。50%的囊性肿瘤有瘤壁结节及反应性的囊壁形成，此为非肿瘤性的小脑组织或室管膜组织，CT扫描增强不显示。其余50%缺少瘤壁结节，囊壁由肿瘤形成，CT增强明显。囊性液体中蛋白含量高，放置后易凝固。实质性的星形细胞瘤一般无包膜，表面不光滑或呈结节状，血管供应不甚丰富，少数可有钙化。镜下见肿瘤含有丰富的胶质原纤维，并常有呈团块状的密集瘤细胞，为小脑星形细胞瘤的一种病理特征。按Winston分类有A、B两型，78%为两者之一，18%同时表现，10%两者均无。肿瘤的生长缓慢，治疗措施为尽可能全切肿瘤。对于仅有囊壁结节的肿瘤，仅需切除结节，而瘤内囊变的肿瘤必须切除囊壁。术后不建议进行放射治疗，直接CT及MRI随访，当发现肿瘤复发时再次手术治疗。放射治疗仅限于肿瘤不能切除或恶性转变的患者。对于年轻的患者，化疗相比放疗更具优势。Winston A型患儿10年生存率为94%，B型仅为29%，一般来说，肿瘤为实性，发生部位偏于中线者复发率高。

（三）小脑血管网织细胞瘤

血管网织细胞瘤（HGB）起源于中胚叶细胞的残余组织，为真性血管性良性肿瘤。HGB占颅内肿瘤的1%~2.5%，占颅后窝原发肿瘤的7%~12%。5%~30%的小脑HGB以及80%的脊髓HGB与von Hippel-Lindau病（VHL）相关。散发者发病高峰在40岁，而VHL病在30岁左右。在散发病例中，HGB是单病变，83%~95%起源于小脑，3%~13%起源于脊髓，2%起源于延髓或大脑，小脑HGB只有30%的患者属于VHL病。自幼儿至老年人均可发生，发病高峰年龄为21~40岁，以男性稍多。临床表现主要为颅后窝占位引起的症状及梗阻性脑积水，极少出现卒中出血。因肿瘤红细胞生成素的合成释放会出现红细胞增多症。肿瘤呈良性，并有实性和囊性之分。囊性肿瘤占70%，结节富含血管，呈红色，经常位于软脑膜表面，小者可至2mm，囊液呈清亮的黄色且蛋白含量较高，囊壁为非肿瘤性的压迫的小脑组织。对于颅后窝的HGB需完善整个神经系统的MRI检查，以排查VHL。散发的HGB手术可治愈，术前栓塞治疗有助于减少血供。一般仅需切除瘤壁结节，对于瘤壁有肿瘤的患者，需将囊壁一并切除。

5-氨基乙酰丙酸（5-ALA）荧光造影对于囊壁微小HGB的发现有很大帮助。对于实性HGB，手术治疗困难，治疗的原则与动静脉畸形（AVM）相同，避免分块切除，需从边界分离并逐渐切断血供。为缩小肿瘤，有学者推荐将双极电凝的尖端尽量多地置于肿瘤表面电凝。对于与第四脑室粘连的肿瘤，手术极其困难。放射治疗的效果值得商榷，仅限于不能手术或散发的小病灶。而针对血管内皮生长因子（VEGF）及血小板衍生生长因子（PDGF）的药物尚处于临床试验阶段。大多数病例只有一个肿瘤，但极少数病例可有多个肿瘤，且分布于脑的不同部位。

（四）小脑转移瘤

颅内转移瘤（又称脑转移瘤）指原发于身体其他部位的肿瘤细胞转入颅内，其发病率占颅内肿瘤的3.5%~10%，小脑转移瘤占其中的10%~15%，但随着生活条件的改善，人类寿命延长和先进的诊断设备以及治疗方法的改进，颅内转移瘤的发病率有增高趋势。癌症患者中20%~40%有颅内转移，发病年龄与全身肿瘤相同，以40~60岁多见。癌症可通过血液、直接侵入、蛛网膜下隙及淋巴系统侵入。国内外均认为以肺癌、胃肠道癌和乳腺癌最多见，其中肺癌脑转移占30%~40%，以肺小细胞癌和腺癌为多。有报道，小细胞未分化癌如生存期超过2年者，脑转移率达80%。颅内转移瘤大多为结节型，瘤周水肿明显，中心可坏死及囊性变；弥漫型较少见，主要为脑膜的种植。术前检查主要依靠正电子发射计算机断层显像（PET-CT），转移瘤会呈现出特征性的高代谢。颅内转移瘤大多为多发，单发脑内转移瘤仅占1/4。对于多发的肿瘤，以放疗或化疗较为合理，而单发的肿瘤，可在神经导航辅助下切除，术后辅以放化疗。

二、手术适应证与禁忌证

（一）适应证

沿中线生长的颅后窝后部、枕大孔背侧和颅颈交界背侧病变（包括肿瘤、血管病、外伤性或自发性血肿、炎症或寄生虫性占位病变）。

（1）小脑半球病变。

（2）枕大孔病变。

（3）小脑蚓部病变。

（4）第四脑室病变。

（5）脑干背侧病变。

（6）延颈交界病变。

（7）某些先天性疾病，如颅颈交界畸形。

（8）某些梗阻性脑积水，如导水管阻塞，正中孔粘连，可行粘连分离或脑室枕大池分流。

（二）禁忌证

（1）患者全身情况不能耐受手术。严重休克，水、电解质平衡紊乱，严重贫血或营养不良者应暂缓手术。

（2）有出血性素质，出血不易控制者。

（3）严重高血压，特别是脑型高血压和严重脑血管硬化者。

（4）全身或严重的局部感染急性期。

（5）脑功能特别是脑干功能衰竭，救治无望者。

（6）头部软组织或邻近组织感染。

三、术前准备

（1）颅后窝容积小，组织结构重要，术前可在颅脑神经导航辅助下精确定位，设计好手术入路。

（2）皮肤准备必须包括全头部、颈项部和双肩部。

（3）对于明显颅内压增高和阻塞性脑积水的患者，需先穿刺侧脑室后角放液减压。穿刺可在开颅时进行，也可在开颅前进行，先放置引流管，外引流 1～3d 后再开颅。

四、手术体位

一般采用俯卧位或侧卧位，个别情况下采用坐位手术，头架固定。不论何种体位，头部应保持前屈，以增大枕下区手术野的暴露，特别是在需咬除寰椎后弓时。对于小脑半球的肿瘤，大部分需肿瘤侧在上，如肿瘤位于近中线位置，可取左侧卧位，以利手术者操作。

五、手术要点

（1）头皮切口上端达枕外隆凸或其上 1cm，下至第 5 颈椎棘突水平，切口严格按正中白线切开，隆凸下中线两旁有导血管，以骨蜡止血。

（2）枕大孔及寰椎后弓骨性处理动作要轻柔，后者宽度局限在 1.5～2.0cm，以防止损伤椎动脉。

（3）硬脑膜一般"Y"形切开，对于环枕窦发达的患者行"π"形切开。

（4）延髓为呼吸调节中枢，病变粘连和双极电凝应格外小心，必要时行保留呼吸麻醉。

（5）病变切除过程中，应注意两侧小脑后下动脉及分支的保护。

（6）第四脑室为周围薄弱环节，病变发展常突入第四脑室内，手术暴露有时需要切开小脑下蚓部或小脑上蚓部，但切开要适度。

（7）病变起自第四脑室底部或与第四脑室底部粘连，手术分离应避免脑干损伤。

（8）手术结束时原则上需缝合硬脑膜，为减压可减张缝合或直接使用免缝人工脑膜贴覆。

（9）枕下肌肉需贯穿全层或分层相互重叠严密缝合，不可留有空隙，以免形成脑脊液漏或假性囊肿。

（10）手术有可能影响到后组脑神经时，待患者完全清醒后拔管很有必要，同时要注意术后饮食。

六、手术入路

小脑肿瘤手术目的是尽量切除肿瘤组织，解除其对第四脑室和中脑导水管构成的压迫和梗阻，同时进行颅后窝减压术。首次手术应力争肿瘤全切除。如肿瘤切除不完全，则同时进行侧脑室—枕大池分流术或术后行侧脑室—腹腔分流术，以解除梗阻性脑积水。

（一）经小脑半球入路

小脑半球肿瘤以神经胶质瘤多见，在成年人主要为星形细胞瘤，少数为血管网织细胞瘤；儿童多为髓母细胞瘤，也有星形细胞瘤；其他少见的还有室管膜瘤、脑膜瘤等。随着医疗条件的逐渐改善，小脑转移瘤出现的比率明显增高。小脑肿瘤邻近第四脑室，常向第四脑室内生长。由于位居狭小的颅后窝内，其代偿空间较小，容易影响脑脊液循环通路，故患者常伴有严重的颅内压增高和慢性枕骨大孔疝，严重者可危及生命。在儿童期，往往出现呕吐频繁、不能进食及全身情况衰竭等症状。因此，在开颅手术切除肿瘤前，可先行侧脑室穿刺持续引流 1~3d，以缓解颅内压力，改善周身情况并挽救视力。同时有助于切除肿瘤时的显露，减轻手术后反应。对已有剧烈头痛、呕吐、小脑危象或已出现急性枕骨大孔疝者，应紧急行额角穿刺、侧脑室持续外引流手术，术后注意保持颅内压的相对平衡，应使引流管保持一定高度（通常相当于脑室平面上 10~15cm）。

1. 探查肿瘤

首先观察双侧小脑半球是否对称，表面沟回是否均匀，蚓部有无增宽、移位或膨隆等。通常肿瘤侧的小脑较为凸起，小脑沟回变宽同时伴有小脑扁桃体下疝至枕骨大孔平面以下。在小脑半球肿瘤的局部膨隆处，电凝其表面血管，由该处用脑针徐徐向深部进针，试探穿刺。达到肿瘤时，即有受阻的感觉。如属囊性肿瘤，穿入囊内即有落空感，并有黄色透明囊液流出；实质性肿瘤则有受阻感。

2. 切除肿瘤

于小脑膨隆处电凝表面小血管后横行切开小脑皮质，切口长约 3cm，用颅内压板牵开切口进入肿瘤内。星形细胞瘤多呈灰褐色鱼肉状，质地稍软，血供不甚丰富。根据肿瘤组织外观及活检结果，可初步确定肿瘤性质。肿瘤位置确定后，可在直视下或于手术显微镜下切除肿瘤。若肿瘤为囊性变，可先行囊腔穿刺抽吸囊液，之后切开囊壁寻找瘤结节，瘤结节切除后已达手术目的。若肿瘤为实质性或囊在瘤内，应尽可能切除肿瘤而不损伤周围正常的小脑组织。当肿瘤已侵及脑干时不可勉强切除，否则会造成脑干损伤。如肿瘤较硬或体积较大，用超声外科吸引器（CUSA）切除肿瘤可减轻小脑组织的损伤并减少出血。

3. 关颅

肿瘤切除后彻底止血，但在枕大池处不宜放置吸收性明胶海绵。可敞开硬脑膜，但肌肉缝合要严密，以防发生脑脊液漏和局部积液。

（二）经小脑蚓部入路

小脑蚓部肿瘤在儿童多为髓母细胞瘤，成人则以室管膜瘤、星形细胞瘤和皮样囊肿等较常见。此部位发生的肿瘤向上可累及中脑导水管，向前则进入第四脑室，向下常延至枕骨大孔，因此很容易导致第四脑室受压和中脑导水管梗阻，患者在病程中常以颅内高压和躯干及肢体共济失调为突出表现。

1. 探查肿瘤

髓母细胞瘤多位于小脑蚓部深处，可见蚓部增宽并向后膨隆。多数情况下肿瘤已突向表面，或已由蚓部下端突出至小脑延髓池。小脑蚓部肿瘤见蚓部增宽，肿瘤由正中孔向下突出。纵向切开小脑蚓部，显露肿瘤。

2. 切除肿瘤

沿肿瘤的周边探查其境界，逐一电凝进入肿瘤的血管。供瘤动脉多来自两侧小脑下后动脉的分支。在手术显微镜下看清这些供血动脉，于其进入肿瘤处电凝并切断之。初步显露肿瘤主体后，可用 CUSA 或吸引器吸除部分瘤组织，使瘤体缩小。进行肿瘤探查与切除过程中，因瘤体位于延髓背侧，操作要细致、小心，颅内压板不可伸及第四脑室底部，以免损伤脑干。从肿瘤边缘剥离及仔细止血后，将肿瘤前上部从第四脑室底逐渐翻起并分块切除瘤体。髓母细胞瘤大多质地柔软，易被吸除，若吸除困难时，可用电凝器或尖刀切除肿瘤。侵犯小脑蚓部及小脑半球的肿瘤要争取全部切除，手术中要注意用脑棉片垫于肿瘤与第四脑室底部之间，以保护脑干并防止血液及瘤细胞进入脑室系统。

切除瘤体之后，即显露出扩大且光滑的第四脑室底部。此时需进一步检查肿瘤向周边生长与浸润的情况。如肿瘤与第四脑室及其侧壁有粘连时，可由正中孔向上纵行切开小脑蚓部，将小脑向两侧牵开而切除脑室内的肿瘤。若肿瘤与第四脑室底部或侧壁严重粘连时，则不可强行剥离，可将肿瘤行次全切除，应注意疏通中脑导水管的梗阻，见脑脊液流出，即已达到手术目的。肿瘤与第四脑室底部严重粘连时，应疏通脑脊液循环的通路，保留与脑干粘连的部分肿瘤组织。有时肿瘤与第四脑室底部有小范围粘连，分离时要细心，呈结节状的髓母细胞瘤多能达到肉眼下全切除。浸润至脑干内的肿瘤，可适当地吸除部分瘤组织，而不可超越其境界，以免造成脑干损伤。如第四脑室脑脊液循环通路未能疏通，应辅加侧脑室枕大池分流术。

3. 关颅

硬脑膜尽可能修补严密缝合，再次确认彻底止血后逐层缝合肌层、皮下及皮肤各层。

（三）经小脑延髓裂入路

对于位于第四脑室的肿瘤，主要是髓母细胞瘤及室管膜瘤，有学者推荐经小脑延髓裂入路。小脑延髓裂是位于小脑扁桃体和二腹叶下方与延髓之间行向外侧的一条自然解剖裂隙。该裂隙上达第四脑室顶，围绕小脑扁桃体上极，与枕大池交通：中部向下通过中孔与第四脑室相通；外侧通过外侧隐窝和外侧孔达到小脑延髓池和桥小脑角池。小脑扁桃体其外侧缘的上方附着在小脑半球上，其余部分呈游离状态，与小脑组织结构间形成了解剖间隙。这就为经小脑延髓裂入路提供了解剖学基础。Matsushima 等将开放小脑延髓裂分为 3 种形式：广泛型（导水管型）、外侧壁型及外侧隐窝型。

（1）对于髓纹以下、偏向一侧且体积较小的肿瘤，仅需将小脑扁桃体和二腹叶向外上方牵开，切开脑室顶的膜性组织即可充分暴露。

（2）对于向第四脑室外侧生长的肿瘤，需将病变侧环绕扁桃体及二腹叶外侧及深部的脉络带及侧隐窝后缘完全分离，再牵开扁桃体及二腹叶，即可良好暴露。

（3）对于肿瘤巨大的需采用广泛的显露方法，即将双侧的蚓垂扁桃体裂与延髓扁桃体裂完全打开，完全切开双侧脉络膜至外侧隐窝后缘。对于巨大生长至中脑导水管下口及以上的肿瘤，需在小脑上蚓部最菲薄处切开方能得到较好的显露。

（4）术中需注意小脑后下动脉及其分支的保护。

（5）对于蚓部的分离，可以结合术前 MRI 明确切开蚓部的位置，在显微镜下清楚确认。在无血管中线区切开，避免损伤紧邻的纵行分布的蚓部血管，否则可能因止血迫不得已增加对蚓部及小脑半球的直接损伤。推荐神经导航术中实时引导下行蚓部分离。

第二节　手术并发症及其处理

一、环窦、枕窦出血

环窦位于枕骨大孔边缘，通过细小静脉窦向前与斜坡的基底静脉丛、向后与枕窦相连。环窦还通过细小静脉窦与乙状窦和颈静脉球相通。枕窦位于小脑镰部，向上与窦汇相连，向下于枕骨大孔水平分为左右两支，向侧方走行汇入乙状窦或颈静脉球。

处理要点：

（1）颅后窝开骨瓣需谨慎，防止硬脑膜及窦的直接损伤。

（2）开颅打开骨瓣后，在切开枕骨大孔水平的硬脑膜时枕窦或环窦出血较少，可用双极电凝处理。有时枕窦过于宽大，需用细针线缝扎或银夹夹闭止血。

（3）有学者曾碰到枕下静脉窦凶猛的出血，一般这种出血压力不高，冷静果断处理能较快解决。

二、术中急性小脑膨出

小脑肿瘤分块切除时伴随脑脊液的大量流失，可有效降低患者颅内压。少数情况下的急性脑膨出仍为临床医师面临的重大困难和挑战。一旦发生，如果未及时有效处理，会造成严重的后果，甚至危及患者的生命安全。

（一）术中远隔部位硬脑膜外血肿

一般在颅后窝占位伴幕上重度脑积水时容易出现，由于肿瘤切除，脑脊液循环通路开放，大量脑脊液流失，使幕上脑室系统缩小，加上肿瘤切除，使颅内压骤降，导致脑组织大块移位，牵拉硬脑膜引起硬脑膜外回流静脉损伤，静脉窦或蛛网膜颗粒破裂出血。

处理要点：

（1）对于颅后窝巨大肿瘤、周围水肿明显或两者均有的患者术前3d使用甘露醇250mL及地塞米松5mg，每12h一次，可显著减轻水肿，有助于肿瘤的分离切除及预防脑膨出。

（2）颅后窝占位伴幕上重度脑积水，术前先行侧脑室外引流，缓慢放出脑脊液，避免颅内压力梯度急剧变化。

（3）打开硬脑膜后放枕大池及小脑延髓池脑脊液的速度需缓慢，有学者的经验是打开蛛网膜后以脑棉片堵住破口，不主动吸引，而是让脑脊液自动缓慢流出。

（4）术中一旦发生急性脑膨出，需冷静迅速查明原因，首先排除原术区及周边出血、静脉窦及重要回流静脉的被动压迫，同时打开侧脑室外引流管，并予快速脱水，控制血压，过度换气，抬高头位，一般脑膨出都能得到有效控制。如果上述治疗无效，应果断进行术中CT检查。

（二）其他原因

因低血压、呼吸道通气不良、颈部过度扭曲导致颈内静脉压升高等原因引起的术中急性脑膨出随着麻醉技术的提高目前均较少出现。如果存在这种情况，协助麻醉师予以纠正。

三、小脑后下动脉损伤出血

小脑后下动脉（PICA）及其分支与大多数小脑肿瘤的血供相关，在肿瘤的切除过程中，特别是经小脑延髓裂入路需格外谨慎。原则上以预防为主。

处理要点：

（1）打开小脑延髓裂时应将扁桃体延髓段和膜髓帆扁桃体段的血管袢及分支连同小脑扁桃体向外牵拉。

（2）术中见到肿瘤，首先不是切除，而是寻找供瘤血管，紧贴肿瘤表面电凝阻断供瘤血管。无关的不影响切除肿瘤的，特别是供应脑干的小分支不应阻断。

（3）在邻近脑干区域烧灼止血时，应尽可能调低双极电凝的功率，并持续注水降温，避免热传导损伤脑干。

四、其他并发症

（一）小脑幕切迹上疝

临床较少出现，关键在于术前行侧脑室穿刺外引流放脑脊液时速度需缓慢而稳定。术后注意保持颅内压的相对平衡，应使引流管保持一定高度（通常相当于脑室平面上10~15cm）。

（二）髁后导静脉出血

处理上需要紧贴骨面离断，髁孔骨蜡封闭止血，注意避免在骨面处牵拉而撕断内部的乙状窦。

（三）椎动脉及椎静脉丛损伤出血

椎动脉以保护为主，在处理枕大孔及寰椎后弓时动作需轻柔，后者咬除宽度1.5~2.0cm；椎静脉丛出血以止血材料覆盖后棉片压迫为主要方法，弱电流电凝起辅助作用。

（四）小脑幕窦出血

一般较少的出血以双极直接电凝，若电凝效果不佳，可填塞少量吸收性明胶海绵后再电凝（海绵焊接法），必要时以耳脑胶封闭，极端情况下需行周边小脑幕切开，从周边向窦口逐步电凝处理。

第十章

颅内动脉瘤手术

第一节　动脉瘤外科夹闭手术

颅内动脉瘤手术目的是闭塞动脉瘤，同时保持载瘤动脉（源生动脉）及其穿通血管血流通畅。颅内动脉瘤的体积不同、形状多样、位置各异，但是外科基本技术是相通的。

一、手术室布局

动脉瘤手术梯队包括手术医师和一位助手、麻醉医师一位、器械护士和巡回护士各一位。

手术室合理布局有利于手术进行，当动脉瘤手术中破裂出血时能从容应对，避免不断移动手术显微镜。手术医师的位置在手术床的床头，助手位于术者的右侧，器械护士站在手术台的右侧。两台器械车围绕器械护士，分别放置各种手术器械和开颅用动力系统。麻醉医师和麻醉机放在患者左侧。手术显微镜置于手术医师左侧。监视器屏幕安装在天花板上，垂吊在空中，不应影响助手和器械护士的视线（图10-1）。

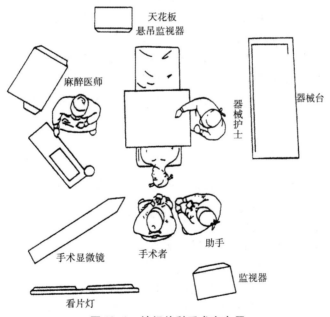

图10-1　神经外科手术室布局

二、患者体位

颅内动脉瘤夹闭手术可以采用翼点入路、额眶颧入路、额部半球间入路和远外侧入路，其中翼点入路最常用，适于夹闭大部分颅内动脉瘤。

仰卧位是动脉瘤手术最常采用的体位。使患者头部颅腔高于心脏水平，有利于颅内静脉回流。患者头部下垂15°，开颅后大脑组织自然下垂，离开颅底，便于自颅底探查操作。

患者头部的位置取决于动脉瘤部位。以仰卧位、翼点入路为例，大脑前动脉胼周动脉动脉瘤患者平卧，无需移动头位，颈内动脉—后交通部位动脉瘤患者头部转向对侧30°；大脑中动脉动脉瘤患者头部转向对侧45°；大脑前动脉—前交通动脉瘤患者头部转向对侧60°；基底动脉顶部动脉瘤患者头部转向对侧15°~20°。摆放患者头部位置时，注意不要使患者的头部过伸，避免静脉受压，影响脑血流回流造成颅内压增高。

准确摆放头位角度很重要，有益于暴露动脉瘤，手术医师操作舒适。尽管可调控手术床可以沿其长轴调整手术床面倾斜度，调整到适合手术视角，但是手术中反复调整手术床位置，会影响患者安全并延长手术时间。

右利手的医师选择右侧（非大脑优势半球）翼点入路，分离额叶、颞叶入路夹闭前—前交通动脉瘤或基底动脉顶端动脉瘤，可以减少神经功能缺损。

基底动脉与大脑后动脉交接处动脉瘤可以视动脉瘤的生长朝向选择手术入路的侧别，通常采用动脉瘤的朝向方入路，但是首先暴露的是动脉瘤顶部，源生动脉被动脉瘤遮挡，不便于临时阻断载瘤动脉。经翼点入路夹闭大脑前动脉—前交通动脉瘤可以选择载瘤动脉一侧入路，便于早期分离，随时掌控供血动脉。

三、麻醉和术中监测技术

现代麻醉技术推动动脉瘤外科发展。动脉瘤手术要求麻醉过程中血压平稳，避免颅内压增高，保证正常脑血流。外科医师和麻醉医师应密切合作，尽量避免麻醉诱导时动脉瘤破裂发生，手术解剖暴露时脑组织最大程度松弛。

装头架时需注意患者的血压，避免血压升高。置放头钉处应以麻醉药物局部浸润。在动脉瘤出血急性期手术，如果需要应用脱水剂甘露醇应该提早应用，在剪开硬脑膜前能达降低颅内压效果。

手术前动脉瘤破裂出血破入脑室，脑室穿刺引流术释放血性脑脊液，不仅可以降低蛛网膜出血后引起的血管痉挛发生，同时还能降低颅内压，有利于手术中暴露动脉瘤。

采用打开蛛网膜下池方法放出脑脊液，对降低颅内压、获得手术空间非常有效。放除脑脊液需要缓慢，一旦允许自颅底探查即应停止，改为分离侧裂，放出侧裂池的脑脊液，使脑组织松弛。

术中神经电生理监测和代谢生理检测，包括脑干诱发电位、体感诱发电位、血氧饱和度和pH、体温监测等，不仅可以警示手术医师，避免操作时损伤脑皮质功能，还可以判断麻醉深度，特别在应用巴比妥类脑保护剂时。

四、开颅术

动脉瘤手术时采用自体血回输，能够做到很少或根本不丢失患者血液，避免输异体血。动脉瘤手术血液丢失发生在开颅切头皮时，使用血管收缩药物（肾上腺素）或者沿头皮切口注射生理盐水起到压迫止血作用，可以减少血液丢失。

为了避免因开颅时高速磨钻的震动造成动脉瘤破裂，安装头夹时必须牢固固定头部，可以减少开颅钻孔时的震动，尤其经翼点入路夹闭床突旁动脉瘤，磨除蝶骨嵴和前床突时动作要轻，钻头需锋利。钻孔和磨除蝶骨嵴和前床突的碎骨屑保存好，待关颅时骨瓣复位，填充开颅造成的钻孔缺损，防止因颅骨缺损和颞肌失用性萎缩，导致翼点区外观塌陷，影响手术后患者面容美观。

剪开硬脑膜前，硬脑膜外止血必须一丝不苟，特别是蝶骨嵴部位，如果出血不彻底，一旦剪开硬脑膜，出血会不停地流入硬脑膜下，影响手术进行。

五、手术方法与步骤

大部分动脉瘤位于脑外，动脉瘤夹闭手术实为脑外手术，多经颅底入路，尽量不干扰脑组织。

以下依照手术不同阶段，介绍动脉瘤手术需要遵循的基本技术。

（一）夹闭动脉瘤前准备

术者需亲自动手检查动脉瘤夹持器的工作状态，尤其是使用更新的器械或在生疏手术环境中时。

充分复习血管造影（DSA 和 3D-DSA），明确动脉瘤的载瘤动脉直径、动脉瘤部位和是否有代偿，有无血管痉挛。复杂动脉瘤还需复习 MRI，了解动脉瘤周围结构以决定夹闭方法。

（二）解剖蛛网膜下池

如果将动脉瘤比喻为"瓜"，夹闭动脉瘤——"摘瓜"前，要先找藤——"顺藤摸瓜"发现动脉瘤。这种操作顺序，一旦动脉瘤破裂，随时可以阻断载瘤动脉，控制出血。

暴露载瘤动脉从解剖蛛网膜下池即脑池开始，此举为动脉瘤手术成功的关键技术之一。神经外科医师必须熟悉蛛网膜下池解剖。打开蛛网膜下池的部位和顺序取决于动脉瘤的位置。

完全打开蛛网膜下池目的有两个：其一，半透明的蛛网膜常限制脑（额、颞）叶、动脉、脑神经等结构移动，打开蛛网膜下池可均匀用力分开额、颞叶，牵开脑组织扩大暴露；其二，释放蛛网膜下池脑脊液，冲洗蛛网膜下隙积血，忽视这一操作会增加脑组织和血管结构损伤。

下面以翼点入路为例，介绍打开额叶和颞叶之间的侧裂池，放出脑脊液获得手术操作空间，暴露颈内动脉、大脑前动脉和大脑中动脉动脉瘤的方法。

切开侧裂池方法有以下两种：

1. 从侧裂向内切开蛛网膜

经验丰富的医师处理中动脉动脉瘤，可以直接从侧裂分开蛛网膜进入到达鞍上池，广泛打开蛛网膜下池，使脑脊液流出并松弛脑组织。

用蛛网膜刀或 7 号注射针头的尖端切开侧裂池的蛛网膜。正常侧裂池的蛛网膜薄而透明，可以观察到膜下结构，沿额、颞叶之间几毫米脑表面动脉进入侧裂，放出脑脊液，顺势找到大脑中动脉主干。蛛网膜下隙出血后，蛛网膜发黄不透明，侧裂蛛网膜和软脑膜粘连，这种情况切开、分离侧裂池，有时会损伤额、颞叶脑表面。

小心分离，避免损伤大脑中动脉的分支动脉和脑表面的大脑中静脉系统。大脑中静脉由一根或多根静脉组成，走行在侧裂颞侧，血液回流入蝶顶窦或海绵窦，偶尔颞极的血液回流至岩上窦。应该在侧裂静脉的额叶一侧打开侧裂池蛛网膜，当牵开额叶时这些静脉就不会横在侧裂上。如有额眶静脉的属支横过侧裂，为完成解剖可以断掉 2 ~ 3 支通向蝶顶窦的引流静脉。

侧裂池完全打开后额叶与颞叶分离，可以自颅底牵开额叶或颞叶，在此以前牵拉颞叶，可能造成与颞叶底面有粘连的后交通动脉瘤破裂。

2. 视交叉池向外切开蛛网膜

伴有脑萎缩的老年患者或非出血急性期动脉瘤患者，颅内压不高，也可以从视交叉开始向外切开蛛网膜。嗅束和蝶骨翼的交叉点为视神经标志，用蛛网膜刀依次切开视交叉池，根据动脉瘤不同位置，利用双极镊的弹性继续分离蛛网膜，打开鞍上池蛛网膜，从颈内动脉和中动脉分叉处向侧裂远端方向打开侧裂蛛网膜，从基底池放出脑脊液降低颅内压。

如果术中释放脑脊液后颅内压仍高，可以通过以下措施补救：穿刺侧脑室引流脑脊液，侧脑室穿刺点位于以侧裂为底边的等边三角形的顶点；以及耐心等待 10 ~ 15min，切记此时"欲速则不达"。脑室引流使颅内压过分波动，可能诱发动脉瘤破裂，甚至因颅内压过度下降发生硬脑膜下/外血肿。

（三）脑牵开

暴露蛛网膜下池释放脑脊液后，脑组织会松弛，自然塌陷，逐步回缩，再使用自动牵开器。

牵开器脑板下方应放置棉条，自动牵开器的作用是隔着棉条防护回缩脑组织移位，不能指望依赖牵开器牵拉脑组织获得术野空间。注意牵开器置放的位置和对脑组织施加的压力不能过大。牵开器的脑板平面需与脑表面平行，防止脑板边缘损伤脑组织。手术过程中应该间断放开牵开器，避免长期压迫脑组织造成脑挫伤。

侧裂池解剖完成后，额叶和颞叶从蝶骨嵴和眶顶上分开，可以使用两只牵开器分开周围组织，第一只置于额叶底面到达视神经，嗅神经在视神经孔前方可以作为引导。第二只牵开器置放在颞极，暴露颈内动脉—后交通动脉瘤、前—前交通动脉瘤、中动脉动脉瘤，或经第二、第三间隙暴露基底动脉顶段动脉瘤，术野得到扩大。多数前循环动脉瘤夹闭手术，使用一个脑牵开器即可。

显露前交通动脉瘤前，暴露同侧大脑前动脉和对侧大脑前动脉。沿大脑前动脉（ACA）显露动脉瘤时，抬起额叶要小心，防止颅内压板压迫动脉瘤。

暴露颈动脉分叉处动脉瘤前，应暴露颈内动脉、大脑前动脉及大脑中动脉起始端。

暴露中动脉瘤前，应暴露颈内动脉、大脑中动脉起始端及其分支。

（四）暴露动脉瘤的近端和远端

夹闭动脉瘤前，首先暴露载瘤动脉近端，以便动脉瘤破裂应用临时阻断夹在此处控制出血。进一步暴露载瘤动脉远端看清楚动脉瘤颈。

对于床突旁动脉瘤应在开颅前暴露颈部颅外段颈内动脉，必要时（分离动脉瘤时出血）临时阻断颅外段颈内动脉，暴露前动脉—前交通动脉瘤瘤颈前，还应暴露对侧前动脉。

暴露动脉瘤瘤颈，因为绝大部分动脉瘤的破口在瘤顶，被凝血块覆盖，夹闭动脉瘤颈前，尽量不要暴露动脉瘤瘤顶，特别是急性期极易造成出血。

将动脉瘤颈相邻动脉和穿通血管分离开，再置动脉瘤夹。动脉瘤颈暴露不充分会造成动脉瘤破裂和脑梗死。

（五）临时阻断载瘤动脉

处理复杂动脉瘤时为降低动脉瘤压力，可以通过降低患者血压，控制动脉血流。动脉瘤控制动脉血流，可选用方法：①直接压迫颈内动脉。②临时阻断载瘤动脉。③血管内置放球囊。

尽量缩短临时阻断供血动脉时间，通常放在分离动脉瘤后，避免长时间夹闭损伤动脉内膜和脑缺血。临时夹闭前，应该估计好需要阻断的时间。麻醉状态下，阻断颅内主要动脉15min比较安全，但是在基底动脉近端，阻断时间应尽量缩短。需要延长阻断重要动脉时间，应适当降低或维持正常血压，同时采取脑保护措施。

目前开展复合手术（杂交手术），为复杂动脉瘤夹闭术提供了临时阻断供血动脉的有利条件。颈内动脉床突旁动脉瘤，如眼动脉、动脉海绵窦段动脉瘤，或基底动脉顶端动脉瘤，开颅前动脉插管放置在颈内动脉或基底动脉备用，在准备夹闭动脉瘤前或一旦动脉瘤破裂，置入球囊充起，阻断动脉瘤血流，使动脉瘤萎缩，出血减少，便于动脉瘤夹闭。动脉瘤夹闭成功后撤出球囊，然后血管造影，了解动脉瘤夹闭情况。

开颅前需要在颈部暴露颈内动脉，手术中一旦动脉瘤破裂可以控制颈内动脉。

（六）夹闭动脉瘤颈

夹闭动脉瘤颈是动脉瘤手术的关键环节，各种手术后并发症与动脉瘤夹放置的位置相关，如动脉瘤夹刺破动脉瘤、误夹重要动脉以及动脉瘤夹闭不全等。

夹闭动脉瘤前，需要根据每例患者血管造影动脉瘤的形状、部位和尺寸特点，选择不同长度、角度或环状跨血管动脉瘤夹，考虑是否需要多枚动脉瘤夹。选择好动脉瘤夹和临时阻断夹备用，并向器械护士交代。

放置动脉瘤夹时，保证动脉瘤夹两个叶片都在视野内，确认动脉瘤夹没有扭曲或阻塞主要血管，没有误夹穿通血管。在夹闭基底动脉瘤时尤其需要注意，穿通血管负责脑干供血，误伤细小的穿通血管，手术后也会造成严重神经功能障碍。

手术中荧光造影可以检查载瘤动脉穿通血管是否通畅和动脉瘤是否被完全夹闭。

动脉瘤夹闭后，检验动脉瘤是否完全闭塞，可用23～27号针穿刺动脉瘤内积血，如动脉瘤萎缩塌陷，证实动脉瘤夹闭成功。

如果发现动脉瘤夹置放的位置不当，需要调整动脉瘤夹时，可在第一枚动脉瘤夹远端置放第二枚动脉瘤夹，可以避免调整第一枚动脉瘤夹时动脉瘤充盈。

未完全夹闭残存动脉瘤会继续生长增大。

体积大的动脉瘤，要用夹闭压力大的动脉瘤夹，或选用多枚动脉瘤夹重建载瘤动脉。切除多余的动脉瘤体，解除对周围脑神经的压迫。

动脉瘤无法直接夹闭时，可考虑采取其他方案，如包裹、孤立动脉瘤。

（七）解除血管痉挛

手术操作可加重脑血管痉挛。动脉瘤夹闭后，局部应用罂粟碱或尼莫通溶液冲洗手术野，可解除痉挛的脑血管。但手术野用罂粟碱冲洗，手术后可能引起患者暂时瞳孔散大。

显微外科手术夹闭动脉瘤技术已经很成熟并形成了操作常规。神经外科医师掌握动脉瘤外科技巧需要经过 3 个阶段：练就扎实的显微神经外科基本技术和掌握脑血管显微解剖基本知识；不断积累个人的颅脑手术经验；循序渐进，从简到繁，逐步驾驭夹闭动脉瘤的技术能力。

第二节　手术中动脉瘤破裂及其处理

动脉瘤手术中破裂率为 20% 左右。1999 年 Houkin 报道手术中动脉瘤破裂率仅为 6%。

动脉瘤手术成功的关键是估计到手术中会发生意外，动脉瘤手术中最严重的意外莫过于动脉瘤破裂，手术医师需要紧急判断破裂的原因并果断处理。

一、动脉瘤破裂的发生

手术中动脉瘤破裂可发生在开颅和动脉瘤暴露、分离动脉瘤、夹闭动脉瘤 3 个阶段，其中以在开颅和动脉瘤暴露阶段动脉瘤破裂最危险，由于这个阶段尚未完全暴露动脉瘤，出血的部位不清，无法迅速控制载瘤动脉。1986 年 Batjiar 和 Samson 报道，约 7% 的动脉瘤在分离动脉瘤前破裂，48% 的动脉瘤分离动脉瘤时破裂，45% 的动脉瘤夹闭动脉瘤时破裂。

文献报道，前交通动脉动脉瘤和基底动脉动脉瘤破裂发生率高。

（一）开颅和动脉瘤暴露阶段

动脉瘤手术麻醉插管时，由于患者血压高、钻孔时高速颅钻转动的震动，可能诱发动脉瘤破裂。近年来，随着麻醉技术的进步，开颅前动脉瘤破裂的事件已经很少发生。

（二）分离暴露动脉瘤阶段

开颅剪开硬脑膜后，暴露动脉瘤时出现破裂，主要是因颅内压高，强行牵拉脑组织造成。尤其在动脉瘤出血的急性期手术，此时动脉瘤破口与周围脑组织形成粘连，过度牵拉脑组织会造成已经封闭的动脉瘤破口重新破裂出血。

动脉瘤小破口导致出血，可以用小棉片压在破口处，同时降低动脉压，然后用临时阻断夹控制动脉瘤近端和远端血流，控制出血后再进一步处理。

（三）夹闭动脉瘤阶段

分离暴露动脉瘤不充分的情况下，置动脉瘤夹，可能造成动脉瘤夹穿破动脉瘤出血，常见于比较大的颈内动脉动脉瘤。原因有：①动脉瘤颈未完全暴露。②动脉瘤夹撕裂动脉瘤颈。③动脉瘤原破裂处再破裂。④动脉瘤顶部与硬脑膜粘连处松解。

夹闭动脉瘤时经常忽略动脉瘤夹放置的位置，动脉瘤夹的尾端朝向何方，周围组织是否有支撑，动脉瘤夹尾端的重量是否会导致夹身倾倒、产生牵拉或扭转撕脱动脉瘤颈。手术结束后脑组织复位可能推挤动脉瘤夹移位，造成撕脱动脉瘤瘤颈。

暴露动脉瘤时遇见大血凝块，提示已经接近动脉瘤破裂处，建议暂时阻断载瘤动脉近端，清除一部分血块获得空间再继续操作。

夹闭瘤颈前没有充分分离动脉瘤顶，周围的组织粘连，牵拉动脉瘤周围组织时可以使动脉瘤顶端破裂。

注意经常用生理盐水冲洗手术野，保持动脉瘤湿润，避免分离动脉瘤时，器械粘连干燥动脉瘤造成动脉瘤破裂。

为提防动脉瘤术中破裂，要备好临时阻断夹，以便不时之需。应使用专用临时阻断夹，普通动脉瘤夹会造成动脉内膜损坏，导致血栓形成，不能用于临时阻断载瘤动脉。临时阻断夹放置点要适当，尽可能靠近动脉瘤，同时注意避免影响分离暴露动脉瘤、放置动脉瘤夹。

二、动脉瘤破裂预防

手术前充分准备、手术方案合适，术中动脉瘤破裂是可以控制的。

（一）开颅阶段

麻醉过程保持血压平稳。麻醉插管时，如果患者收缩压升高明显，需加深麻醉。

安装头架时牢固固定患者头部。头钉固定点头皮给予局部麻醉，防止疼痛刺激。开颅时尽量减轻高速颅钻产生震动。

采用翼点入路，应尽量磨除蝶骨嵴中部，使术野更接近颅底，这样不仅适宜夹闭前循环动脉瘤，也可以夹闭位置很低的基底动脉顶端动脉瘤。在基底动脉和斜坡之间放置小棉片，衬在动脉后面，可以使基底动脉顶端动脉瘤更易被发现。显露基底动脉中段动脉瘤时，需将后床突磨掉，以获得更充分视野。

颞下入路处理动眼神经，锐性切开动眼神经至脑干的蛛网膜，将神经和颞叶一起牵起，可避免暴露基底动脉上端时过度牵拉动眼神经。

（二）分离动脉瘤阶段

分离动脉瘤壁上小血管时，用小棉片将血管推下。在吸引器头贴附小棉片不会降低吸引器的作用。

利用双极镊平行动脉瘤壁，分离动脉瘤和周围组织，镊子不要垂直于动脉瘤壁操作。

使用神经钩分离组织时应注意，不要将尖端锐利的神经钩插入盲区，以免穿破动脉瘤。球形神经钩插入盲区分离时，禁止转动顶端，以免组织包绕神经钩颈部，导致动脉瘤破裂。

分离危险区域时，采用临时阻断载瘤动脉近端血流，降低动脉瘤内部压力，使动脉瘤变软。

（三）置放动脉瘤夹阶段

动脉瘤颈暴露不完全，或动脉瘤体被遮挡时，置放动脉瘤夹可能刺入动脉瘤体而引起出血。在夹闭后交通动脉瘤时需要注意，有些后交通动脉瘤的瘤体在颈内动脉后方，被颈内动脉或小脑幕遮挡，如果采用直动脉瘤夹垂直夹闭动脉瘤颈，会刺破动脉瘤，造成出血。可以选择弯状动脉瘤夹，将动脉瘤弯钩向上，自颈内动脉下方，沿着动脉瘤颈向前越过颈内动脉直抵其内缘，可以减少动脉瘤夹刺破动脉瘤的机会。这种方法唯一的危险是当大脑后动脉发自颈内动脉时，会将其夹闭。但是此种变异少见，手术前仔细观察血管造影可以确定。

（四）动脉瘤瘤颈撕裂的处理

动脉瘤的瘤颈断裂出血，处理十分棘手。可以试用窗式（跨血管）动脉瘤夹夹闭；或在动脉破口处放置肌肉片，再使用窗式（跨血管）的动脉瘤夹连同肌肉封闭动脉瘤颈破口。

如果手术前患者已经发生脑疝，可以行去骨瓣减压术。

动脉瘤夹闭处内有动脉粥样硬化斑块时要注意以下几点：

明确动脉硬化粥样斑块形状和软硬度。软的斑块可以被夹子夹闭。如果斑块呈半圆形，应采用环形直角动脉瘤夹与载瘤动脉平行放置动脉瘤夹，不要垂直夹闭动脉瘤颈使斑块聚在一起，以免造成动脉管径狭窄。

在坚硬斑块远端放置动脉瘤夹，斑块边缘与瘤颈连接部位瘤壁可能被撕裂。遇此情况，应尽量远离斑块放置动脉瘤夹，防止瘤壁锐性撕裂。

动脉瘤夹闭成功后，可以使用双极电凝器电灼动脉瘤体，解除动脉瘤对周围神经的压迫。使用双极电凝缩小动脉瘤颈及基底时，电流应低，间断烧灼。

三、术中动脉瘤破裂的紧急处置

任何医师做动脉瘤手术，都不可能避免遇到动脉瘤破裂的意外。应该记住一条原则：动脉瘤破裂的危险不是失血性休克而是出血后的慌乱，造成脑膨出，失去继续手术处理出血的机会。因此，动脉瘤破裂或撕脱时，手术医师首先要保持冷静，有医师总结为"放松、垂肩和微笑"3 个动作，不无道理。遇到手术中动脉瘤破裂，医师要有信心，然后做到：①迅速清除积血。②找到出血点。③阻断载瘤动脉。

切记不要用棉条压迫，不要取出颅内压板，不要用动脉瘤夹盲目乱夹。

动脉瘤出血后，应使用标准双极镊夹夹闭动脉或动脉瘤临时止血，不要使用带锐齿显微镊。

如果动脉瘤早期破裂，或临时阻断载瘤动脉时间长，要考虑应用依托咪酯脑保护剂。

第十一章

癫痫手术治疗

第一节　癫痫手术术前准备

癫痫是神经系统的常见病。根据世界卫生组织近年的统计，癫痫的患病率约为 0.5%，发病率约为每年 40/10 万人口。近年来尽管增添了一些新的抗癫痫药物，采用了抗癫痫药血清浓度的监测技术，使癫痫的药物治疗有了较大的进步，但仍有大约 20% 的病例不能满意控制。在这些顽固性癫痫患者中有 25%~50% 是可以获益于外科手术的。随着神经解剖学、神经生理学等基础学科的深入研究及神经外科设备和技术的不断更新，近几十年来癫痫外科治疗也取得了发展，构成了癫痫综合治疗中的一个相当重要的部分。治疗目的在于抑制或破坏已经形成的癫痫体系及增强脑部抗癫痫机构的能力，使发作停止或减少。所谓癫痫体系包括产生病理电波的癫痫灶，传导这种电活动的神经通路和产生发作能量并使其易于扩散的加强性结构。采用外科手术干预这些结构的功能，可以起到补充和提高药物治疗不足的作用。

一、患者选择

癫痫患者经系统抗癫痫药物治疗无效，或出现严重的药物不良反应即应考虑手术治疗。对于癫痫发作频繁的婴儿和儿童，则应考虑手术，以阻止癫痫对脑发育的影响。当前仍有许多神经内科医师习惯采用多种抗癫痫药物联合使用，或增大药物剂量甚至大大超过有效血药浓度，而忽视了药物对智能的抑制作用，降低了患者的生存质量。这种由于使用药物不当对患者生活质量的影响在儿童往往被归咎于癫痫对脑的损害而更容易被忽视。

神经外科医师在选择病例时应考虑以下情况。

1. 顽固性患者

选择适合手术的癫痫患者时，首先应确定患者是否为顽固性癫痫。经抗癫痫药物系统治疗后，癫痫仍频繁发作的病例应考虑手术。对于癫痫发作的频率并无明确确定，一般认为多于每月 1 次。对于发作只有每年数次的病例，需要数年的时间判断治疗是否有效，不然手术的价值就不易评估了。值得指出的是对于顽固性癫痫的评定建立于患者对药物不良反应耐受的基础上，当治疗药物浓度已给患者带来严重的不良反应时，应考虑手术治疗。

2. 功能障碍患者

目前普遍认为，只有当癫痫影响患者的日常生活时才考虑手术治疗。若癫痫仅在夜间发作，则不会对患者日常生活产生大的影响。"功能障碍"这一概念主要适用于成人或学龄期儿童。对于婴幼儿如何评价有待深入探讨。

3. 进行性加重患者

癫痫发作是否会进行性加重，目前仍有争议。癫痫的进行性加重表示有继发性癫痫灶的产生或病变的神经元增多，使得癫痫发作程度加重，药物和手术治疗效果降低。在动物模型中已观察到随着癫痫病程的延续有继发性癫痫灶的产生或更多的神经元参与放电。但是，在临床上由于原有癫痫灶反复放电后所引发的继发性独立放电的癫痫灶的病例十分罕见。这种因原发癫痫灶放电所引起的功能改变而导致的获得性癫痫灶往往需要很长的时间才能确定。另外，长期的癫痫放电将造成中枢神经系统神经元间抑制性机制加强，阻断癫痫异常放电的传播。然而，这种抑制作用同时也影响正常神经元之间的联系，造成了患者行为、智力上的异常。任何类型癫痫长期发作都会对脑功能产生负面作用，并最终引起智力、行为方面的异常，这方面还有待于进一步研究。早期手术可减少患者脑功能的损害。

4. 对生长发育有影响的患者

在新生儿和幼儿，长期的癫痫发作较易对正常的脑发育产生负面作用。由于新生儿和幼儿处于脑可塑的关键阶段，癫痫病灶外的正常脑组织发育依赖感觉传导通路和邻近脑皮质的生理信号的刺激，而来源于癫痫病灶的异常放电则形成异常的电化学环境造成皮质在突触/细胞膜水平上的永久性异常发育。因此，对于新生儿和幼儿强调早期阻断这一恶性循环显得更为重要。

另外，新生儿和幼儿时期的脑组织存在着极强的代偿能力，虽然癫痫灶对脑功能的形成产生破坏性作用，但大脑功能受影响的部分往往在大脑其他部位通过重塑而得以代偿，因此大大地降低了术后神经功能障碍的发生率，也因此减轻了手术对大脑功能的影响。对这一知识的了解可帮助我们减轻对手术可能会造成的神经功能障碍的担心，采用一些较为积极的手术方案。因此，对于7岁之前的顽固性癫痫病例在权衡癫痫对正常脑功能负面作用和手术所可能造成的神经功能障碍的基础上，选择应稍向手术倾斜。

二、手术禁忌证

慢性精神病和智商低于70被认为是手术的禁忌证。精神发育迟缓提示弥漫性脑损害或多个癫痫灶，故手术效果不佳。由于在切除癫痫灶之后可使原有被抑制的脑功能得以恢复，因此低智商对新生儿和婴幼儿并不是手术禁忌证。主要累及语言、运动或感觉区的癫痫灶以往被认为不适合手术，但对于新生儿、婴幼儿以及术前已存在偏瘫、失语的病例仍可考虑手术治疗。此外，多处软脑膜下横纤维切断术也可适用于此类患者。

三、癫痫的术前定位

癫痫外科手术成功的关键在于对癫痫灶的准确定位，当前常用的术前定位方法包括脑电图、影像学和PET、SPECT等。

（一）脑电图（EEG）

以往对癫痫灶的定位主要依靠脑电图检查，包括普通脑电图、睡眠脑电图、24h动态脑电图、脑深部电极、硬膜下电极及卵圆孔、蝶骨电极等记录到的脑电图。EEG当前仍是诊断癫痫的首选和最重要的方法。EEG不仅对癫痫手术适应证的选择有价值，而且能对癫痫放电的原发灶进行定位，这是CT和MR难以取代的。尤其对于没有明显结构改变的原发性癫痫。随着新的长时间脑电监护技术如24h视频脑电监测手段在临床对癫痫灶诊断中的应用，使原先诊断不明确的患者，通过长时间监测明确了诊断。

（二）影像学技术

CT、MR的应用对于癫痫的诊断提供了很大的帮助，已使得不少因微小的肿瘤或海绵状血管瘤等病灶引起的继发性癫痫病例得到了诊治。而MR对海马硬化的诊断及功能性MR技术的出现为颞叶癫痫的定侧诊断及语言优势半球的无创定位提供了有力手段。

近年来，有关MR对海马硬化诊断的研究给原发性颞叶癫痫定侧诊断提供了极大的帮助。从组织学的角度看，海马硬化的主要改变是神经元的丧失和海马的胶质增生并累及颞叶内侧的边缘系统。海马组织学改变如萎缩和组织内游离水含量增加而引起MR图像信号改变。目前的研究证实利用MR图像测量海马体积所发现海马萎缩与实际组织学所发现的神经元丧失的结果相符合，因此MR不仅用于海马病理改变的诊断，而且还被用于海马硬化程度的判断。当前MR对海马萎缩诊断的可靠性已得到公认，据Jackson一组病例回顾性分析发现MR对于有病变的海马的定侧准确率达89%。

当前诊断海马硬化的影像学标准包括以下4条：①前颞叶萎缩。②颞角扩大。③海马萎缩。④海马信号增强。其中 1、2 两条需要比较两侧颞叶相应参数确定；而海马萎缩需要在冠状位上比较两侧海马体积大小及形状或测量海马体积与正常海马体积值比较来确定。正常的海马在 MR 冠状位上应为卵圆形，而萎缩的海马则多表现为瘦小和扁平。第 4 条则是萎缩的海马在 T$_2$ 回波上可表现出高信号。我们的病例中海马萎缩为最主要的特征，而颞叶萎缩的表现并不明显，同时在 FLAIR 扫描上可见萎缩海马的信号高于对侧正常海马。

（三）功能性影像学技术

1. 单光子发射断层扫描成像（SPECT）

SPECT 用于对癫痫病灶的定位诊断，是通过测定癫痫灶所在区域在癫痫发作时或发作间期局部脑血流代谢的改变来判断癫痫部位。在癫痫发作间期局部血流量减少，可看到局部血流灌注减少；而在癫痫发作时由于局部血流量的增加可表现为局部血流灌注增加。

2. 正电子发射断层扫描（PET）

PET 是近年来出现的一种诊断技术，并用于脑的功能解剖研究，其本身的数学模式可用于测量脑局部的糖代谢、血流、血容量、氧的吸收与代谢、受体的分布和功能、药物分布以及其他一些功能。在癫痫的诊断中，则可用于测量脑糖代谢率，氧代谢和氧摄取，中枢苯巴比妥类受体的分布，鸦片类受体的分布及苯妥英钠和丙戊酸钠等药物分布情况。

癫痫患者在癫痫发作时和发作后短时间内 PET 检查可发现癫痫灶葡萄糖摄取增加，呈高代谢改变，而生物学机制可能不一样，前者与癫痫发作时能量消耗增减有关，后者与癫痫发作后恢复细胞膜静止电位和恢复细胞膜内外化学物质平衡而消耗能量有关。发作间期脑功能低下，癫痫灶呈低代谢改变。

在癫痫外科中，由于 PET 检查无创伤性，对癫痫灶定位有较好敏感性，与 EEG 定位符合率也较高，从而使大量患者免除作深部电极和皮质电极 EEG 检查。在成人和儿童癫痫中，PET 能使 50% 以上患者免除术前动态颅内 EEG 监护。

在对术后效果预测方面，普遍认为术前 EEG 检查对明确癫痫灶定位者手术效果较好，并且低代谢程度、范围与手术后癫痫控制率呈正相关。如果将 PET 结果与 MRI 结果相结合，对癫痫术后效果预测意义更大。

四、手术时间的选择

1. 颞叶癫痫

当充分的药物治疗已经表明不能有效控制发作时，应即争取早做手术，以便患者得以恢复其正常的学业、社交等活动。但有时癫痫常随脑的发育成熟程度而变化，因此手术前须肯定患者的癫痫已相当稳定，才适合做手术。这一肯定常需要观察多年才能做出。

2. 患儿虽有难治性癫痫，但仍能较好地生活

最好等待到 15～16 岁时再考虑手术较为明智。一方面这时患者已能合作，手术可以在局部麻醉下进行；另一方面患者发病的趋势也能更准确地做出估计，观察术后效果亦较方便。

3. 损伤性癫痫

由于产痫灶的成熟速度各不相同，手术不宜立即考虑，一般应仔细观察患者的发作进展情况。如确认癫痫已经定型且已成为经常性的症状，才可考虑做手术治疗。这段时间一般需 2～3 年。故损伤性癫痫很少是在伤后 2～3 年内就手术的，绝大多数（80% 以上）是在伤后 5 年才做手术。除非发作特别严重，并在不断恶化。约有半数损伤性癫痫随着时间的延迟，发作逐渐减少或消退，对这种病例不再需做手术。

4. 慢性脑炎所致的癫痫

发作常表现为部分性癫痫持续状态，伴有进行性神经功能障碍。如发作十分频繁，也可以考虑手术，但术后癫痫停止发作的可能性不大，也不致加重病情。在较晚期当癫痫发作已经定型时再作手术则能取得减少发作的把握较大。至于脑部原有的慢性炎症性病变则不能逆转。

5. 婴儿脑性瘫痪中的癫痫

手术能使癫痫发作减少而不致加重偏瘫的程度。由于手术消除了来自患侧脑的抑制性影响，使相对健康侧的大脑半球得到解放，同时由于癫痫发作减少，使抗痫药的应用相应减少，患儿的智力发育及反应情况都可进步。故遇有这种情况手术宜早做。一般在学龄前即可考虑手术。

6. 其他

如结节硬化症中的癫痫，发作常呈局灶性。尽管脑部病变常为弥漫性，但如癫痫发作为局灶性的话，则也有手术指征，有时术前未能诊断出来，而于术后才确立诊断。另一种常有癫痫伴发的病变为面—脑血管瘤病（Sturge-Weber 综合征），90% 有癫痫发作，由于脑的血供不正常，抽搐时容易引起脑组织的损害。早期手术可以阻止病变，不使脑损害加重。对于脑软膜上的血管瘤样病变，则不一定需作全切除。

第二节 癫痫手术治疗方法

一、脑皮质切除术

目的在于切除产痫灶，为目前治疗局灶性癫痫最基本的方法之一。手术的疗效与产痫灶切除得是否完全关系密切。手术要求能暴露产痫灶周围较大的区域，包括大脑半球的中央区（中央前回及后回）及外侧裂区，便于在手术中作脑皮质电刺激及脑皮质电图。脑皮质电刺激的目的是确定脑皮质的功能部位，特别是运动中枢及语言中枢的位置，以免手术中损伤。做脑皮质电图的目的在于确定产痫灶的位置，只有将产痫灶的位置详加标明以后才能做到恰如其分的完全切除，从而取得最佳的手术效果。本手术适用于各种局灶性难治性癫痫，其中最常见者为损伤性癫痫。

1. 术前准备

术前 3d 适当减少抗痫药的剂量，使脑电图中的改变容易显示。术前 24h 开始口服地塞米松或可的松，术中及术后均用静脉滴注维持药量。

2. 麻醉

除儿童病例及极少数不能合作的病例须用经静脉麻醉外，其他患者都可采用局部麻醉。如做静脉麻醉，用氟哌啶醇及芬太尼做滴注，使之入睡。在做电刺激及脑皮质电图描记时，叫醒患者，以便取得其主观感受的反映。

3. 切口

根据术前脑电图所示的产痫灶位置来设计。如产痫灶位于额叶，可用"C"形切口，其内侧可暴露中线，外侧到达侧裂，后面要暴露中央前回。如产痫灶位于脑中央区，可做"n"形切口，以暴露中央前回及后回为主，但还需暴露出外侧裂，以便对岛盖部皮质进行电刺激及脑电描记。如产痫灶在大脑半球的后半部，则可用"C"字形切口，但前面仍要暴露出脑中央区。

4. 脑皮质电刺激

在暴露的脑皮质上先用矩形脉冲波作单极或双极刺激。刺激的参数为波宽 2ms，频率 60 次/秒。在每一有运动及感觉的反应点上贴一数码小纸片作为标记，然后摄像记录。在优势半球还需标记出语言中枢的位置。接着做脑皮质电图描记，在每一刺激点附近都可记录到神经元的后放电现象，如放电幅度特高，持续时间特长者或有棘波放电者均表明为与癫痫发作可能有关的产痫区。在这些发放区贴上蘸以3-羟基-4-氨基丁酸（GABOB）溶液的棉片，如棘波发放立即消失则更表明它与产痫灶有关。如用 GABOB 后不能消除棘波发放表明该处的异常电波可能来自深部，需再进行深部电极描记。

5. 皮质切除

根据脑皮质电图及脑深部电图中棘波灶的部位确定需做手术切除的范围。原则是既要尽可能地完全切除产痫灶，又必须保存脑的重要功能区。因此在切除时应先从小范围开始，逐步补充扩大。先用丝线将计划切除的部位圈出，摄像记录。尽量将切除的边界限于脑沟，用双极电凝将切除区脑表面的软脑膜电灼切开，用细吸引器逐步将该区内的皮质吸除，用双极电凝止血。

术终脑皮质电图记录：将电极放于切除区周围的脑皮质上，重复脑皮质电图记录。如仍有较多尖棘波存在，表明产痫灶切除不够，应再扩大切除范围。皮质电图常需记录多次，逐步扩大切除范围，一直到消除产痫灶为止。但如切除范围已牵涉到脑功能区时，则应采取保守态度，以免术后造成严重病残。切除完成后应再摄影记录。

6. 缝合

缝合前止血应十分彻底。脑皮质切面的碎块组织均须清理干净，并将软脑膜边缘覆盖脑皮质的切面。硬脑膜要严密缝合。

7. 术后处理

术后抗痫药应继续应用，最初 3~4d 可经静脉或肌内注射给药，以后改为口服。剂量应根据药物血浓度测定来调节。补液量在术后初期每天限制于 1 500mL。术后继续静脉给予地塞米松或氢化可的松，约 1 周左右停用。

8. 晚期处理

抗痫药应继续维持，可常规应用苯妥英钠 300mg/d 及苯巴比妥 90mg/d，至少 2 年，或按药物血浓度调节到有效剂量后维持 2 年。每 3~6 个月复查脑电图 1 次。如术后没有癫痫发作，脑电图中也未再见棘波灶，则第 3 年开始可将苯妥英钠减至 200mg/d，苯巴比妥 60mg/d，如仍然未发作，则于第 3 年末完全停药。如减药期中癫痫复发，则立即恢复原有剂量。

9. 手术并发症

本手术安全性高，手术死亡率小于 0.5%。0.5%~1% 有术后并发症，常见的有语言障碍、同向性偏盲或象限盲、轻偏瘫、记忆障碍等，但均限于少数。

全部患者均经 2~41 年的随访观察，平均随访期为 10 年，均有疗效，其中显效者 64%，中度疗效者 36%。

二、前颞叶切除术

适用于颞叶癫痫，这是局灶性癫痫的代表。颞叶是具有复杂功能的解剖部位，易受有害刺激而发生癫痫。但在颞叶癫痫中不一定都有明确病变，只要在术前 EEG 检查中有 3 次以上证明患者的产痫灶位于一侧颞叶就可成立诊断。为了使诊断更为明确，常需加做颅底电极及蝶骨电极记录并采用过度通气、声光刺激及睡眠记录，有时尚需用戊四氮诱发试验。

手术前准备、麻醉前用药、麻醉，与脑皮质切除术相同。

手术步骤：切口用大 "C" 形皮骨瓣，暴露范围后达中央前回，内侧到达大脑纵裂旁 2~3cm 处，前达颞叶尖及额极，下至颞叶下缘。颞叶癫痫的产痫灶多数位于外侧裂深部岛盖皮质或颞叶内侧面杏仁核周围的灰质内，故常须用深电极才能将它揭示出来。切除前颞叶可按以下程序进行：先将大脑外侧裂的蛛网膜切开，顺外侧裂将大脑额叶与颞叶分开。将进入颞叶前部的小动脉及静脉分支——电凝切断。寻找并保护好大脑中动脉。在 Labbé 静脉的前方切开颞叶外侧面上的软脑膜，用细吸引器管将颞叶皮质做冠状切开，逐渐深入，直至达到侧脑室的下角。此切口须切经颞叶的上、中、下三回，并须将此三回均切断。从侧脑室下角的内侧壁切入，另外从大脑外侧裂的底部向外切开，两个切口终于沟通，这时前颞叶与岛叶之间连接部已被切断。向外牵开已被部分断离的前颞叶，可暴露出颞叶内侧部的钩回、海马及杏仁核等结构。在脉络膜沟内可见到大脑后交通动脉、脉络膜前动脉及基底静脉。再向后可见到大脑脚的外侧部。这些结构均需小心保护，勿使受伤。看清颞前叶与大脑半球基底部相连的颞叶干，将它断离，即可取下整块前颞叶，包括它内侧的杏仁、海马结构。经这样切除的病例不仅能看到切除标本内的主要病变，而且产痫灶也切得比较完全，术后疗效也较理想。重复脑皮质及脑深部结构的脑电描记，证实产痫灶确已消除后即可摄像记录，并缝合切口。

总之，标准的前颞叶切除术是将颞叶前部 1/2~2/3 切除，从颞叶尖端开始，长 5~8cm，其中包括钩回、杏仁核和海马前端，其后缘一般不超过 Labbé 静脉。为避免造成失语，主侧颞叶可采用吸除法，切除范围为 4~5cm。如不能在术中做电刺激确定颞上回语言区的范围，可仅限于切除颞上回前部1~1.5cm，就不至于引起语言障碍。

术后并发症：本手术较安全，手术总死亡率约1.4%，多数患者术后恢复顺利，但也有少数出现并发症。以无菌性脑膜炎、硬脑膜下血肿、短暂语言障碍、轻偏瘫、同向性偏盲或象限盲、记忆减退及精神症等较常见。多数可自行逐渐恢复，也有一部分成为终身遗患。

三、选择性杏仁核、海马切除术

由于前颞叶切除术的效果与颞叶内侧部结构的切除是否完全有很大关系，且在颞前叶切除的标本中发现病变多数限于颞叶内侧面，而颞叶外侧面的脑皮质大多都属正常并具有一定的功能，使人们提出能否单纯只做颞叶内侧部结构即杏仁、海马的切除而保留颞叶外侧的皮质。近年来显微神经外科的发展使这种设想成为可能。

手术方法：全身麻醉下作患侧翼点切口。暴露出颞叶前端，分裂外侧裂，找到颈内动脉、大脑中动脉、大脑前动脉及大脑中动脉的分支颞极动脉、颞前动脉、后交通动脉及脉络膜前动脉。在颞上回的内侧面上相当于颞极动脉与颞前动脉之间做一长1.5~2.0cm的切口。用脑针穿刺侧脑室下角，沿针切入侧脑室下角，并将切口向后深入2.0cm。确定脉络丛、海马、脉络丛沟及血管等结构，用微组织钳钳取杏仁核的上、前、外及内侧基底部小块组织做活检，然后切除钩回。小心切开脉络丛沟，将视束小心地与海马结构分开，在脑室颞角底上自前方沿海马脚做一弧形的切口，向后切到三角区，将来自颞后动脉的供应海马及海马旁回的血供——电凝切断，最后在接近外侧膝状体平面处将海马回横断，整块取出杏仁核、海马结构。切除的组织约长4cm，宽1.5cm，厚2.0cm。颞叶复位后外表面看不到颞叶内侧面的手术痕迹。在CT图像上，相当于颞叶内侧面可见有一条状低密度区。

四、大脑半球切除术及大脑半球次全切除术

大脑半球切除术是Krynauw所提出的用以治疗婴儿脑性偏瘫的一种方法。由于它的初期疗效尚好，Falconer将此手术指征扩大，用以治疗病变弥漫的面—脑血管瘤综合征及成人的大脑半球萎缩症。对于脑部有多发的癫痫灶或癫痫灶活动广泛，累及整个半球的病例也可用此法治疗。

手术方法：手术在全身麻醉下进行。采用大皮骨瓣切口，进入颅腔后经外侧裂，找到大脑中动脉，在其分叉近侧用银夹阻断，保留纹丘动脉，将脑表面大脑上静脉——电凝切断。牵开大脑半球，阻断并切断大脑前动脉，切开胼胝体，在天幕裂孔处找到大脑后动脉，予以夹闭切断，分离进入横窦及乙状窦各静脉分支。在切断的胼胝体下面进入侧脑室，切开侧脑室外侧沟，绕过尾状核，切经内囊，整块取出大脑半球，保留基底核和丘脑。

五、胼胝体切开术

胼胝体是最大的联合纤维，其横行纤维在半球间形成宽而厚的致密板，大约有两亿神经纤维组成。它连接着两半球的对应区，额叶和扣带回经胼胝体前半连接，颞叶经胼胝体后半及其下的海马连合相连接，顶叶经胼胝体压部的前部、枕叶经胼胝体压部的后部相连接。实验证实胼胝体是癫痫放电从一侧半球扩散至另一侧半球的主要通路。故切断胼胝体可以阻止癫痫放电扩散，患者的癫痫可显著减轻。

1. 适应证

胼胝体切开术的手术适应证至今仍未能确认统一的意见，但一致认为它是一个保守的手术，下列情况可作为当前胼胝体切开术的适应证。

（1）药物难治性癫痫：病程至少3~4年。

（2）临床和影像学等检查：没有显示出可切除的致痫病灶。

（3）全身性癫痫发作：尤其是失张力性发作（跌倒发作），强直性发作或强直—阵挛性发作；或部分性癫痫引起继发性全身性癫痫而易引起跌倒者。

2. 禁忌证

胼胝体切开术的主要禁忌证如下所述。

（1）严重的精神发育迟缓，智力商数（IQ）＜50。

（2）有急速进展的脑弥漫性退变存在。

（3）家庭成员缺乏热情支持态度者。

3. 手术方法

采取全身麻醉，行胼胝体前部切开采用仰卧位；行胼胝体后部切开时，用仰卧位或俯卧位。剪开硬膜后，牵开右额叶，暴露胼胝体及胼周动脉。行前部切开时切开胼胝体前部2/3，行后部切开时切开后部2/3及海马联合。

4. 主要并发症

（1）急性失连接综合征：表现为缄默，左侧失用（常误认为偏瘫），左半视野忽视（常误认为偏盲），左侧肢体乏力，局灶性运动性癫痫发作，双侧巴宾斯基征阳性，双侧腹壁反射消失，有强握反射、近端牵引反射（用力拉开患者屈曲的肘和内收的肩关节时，患者不能松开紧握的手）。左上肢肌张力减退，并有失命名现象，以及尿失禁、眩晕等。可持续数天至数月后自行恢复。常并发于全部胼胝体切开后，并且症状突然和持久。

（2）后部失连接综合征：常在胼胝体后部切开后发生，为感觉性失连接综合征，由于感觉输入为双侧性，故无重要意义。

（3）裂脑综合征：两半球的感觉联系及运动功能丧失连接，患者日常生活能力（如穿衣、吃饭、购物等）几乎完全丧失，随着时间推移而逐步好转，极少数患者遗留永久残疾，但大多数不遗留或不出现此并发症。

六、多处软脑膜下横纤维切断术

脑皮质的功能依赖于柱形单位的垂直纤维连接完整，称为皮质柱，即垂直柱。作为大脑皮质的主要信息传导结构，所有丘脑的传入冲动是经此结构垂直投射到大脑皮质的，皮质内的各种功能细胞及其他多数中间神经元，联络神经元间的信息交换都是垂直串联终止到锥体细胞的树突尖上。同时，每个柱内的神经元连接使传入冲动能在柱内进行放大、调制和整合。动物实验中发现垂直皮质插入云母片并不会对皮质的功能产生影响。这些实验提示脑皮质内的主要功能信息传导是排列在垂直柱内的，如果只切断皮质内的水平连接纤维而不损伤垂直柱状结构，则不会产生任何严重的功能障碍。

正常脑皮质神经元有其自身的节律放电活动，其变化恒定，与细胞膜的周期性去极化相一致。在病理情况下，脑电波有大量异常兴奋冲动传入时，形成超同步化节律，产生癫痫发作。

癫痫患者的脑电活动有两个特点：①脑组织中存在着异常放电病灶。②脑组织中存在着对电刺激有过敏现象的区域，异常放电灶就是癫痫发作的来源。癫痫灶放电通过三种形式传播：①皮质局部区域内的突触环内传播。②通过皮质第一、第三层细胞水平走行的树突纤维或皮质下U形纤维传播。③神经元膜电位呈过度去极化或反跳式过度极化状态。在局部癫痫动物模型中神经细胞电生理学研究发现，癫痫发作时细胞处于去极化状态，此时伴有Na^+、Ca^{2+}进入膜内，使细胞内外电位差减少，细胞膜发生去极化现象，产生兴奋性突触后电位，使兴奋易于发放，促使癫痫同步放电扩散。癫痫同步化的放电就是经皮质细胞间互相连接的细胞水平树突传导。若将其切断，即可阻断神经元间的同步化放电，控制癫痫放电的扩散。

1. 适应证

药物难治性局灶性癫痫，癫痫灶位于主要皮质功能区，不能做皮质癫痫灶切除术时，如位于中央前回、中央后回、Broca区、Wernicke区、角回和缘上回等的病灶。

2. 切断的深度和范围

大脑皮质的厚度大体相同，约为4mm，在中央前回运动区皮质最厚，约5mm；在中央后回感觉区皮质最薄，约1.5mm。脑皮质内主要的横向走行纤维位于分子层（第一层）内，其树突水平走行，接受与传导半球内各皮质区锥体细胞、梭形细胞的冲动，而在外颗粒层、外锥体层和内颗粒层内只有少量树突相连。第五、第六层内在近髓质处有部分平行纤维，形成Bailarger内线，进入髓质，在髓质内构成双向走行的巨大、复杂的传导体，组成投射、联络及联合左右两大脑半球的各叶、区的传导通路。在手术离断时，只要切断大脑皮质浅层内细胞树突水平纤维连接，就能阻断细胞放电的同步化，至少可阻止癫痫灶放电的扩散。皮质横纤维切断的深度不应超过4mm，中央后回不超过2mm。应按脑回走行的方向横断，从脑回的一侧缘至另一侧缘，决不可跨过脑沟或硬性深入沟底。这样，既可尽量切断分子层及外颗粒层的细胞水平走行的树突纤维，又能较好地保护皮质细胞垂直走行的轴突纤维免遭损伤，以达到阻断癫痫灶细胞放电的同步化扩散，同时又保护了大脑皮质主要信息传导单位垂直柱的目的。实验发现，若两个实验灶距离为4mm，发作就产生同步化倾向；若两个实验灶距离为6~7mm，则两灶的棘波活动各保持独立性。因此，在脑回两个横切道之间的间接以5mm为适宜。

3. 手术方法

手术多在全身麻醉下进行，以原发癫痫灶或CT、MRI所显示的病变区为中心作比癫痫灶略大的切口，切开硬膜后进行皮质EEG检查，将癫痫灶所处的位置用符号标出，划出皮质癫痫灶所处的位置实施手术。

手术时，将横切刀从脑回一侧引入，到对侧软脑膜下，保持刀与脑回进入方向呈垂直位，深度不超过4mm，以防止刀进入过深而损伤皮质深部纤维。再顺原入口方向把刀垂直拉回，使刀球体保持在软脑膜下返回，即可将皮质浅层的横纤维完全切断。再行下一横切道，两道平行切割的间距为5mm，每个脑回视情况可切割4~5道。切割时需严格按脑回走行方向垂直横切，反复依次在脑回上行切割手术操作，应包括用皮质电极探查所发现棘波灶的整个功能区或半球的异常棘波区。手术时需注意：①横切道与脑回保持垂直位，间距5mm，深度不超过4mm。②保护皮质血管，软脑膜上的任何小血管均需避免损伤。③预防软脑膜、脑瘢痕的形成。为防止成纤维细胞对脑组织的入侵，软脑膜表面上的任何破口都要减少到最低程度。

七、迷走神经电刺激术（VNS）

治疗顽固性癫痫迷走神经电刺激术是近年来被用于治疗难治性复杂部分性癫痫、继发性全身性癫痫的一种新的治疗方法。

迷走神经是混合神经，其神经纤维包括躯体一般、特殊内脏的传出和传入纤维。传入纤维源于睫状神经节，纤维投射至孤束核，再至下丘脑、杏仁核、背缝核、疑核、迷走神经背核和丘脑，传导与内脏功能活动有关的反射。迷走神经传入纤维直接通过孤束核和上升网状系统所形成的广泛分布是VNS治疗基础。

迷走神经的抗癫痫作用主要与调节脑电活动和睡眠状态有关。动物实验表明，刺激迷走神经的传入纤维，从迷走神经在脑的投入纤维均可记录到脑电活动，EEG的变化取决于迷走神经刺激的措施，如刺激强度、频率等。VNS用于抗癫痫治疗成功的关键决定于刺激参数和了解意外事故的严重程度。

有学者发现将士的宁置于猫的大脑皮质引起发作间期癫痫活动，用持续脉冲刺激迷走神经可阻断这种癫痫活动。刺激狗的迷走神经可消除系统应用戊四氮所引起的惊厥，这种抗癫痫作用可以一直持续到刺激停止以后，故刺激迷走神经可提高神经元活动的阈值，减少癫痫活动的传播。

1. VNS的抗癫痫作用

VNS的抗癫痫作用可能与以下因素有关：刺激迷走神经A纤维改变脑干网状中枢活动及发作的易感性，影响孤束核活动的周围通道，对皮质兴奋性的影响似由孤束核及投射调节，孤束核直接或通过脑干网状结构的中间接替与下丘脑、边缘系统、大脑皮质、小脑和丘脑等发生广泛联系，这是迷走神经刺激在脑部许多区域增加抑制性作用而防止癫痫活动和传播的解剖和生理生化基础。

感觉通常是癫痫发作的一部分或为其先兆，投射到这些皮质的迷走神经传入纤维刺激可以消除这些形式的发作，间歇性VNS还可能改变突触环路，降低发生发作的敏感性，这在部分性，特别是在复杂部分性发作中比较明显。

中枢神经系统内兴奋性与抑制性递质的增减可导致癫痫发作，迷走神经电刺激引起大脑皮质释放大量GABA和对羟基甘氨酸。GABA通路阻止强直—阵挛癫痫活动的传播。苯甘氨酸参与脑细胞平均兴奋性水平的调节，从而明显抑制阵挛性和强直性癫痫，VNS 的抗癫痫作用是通过迷走神经直接传入或经孤束核投射到网状激活系统而发挥作用。网状结构的主要递质为 5-羟色胺（5-HT），故迷走神经抗癫痫作用是通过 5-HT 来实现的。

2. 适应证

用于顽固性癫痫，特别是对那些无法确定病灶或有双侧病灶，药物治疗无效的复杂部分性癫痫和不能行开放的神经外科手术治疗的癫痫患者。

3. 手术方法

全身麻醉，取仰卧位，头转向右侧（一般取左侧迷走神经行刺激治疗，右侧迷走神经会发生重度的心动过缓），于锁骨上一横指半处做一横切口，向上下潜行分离皮下，牵开皮肤，切开颈阔肌，分离出胸锁乳突肌、颈动脉鞘，并用牵开器暴露颈动脉鞘，打开颈动脉鞘，在颈内静脉和颈动脉之间暴露出迷走神经，游离 3cm 长。于左锁骨下区胸壁上做一横切口，长约 10cm。从胸筋膜上钝性分离锁骨下区的皮下组织，做成一囊袋，以能容纳刺激器为度，然后用吸引器，从胸部切口做皮下隧道将电极导线引至颈部切口中。然后，将螺旋状电极缠绕在暴露的迷走神经上。首先，将短导线向下衔接，长导线向上衔接，导线与刺激器相连接好，切口按层缝合。

4. 安全性

Agnew 等应用几种不同的 Huntington 线圈电极，分别植入于猫的双侧腓神经或坐骨神经，然后仅给一侧神经刺激，由此判定机械因素引起的神经损伤。发现严重损害的神经仅限于由导线过度牵张而受到压迫或压榨的神经。表现为神经周围肉芽增生，大多位于神经外膜，说明主要是机械磨损而不是压迫引起的损伤。对电极做改进，如减少导线的移动度，可使机械损伤明显减少。

高频刺激猫的腓神经可引起神经内膜水肿及早期轴索变性。但当频率降至 20Hz 时，神经无损伤现象。在同样的实验条件下，当采用间歇性刺激时，即刺激 5min 休息 5min，或减少总刺激时间，神经损害明显减轻。当给猫的腓神经以 50Hz 脉冲刺激时，神经损伤的阈值明显提高。电刺激引起的神经变性主要为中至大型的有髓鞘神经轴索，原因是电刺激引起的过度活动。但 60% ~ 70% 的神经纤维被阻滞时，神经轴索的损伤完全可避免，说明电刺激对神经轴索的破坏与全部神经受刺激兴奋有关。

猫的腓神经的直径与人类的迷走神经相似，电刺激引起神经损伤的原理适用于人类的周围神经和脑神经。因此，对迷走神经的间隙损伤可通过应用大小适合的电极、柔软的导线，并在导线远端设置缓冲装置以减少电极对神经牵拉。频率应尽量低，脉冲尽量短，并尽可能采用间隙刺激，符合这些条件的迷走神经刺激治疗是安全可靠的。

第十二章

脊髓疾病手术治疗

第一节　椎板切除与脊髓探查术

一、适应证

主要用于各种原因引起的脊髓压迫症，如椎管内肿瘤、囊肿、脓肿、肉芽肿、脊髓骨折与脱位、椎管狭窄等。此外，也用于某些止痛手术，如脊髓前外侧束切断、神经根减压等。

二、术前准备

（1）同一般手术前准备。

（2）手术前一日行清洁灌肠，准备手术野皮肤，其范围应超出切口四周10cm以上，颈椎探查应剃光枕部头发。

三、麻醉

气管内插管静脉复合麻醉或局部麻醉。

四、体位

视病情而异，颈髓手术取侧卧位或俯卧位。不论何种体位，均须使脊柱成直线，以便切口位于中线，减少出血。俯卧位时，应防止腹部受压。

五、手术步骤

椎板切除术分全椎板切除术及半椎板切除术，脊髓压迫症多用全椎板切除术。颈椎、胸椎、腰椎在构造上虽有一定差异，但除个别手术步骤外，椎板切除方法基本一致。下面以胸椎椎板切除为例，介绍手术操作。

1. 切口与椎板显露

根据X线片、CT、MRI或脊髓造影所见，结合临床体征，确定病变的椎体平面，用甲紫画出切口线，长短以能显露病变上下各一个椎板为准。为了减少切口出血，常用麻醉药为0.5%~1.0%的普鲁卡因溶液（100mL内，加入肾上腺素10滴）进行切口线、皮下、椎旁肌浸润麻醉。切开皮肤及皮下组织直达棘上韧带，沿棘上韧带一侧切断椎旁肌附着点。用骨膜剥离器沿棘突一侧及椎板骨面将肌肉剥离。在肌肉和椎板间用盐水纱布或干纱布填塞止血。按同法分离另一侧椎旁肌肉。颈椎棘突短且有分叉，椎板较胸椎小，显露时应循中线做锐性分离。某些椎管内肿瘤，因长期扩张压迫或直接侵蚀，致椎板变薄或破坏，在用骨膜剥离器剥离肌肉时，用力切勿过猛，以免椎板骨折损伤脊髓。

2. 切除椎板

双侧椎板显露完毕后，取出填塞纱布，电凝肌肉上的出血点。用椎板牵开器牵开切口，剪断棘突间韧带，用骨剪从棘突根部将其剪断，用尖头咬骨钳或椎板咬骨钳，先由椎板下缘咬开后，逐渐将椎板完全咬除，上下应超出病变1个椎板，两侧不宜超过上下关节突。咬除椎板时，咬骨钳不能向脊髓挤压过重，骨片与软组织相连时，用组织剪剪断。椎板断面用骨蜡止血，静脉丛出血可用棉片或吸收性明胶海绵压迫或双极电凝止血。

3. 探查脊髓

椎板切除后，即可能看出不同程度的病理改善。正常的脊膜稍呈蓝白色，有与脉搏一致的搏动；发炎的脊膜表现充血，并失去光泽；硬脊膜内有占位病变时，则可见硬脊膜外脂肪组织减少、黄韧带萎缩变薄，正常的脊髓搏动消失，静脉丛增粗迂曲。打开硬脊膜前，所有骨碎屑应清除干净，并进一步止血，用等渗盐水冲洗术野，手术者更换手套。

在硬脊膜中线两侧，缝数针牵引线，在二线间循中线切开硬脊膜，将有槽探针放入硬脊膜下保护脊髓，再扩大硬脊膜切口至需要长度，并将其牵向两侧。切开硬脊膜后，注意硬脊膜下有无粘连、蛛网膜有无增厚、脊髓表面的血管有无异常，脊髓是否增粗，以及有无新生物等。正常脊髓呈乳白色，稍红润带光泽，血管分布清楚，蛛网膜无色透明，相邻节段的脊髓粗细差异不大，位于椎管正中。髓内肿瘤常使脊髓增粗，侧方髓外肿瘤则将脊髓压向一侧。发现肿瘤时，应注意其大小、位置、色泽、硬度以及血液供应情况。如果在椎板切除平面未发现肿瘤，可用盐水湿润后的尿管，放入硬脊膜下向上下探查，如遇阻力，常暗示肿瘤所在，然后按需要扩大椎板切除范围。探查脊髓时动作必须十分轻柔，脊髓表面出血宜用棉片压敷止血，或用低电流双极电凝器止血。

4. 缝合与引流

脊髓探查完毕，经检查确无出血及异物后，用等渗盐水冲洗，如不需作脊髓减压，则严密缝合硬脊膜及其他各层。缝合硬脊膜时，应防止损伤脊髓表面血管。缝合肌肉时注意不留无效腔。硬脊膜外留置引流物。

六、术后处理

先平卧4~6h再侧卧，腰骶部手术应注意防止粪便污染切口，术后24h拔除引流物。

七、术后并发症

1. 呼吸障碍及高热

常见于高位颈髓术后。呼吸障碍是因原脊髓损害平面高，呼吸肌麻痹，加上手术干扰而加重脊髓功能损害；或高位颈髓术后反应性水肿、膈神经中枢受损而影响呼吸。

术后高热则主要由于体温发散受影响。高位颈髓损害体表出汗障碍，故在炎热季节常常出现高热。主要防治措施是：①手术中极力避免加重脊髓损伤。②预防肺部并发症，必要时进行气管切开。③术后用脱水药及肾上腺皮质激素，以减轻脊髓水肿。④呼吸障碍严重或呼吸肌完全麻痹者，及早用呼吸机辅助呼吸。⑤体温过高要尽早物理降温。

2. 硬脊膜外血肿

为止血不彻底所致。表现术后瘫痪加重，感觉损害平面上升，常于24~48h达高峰。缝合伤口前，应特别注意椎板断面、静脉丛及肌肉出血是否止血妥善，常规于硬脊膜外置引流物。不能排除血肿时，应及早进行CT检查，一旦确定出血，应及时再次探查。

3. 脊髓损伤及水肿

脊髓损伤主要因手术操作不当所致，严重者术后出现脊髓功能障碍，甚至永久不能恢复。脊髓反应性水肿，运动及感觉功能可不同程度损害，有时与硬脊膜外血肿不易鉴别。单纯性水肿对脱水剂和肾上腺皮质激素反应良好，用药后症状、体征明显改善。与血肿无法区别时，需要行CT或MRI鉴别，或再次探查。如发现脊髓水肿严重、受压明显，应适当扩大椎板切除范围并剪开硬脊膜减压。

4. 脑脊液漏与切口感染

硬脊膜缝合不严，加上软组织内无效腔大，即易造成脑脊液伤口漏，发现后及时再探查加强硬脊膜缝合，消除无效腔，硬脊膜外置硅胶管引流，由切口旁引出行持续引流，以利伤口愈合。

切口感染常发生于术后3d左右，表现为体温升高，切口红肿、压痛，并可见脓性分泌物。切口感染的因素较多，如术中污染、软组织内血肿、异物遗留、伤口脑脊液漏等，重在预防、消除这些因素。已发生感染者要及时引流，分泌物送细菌培养及做药物敏感试验，同时全身应用抗生素治疗。

第二节　椎管内肿瘤手术

椎管内肿瘤包括脊髓内、脊髓外硬脊膜内、硬脊膜外肿瘤3种类型，除部分髓内和硬脊膜外肿瘤为恶性外，大多数是良性肿瘤，如能早期诊断、及时治疗，常可获得较好疗效。

一、硬脊膜外肿瘤切除术

硬脊膜外肿瘤可原发于软组织或椎骨。如脂肪瘤、血管瘤、神经母细胞瘤、骨巨细胞瘤、骨软骨瘤及骨髓瘤等；或继发于其他器官的恶性肿瘤，如乳癌、绒毛膜上皮癌、直肠癌及前列腺癌等。

（一）适应证

（1）原发于椎管内软组织的良性肿瘤。

（2）继发性肿瘤，患者一般情况尚好，原发病灶已切除或尚无多处转移，椎骨破坏较轻，但瘫痪发展迅速，椎管阻塞明显，疼痛剧烈者。

（二）禁忌证

（1）年龄过大，全身呈现恶病质。

（2）原发灶已广泛转移或椎骨破坏严重等，均不适合手术。

（三）手术步骤

按常规方法行椎板切除。因椎体及椎弓多被肿瘤侵蚀破坏，故出血一般较剧烈，操作时应更仔细，止血要彻底。咬除椎板后，位于椎管背侧的肿瘤，可自行向外膨出，切除椎板范围应将肿瘤上下极充分显露。位于椎管背侧的肿瘤切除较易，可先由肿瘤一端开始，用剥离器自硬脊膜上整块剔除（图12-1）。肿瘤较大时分块切除。肿瘤位于侧方包绕神经根者，不易整块切除，可用刮匙、活检钳分块切除。肿瘤位于胸段又包绕神经根阻碍全切除者，可切断1~2根神经根，但位于颈膨大或腰膨大区，则不宜切断神经根。位于椎管腹侧的巨大肿瘤，全切除更困难，可先行囊内切除，或部分切除，或仅行椎板减压术。位于腹侧的良性肿瘤，局限于马尾部者，也可经

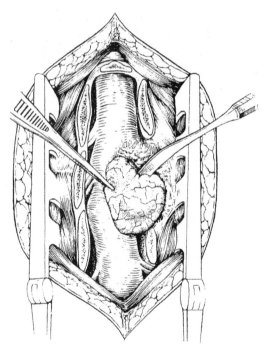

图12-1　硬脊膜外肿瘤切除术

硬脊膜内切除。切开硬脊膜后，用剥离器将脊神经根轻轻牵向一侧，在肿瘤突出部位切开硬脊膜，刮除肿瘤，彻底止血后，缝合硬脊膜。

二、硬脊膜内髓外肿瘤切除术

硬脊膜内髓外肿瘤是椎管内最常见的肿瘤，其中大部分是可以手术切除的良性神经纤维瘤或脊膜瘤。

（一）神经纤维瘤切除术

神经纤维瘤又称神经鞘瘤，多见于35~45岁，以颈段、胸段发生率高，一般为单发，但也可多发，质地较硬，有时可发生囊性变。肿瘤具有包膜，与周围组织分界清楚，肿瘤常与一神经根相连，其表面常被一层蛛网膜覆盖。某些肿瘤部分可生长到硬脊膜外或椎管外，呈哑铃状。因脊髓长期受肿瘤压迫，

脊髓移向肿瘤侧或局部凹陷，严重者脊髓呈带状。

手术步骤：切除椎板后，沿中线切开硬脊膜。位于脊髓腹侧的肿瘤，可将脊髓挤向后方紧贴脊膜，故切开硬脊膜时须细心，以免损伤脊髓。剪开硬脊膜后，位于侧方的肿瘤易被发现；但位于脊髓腹部的肿瘤，需剪断 1~2 条齿状韧带，用小血管钳将其提起，再将脊髓轻轻牵向一侧，始能发现肿瘤。硬脊膜切口须能充分显露肿瘤的上下极。见到肿瘤后，先用注射器穿刺肿瘤，如为实质性肿瘤则无囊液，有囊性变时可抽出草黄色液体，且肿瘤体积也随之缩小。撕破肿瘤表面覆盖的蛛网膜，然后沿包膜分离，先分离肿瘤上下极，再用小剥离支仔细与相邻脊髓分离，最后将肿瘤摘除。肿瘤与神经根相连不能分离保留时，用银夹夹闭或电凝后切断。巨大的实质性肿瘤，整个切除容易挤压损伤脊髓，宜采取分块切除。先将肿瘤包膜电凝后切开，分块或用肿瘤钳由囊内分离肿瘤，待体积缩小后，再按上述方法与脊髓分离摘除之。少数位于脊髓腹侧的神经纤维瘤不易全切，仅能行包膜内切除，术后常常复发。

位于脊髓马尾部的神经纤维瘤，有的体积可能很大，以致充满腰部椎管。这种肿瘤如神经根未穿入肿瘤，一般仍可完全切除，但包绕马尾部神经的巨大肿瘤完全切除，可能导致马尾神经根广泛损伤，仅行囊内切除和进行椎板切除减压术，仍可使患者症状得到明显改善。

（二）脊膜瘤切除术

脊膜瘤的发病率仅次于神经纤维瘤，有完整包膜，与脊髓分界清楚，很少与神经根粘连，但其基底较宽，与硬脊膜粘连不易分离。脊膜瘤虽可发生于任何一段椎管，但以胸段较常见。脊膜瘤血管丰富，囊性变机会较少。

手术步骤：切除椎板后，位于脊髓背侧的脊膜瘤，可见到病变处硬脊膜血管增多、增厚，触诊时硬脊膜可呈实质感。沿中线切开硬脊膜，显露肿瘤后，用镊子撕破蛛网膜，用棉片保护脊髓。肿瘤基底较小者，可用鼻中剥离器和双极电凝，沿肿瘤包膜与脊髓分离即可摘除肿瘤。肿瘤基底较宽者，肿瘤与脊髓交界处按上述方法分离后，在肿瘤一端缝线牵引并向外翻转，沿肿瘤基底部，边电凝边分离，肿瘤分下后，瘤床部位的硬脊膜用电凝烧灼，既达到止血作用，还可破坏残存的肿瘤细胞。肿瘤无法从硬脊膜分离时，肿瘤可连同基底部硬脊膜一并切除，缺损的部分用肌膜修补。

脊髓腹侧的脊膜瘤，宜先行囊内切除，然后尽量切除包膜，残留的肿瘤包膜及瘤组织，用双极电凝烧灼。如用单极电凝时，应用盐水棉片保护脊髓并轻轻牵开，每烧灼一次，立即用冷等渗盐水冲洗，以防电凝产生的高温损伤脊髓。切除脊膜瘤过程中，出血远较神经纤维瘤多，为减少出血，应先将通向肿瘤的血管用双极电凝器烧灼切断，或用银夹夹闭。囊内摘除时出血较多，压迫止血时，填塞棉片不可过多，以防脊髓受压过重。

三、脊髓髓内肿瘤切除术

髓内肿瘤大多数为神经胶质瘤，其中良性者有分化良好的星形细胞瘤、室管膜瘤、少突胶质细胞瘤等；恶性者有成星形胶质细胞瘤、多型性成胶质细胞瘤等；其他的有血管网织细胞瘤、脂肪瘤等。

（一）适应证

（1）髓内恶性胶质细胞瘤，多呈浸润性生长，分界不清，因此不能彻底切除，一般仅行活组织检查与椎板减压术，术后给予放射治疗或化学治疗。

（2）髓内良性肿瘤较为局限或呈囊性者，应力争手术切除，如室管膜瘤、星形细胞瘤和血管网织细胞瘤，切除后不少患者可获良效。

（二）手术步骤

按常规方法行椎板切除。巨大的髓内肿瘤可将椎管完全阻塞，硬脊膜搏动消失，膨大的脊髓紧贴硬脊膜，故在切硬脊膜时，应十分仔细，以防损伤脊髓。良性局限性髓内肿瘤，脊髓呈梭形增粗；囊性髓内肿瘤，脊髓增粗明显，但表面血管减少，触之呈囊性感。恶性肿瘤常向脊髓表面浸润，外观呈紫红色，血管增多、增粗，肿瘤与正常脊髓分界不清。

囊性髓内星形细胞瘤，在脊髓后中线旁无血管处，用注射器穿刺抽出囊液，囊液多为草黄色，蛋白含量高，放置片刻即凝固。囊液抽出后，脊髓即萎陷，椎管恢复通畅，因而有人主张对髓内囊性肿瘤可只抽液减压。然而单纯抽液后，不久即又复发。最好在脊髓萎陷最明显处，沿背正中线切开1cm左右，仔细剥除囊壁，不易剥除时不应勉强，可将包膜边缘翻向脊髓切口缘，用银夹固定，以便敞开囊腔，可仿囊腔形成，减少或延缓复发。如为浸润生长的星形细胞瘤，则仅能做到活检，肯定肿瘤性质，进行减压手术。

局限性良性实质性髓内肿瘤，如室管膜瘤，过去曾有两种切除方法：一种是先将肿瘤部位的脊髓后正中沟切开，任肿瘤自行膨出髓外，暂不做切除，而缝合伤口，2周左右行第二期手术，将膨出的髓内肿瘤仔细分离切除。另一种是一期手术切除，即在手术显微镜及双极电凝器或超声吸引的佐助下，沿背侧正中沟旁血管较少处切开脊髓，先由肿瘤一端沿肿瘤包膜外分离，将通向肿瘤的小血管双极电凝后切断，附着于肿瘤表面的血管，则仔细予以分离。用镊子提起肿瘤一端，仔细与脊髓分离摘除之。较长的室管膜瘤，也可先用超声吸引由包膜内吸除部分，待体积明显缩小后，再按上述方法自包膜外将肿瘤由髓内分离切除。

切除髓内肿瘤时，因需切开脊髓并从髓内分离肿瘤，故术后症状有加重的可能，位于脊髓圆锥的髓内病变，术后大小便障碍也可能加重，但多为暂时性。术前应向患者及其家属讲明情况，以取得理解。手术时以保全神经功能为主，不必过分强调肿瘤切除的彻底性。

四、颅脊型和椎管内外哑铃形肿瘤切除术

（一）颅脊型椎管内肿瘤切除术

颅脊型肿瘤指肿瘤原发于颅颈交界处，肿瘤由椎管内向颅内生长，或颅内肿瘤向椎管内生长。有硬脊内髓外和髓内两种类型。

手术步骤：取俯卧位或坐位，颅后窝正中切口，上端达枕外隆凸上1cm，下端平第3颈椎。循中线切开，逐层深入，可减少出血。显露枕骨鳞部、寰椎及第2颈椎椎板。枕骨钻孔后咬除枕骨鳞部，直达枕大孔后缘，咬除寰椎后弓，视肿瘤在椎管内的大小，决定是否需切除第2、第3颈椎椎板。切开硬脑膜、环枕筋膜及部分脊膜，如系枕大孔区的脊膜瘤，与延髓及周围重要的血管、神经无明显粘连时，在显微镜下借助激光刀、电磁刀，可将肿瘤全部切除（图12-2）。神经鞘瘤一般与周围粘连较少，应争取全切除。术中注意勿损伤椎动脉和后组脑神经。

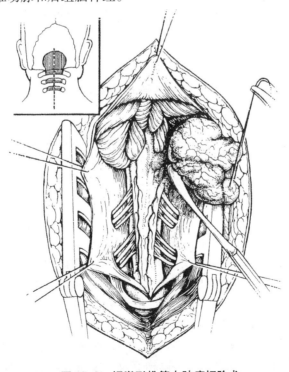

图12-2　颅脊形椎管内肿瘤切除术

（二）椎管哑铃形肿瘤切除术

哑铃形肿瘤是指肿瘤向椎管内外生长，以神经纤维瘤最常见。按照肿瘤主要所在，可分为以下几种类型（图 12-3）：①肿瘤主要位于椎管内。②肿瘤在硬脊膜内、外各有一膨大部分。③肿瘤在硬脊膜内外及椎管外，各有一膨大部分。④肿瘤主要部分在椎管外。

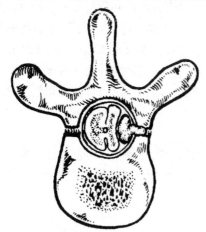

A.肿瘤主要位于椎管内

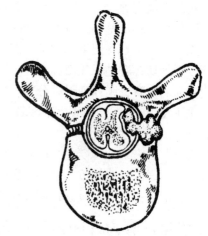

B.肿瘤在硬脊膜内、外各有一膨大部分

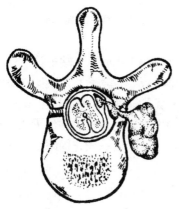

C.肿瘤在硬脊膜内、外及椎管外各有一膨大部分

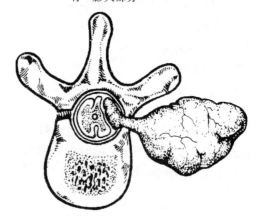

D.肿瘤主要部分在椎管外

图 12-3　哑铃形椎管内肿瘤的类型

1. 手术步骤

（1）虽系哑铃形肿瘤，但肿瘤主要部分在椎管内，未超出椎间孔外，其手术方法与切除一般椎管内肿瘤相同，即按通常手术步骤先切除肿瘤的硬脊膜内部分，以解除脊髓压迫，然后处理椎间孔内的肿瘤，先行包膜内切除，再于肿瘤包膜外轻轻分离，大多肿瘤可以完整切除。如肿瘤位于胸段，肿瘤与神经根和动脉粘连较紧不易分离，可一并予以切除。椎间孔内出血，必要时可以双极电凝电灼止血。

（2）肿瘤主要位于椎管外，椎管内部分较小者（图 12-4），仍主张先切除肿瘤的椎管内部分，椎管外部分，则视情况行一期或二期（间隔 2～3 周）切除。行一期手术时，肿瘤位于胸段者可取后正中切口，椎管内肿瘤切除后，再做一与中线切口相垂直、长约 6cm 横切口。切断椎旁肌，显露横突及部分肋骨，可牵开肋骨或咬除肿瘤处关节突及横突，沿肋骨纵轴切开肋骨膜，剥离后将肋骨切除 3～4cm，即可显露肿瘤。整块切除时，将肿块由胸膜上仔细分离后摘除；分块切除时，切开肿瘤包膜，尽量刮除肿瘤，然后将包膜从周围组织中仔细分离切除。如椎旁肿块较小，也可在切除椎管内肿瘤后，将椎旁肌自横突剥离至肋骨，把肌肉拉向外侧，显露横突及一段肋骨后缘，切除横突及部分肋骨，即可见肿瘤，然后按上法切除。

行二期手术时，根据肿瘤所在部位不同，切口各异。颈部哑铃形肿瘤，于颈后三角、胸锁乳突肌后侧做一斜切口，长6~8cm。切开颈阔肌，显露前斜角肌并向内侧牵开，即可看到肿瘤，仔细将其从周围组织分离后切除。位于胸段者，以往取背部旁正中切口，距中线5cm。切开皮肤及背部浅层肌肉，游离骶棘肌外缘，以大号牵开器向内侧拉开，显露肋骨后端及横突。视肿瘤大小决定切除肋骨的长度，一般4cm左右即可，显露肿瘤后，按前述方法进行整块或分块切除。现在显微外科的进展，可以不切除肋骨，将两根肋骨撑开，将肿瘤暴露并切除。

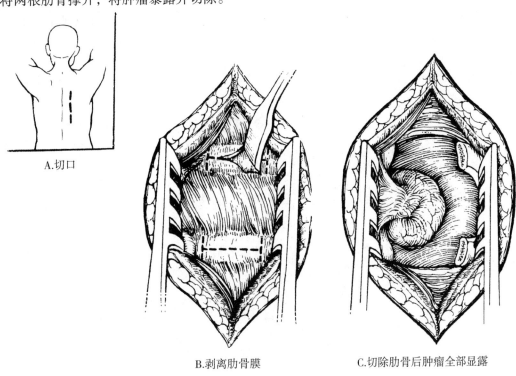

A.切口

B.剥离肋骨膜　　　　　　　　　C.切除肋骨后肿瘤全部显露

图12-4　胸段哑铃形肿瘤切除术

2. 注意事项

（1）切除哑铃形肿瘤的椎管外部分时，应注意勿损伤大血管及防止胸膜破损造成气胸。

（2）某些哑铃形肿瘤，椎管外部分巨大，椎管内部分较小，脊髓受压症状不太明显，易误诊为单纯性纵隔内或腹膜后肿瘤，手术前应做相应部位的椎管MRI检查。手术中如发现肿瘤组织突向扩大的椎间孔内，此时切忌强求切除椎管内部分肿瘤。必要时待术后MRI检查明确椎管内肿瘤后，做二期手术切除，以防止盲目切除肿瘤导致脊髓损伤，造成患者术后瘫痪。

第三节　硬脊膜外脓肿手术

硬脊膜外脓肿是一种严重的化脓性感染，进展快，症状严重，常在几日内造成难以恢复的瘫痪。硬膜外脓肿来源于邻近软组织的化脓性感染，化脓性脊椎炎，或全身脓毒血症，好发于胸腰段。

主要诊断依据：①患者有近期化脓性感染史。②进行性脊髓损害症状。③病变区脊椎叩痛。④腰椎穿刺时，在硬膜外抽出脓液。

一、麻醉和体位

局部浸润麻醉或全身麻醉。取侧卧位或俯卧位。

二、手术步骤

有条件者术前应进行脊柱MRI检查，可发现病变确切部位。不具备上述条件时，可按脊椎叩痛最明显处，或腰椎穿刺抽出脓液处为中心，作背部中线切口。先切除一个椎板将脓液放出，然后按照脓肿大小，扩大椎板切除范围，但一般不宜超过3个。有时脓肿范围相当广泛，个别甚至累及七八个椎体长度，则不可能切除过多椎板，用尿管伸入脓腔抽吸脓液后，再用庆大霉素或头孢霉素溶液反复冲洗脓腔。硬脊膜外有较厚肉芽组织时，应清除干净，可更有利于解除对脊髓的压迫（图12-5）。如肉芽组织不厚，脓液引流后，脊髓压迫即可解除，不打开硬脊膜探查，以防感染扩散。椎旁软组织化脓灶，应予以彻底引流。脓腔冲洗后，置入"T"形引管，管的两臂剪多个小孔以利引流。也可放置烟卷引流2~3根，术后分次拔除。切口一般做全层缝合，软组织感染严重者，可不缝合或部分缝合。

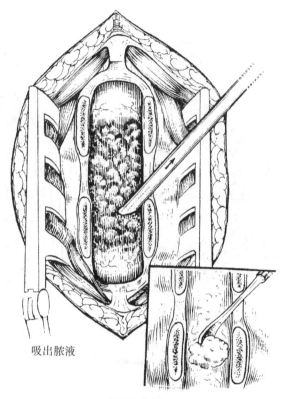

吸出脓液

刮出肉芽组织

图12-5　硬脊膜外脓肿的手术

三、术后处理

（1）置引流管者术后持续引流，也可利用引流管注入抗生素和冲洗。

（2）烟卷引流分次拔除，视脓液多少，3~5d内拔完。

（3）未缝合伤口，待软组织炎症控制，有新鲜肉芽组织时，进行延期缝合。

（4）术后继续全身应用抗生素，改善全身条件，预防尿路感染和压疮。

（5）及早协助患者进行功能锻炼。

第四节　脊髓、脊膜膨出修补术

脊髓、脊膜膨出多见于腰骶部，包块一般位于中线，少数也可偏于一侧。囊壁从内向外，分别为脊膜囊、皮下组织及皮肤。有时包块中央部分仅为一层菲薄透明的表皮覆盖，极易溃破感染，导致脑脊液漏和中枢神经系统感染。囊内的脊髓、神经根等常与囊壁粘连，产生不同程度的神经症状和膀胱功能障碍。

一、适应证

（1）包块囊壁菲薄极易穿破，或已溃破尚无明显感染者，应及时手术。

（2）目前有人主张出生后即行手术，若覆盖包块的皮肤完整，无明显神经功能障碍，也可延至1岁左右手术。

手术目的是切除膨出的脊膜，松解与囊壁粘连的神经组织，修补和加强椎管缺损，预防囊壁穿破导致中枢神经系统感染。手术对已存在的神经损害无任何裨益。

二、禁忌证

脊髓、脊膜膨出并发严重脑积水，神经功能严重缺陷，如大小便失禁、瘫痪、严重智能低下等，均为手术禁忌。

三、麻醉

基础麻醉或全身麻醉。

四、手术步骤

俯卧位，臀部稍垫高。腰骶部脊膜膨出取梭状切口（图12-6A），包块偏向一侧时，按具体情况设计切口。切口尽量离开肛门，以减少污染机会。包块中央皮肤菲薄或已瘢痕化者，均应切除。尽量保留正常皮肤，保证皮肤缝合时无张力。切开皮肤及皮下组织，用锐性分离方法沿囊壁向颈部分离，直达椎管缺损处（图12-6B）。分离中如遇有神经组织，可借电刺激法辨认，并加以保护。分离囊壁时牵力不宜过大，以免损伤神经组织。游离至囊颈时，再纵向切开椎管缺损上下端，将囊颈充分松解（图12-6C）。

如系单纯性脊膜膨出，囊内无神经组织者，可先将囊颈贯穿结扎，再切除多余囊壁（图12-6D）。囊内含有神经组织，与囊顶粘连而无功能者，可一并切除；粘连的神经组织，电刺激证明尚有功能时，则应仔细游离松解，放回椎管。然后切除多余囊壁，囊残端间断缝合，或折叠缝合。因椎管发育不良失去正常形态，骨缺损较大时，可在腰背筋膜做减张切口，游离后缝合，以加固椎管缺损。皮下脂肪组织过多者，将其部分切除。分层缝合皮下组织和皮肤时，应不留残腔（图12-6E）。否则，应置引流。不置引流物的切口，纱布覆盖后，用适当大小的创可贴或胶布严密封闭。

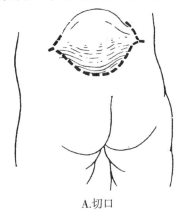
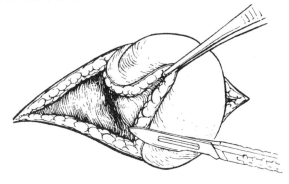

A.切口　　　　　　　　　　　　　　　　　B.分离皮下组织

图12-6　脊髓脊膜膨出修补术

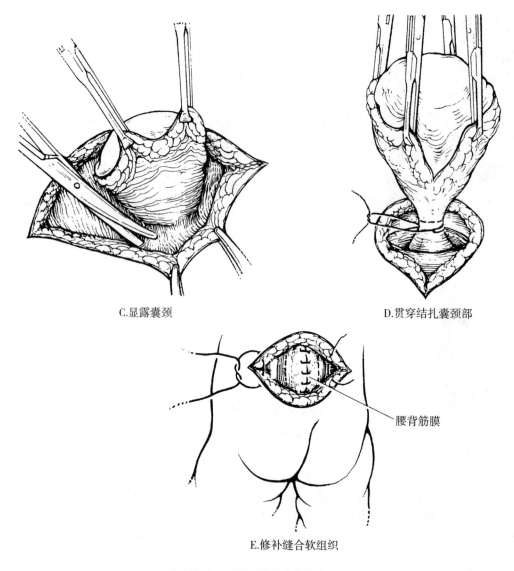

C.显露囊颈   D.贯穿结扎囊颈部

腰背筋膜

E.修补缝合软组织

图 12-6　脊髓脊膜膨出修补术（续）

五、术后处理

术后继续取臀高俯卧位，严防粪便污染伤口。伴有脑积水者，可视情况作脑室—腹腔分流术。切口愈合后，早日进行活动，并辅以物理治疗、针灸等，以促进神经功能改善。

参考文献

［1］王拥军. 神经病学新进展［M］. 北京：人民卫生出版社，2018.

［2］赵继宗，周定标. 神经外科学［M］. 北京：人民卫生出版社，2014.

［3］冷冰. 神经系统血管性疾病 DSA 诊断学［M］. 北京：人民卫生出版社，2018.

［4］柯开富，崔世维. 神经重症监护管理与实践［M］. 北京：科学出版社，2016.

［5］李新钢，王任. 外科学：神经外科分册［M］. 北京：人民卫生出版社，2016.

［6］李勇杰. 功能神经外科学［M］. 北京：人民卫生出版社，2018.

［7］张建宁. 神经外科学高级教程［M］. 北京：人民军医出版社，2015.

［8］张亚卓. 神经内镜手术规范化培训教程［M］. 北京：人民卫生出版社，2018.

［9］丁新生. 神经系统疾病诊断与治疗［M］. 北京：人民卫生出版社，2018.

［10］曲鑫，王春亭，周建新. 神经重症医学［M］. 北京：人民卫生出版社，2018.

［11］周良辅. 现代神经外科学［M］. 上海：复旦大学出版社，2015.

［12］焦德让，刘暌. 中枢神经系统难治性病变外科治疗与思考［M］. 北京：人民卫生出版社，2015.

［13］皮特. 神经重症监测技术［M］. 北京：人民卫生出版社，2015.

［14］雷霆. 神经外科疾病诊疗指南［M］. 北京：科学出版社，2015.

［15］饶明俐. 脑血管疾病影像诊断［M］. 北京：人民卫生出版社，2018.

［16］杨树源，张建宁. 神经外科学［M］. 北京：人民卫生出版社，2015.

［17］孙忠人，尹洪娜. 神经系统疾病辨治思路与方法［M］. 北京：科学出版社，2018.

［18］杨华. 神经系统疾病血管内介入诊疗学［M］. 北京：科学出版社，2016.

［19］赵德伟，陈德松. 周围神经外科手术图解［M］. 沈阳：辽宁科学技术出版社，2015.

［20］黄勇华，石文磊. 脑小血管病［M］. 北京：人民卫生出版社，2018.